UNIVERSALE
ECONOMICA
FELTRINELLI / SAGGI

PATCH ADAMS

Salute!

Curare la sofferenza
con l'allegria e con l'amore

Traduzione di Diletta Pisano e Gianluca Bozzia

Titolo dell'opera originale
GESUNDHEIT!

Traduzione dal tedesco di
DILETTA PISANO e GIANLUCA BOZZIA

Prima edizione nell'"Universale Economica" marzo 2014

Stampa Nuovo Istituto Italiano d'Arti Grafiche - BG

ISBN 978-88-07-88362-0

Indice

Prefazione xi

Ringraziamenti dell'Autore xiii

Prefazione della coautrice xv

Introduzione 1

La crescita di Gesundheit 2
Preparazione per Gesundheit 18
Il progetto pilota 18
Procedendo: pubblicità
e raccolta di fondi (e di divertimento) 21

Parte prima
Portare visione e gioia alla pratica della medicina 29

Capitolo 1
Un sistema sanitario che soffre 33

Ridefinizione del rapporto tra medico e paziente 35
Il servizio: una formula dimenticata? 38
Tecnologia: amica, non padrona 40
Imbarazzo a mezzo terzi 43
Negligenza: un incubo pauroso 46
Alla fine dei conti: dollari o salute? 48

Capitolo 2
Un ideale di pratica medica 53

Che tipo di medico sei? 53
Perché non vogliamo compensi 55
Terapie alternative: c'è posto per tutti 56
Visite a domicilio: cibo per l'anima del dottore 59

Confidenza: il solo tipo di confidenza che vogliamo si basa sulla fiducia 61
Tassi di guarigione: il successo sta nell'aver cura degli altri e nel divertirsi 63
Come essere un paziente ideale 64

Capitolo 3
Humour e guarigione, ovvero perché stiamo costruendo un ospedale buffo 69

Come essere un dottore "buontempone" 74
I maestri 75
Mantra 75
Gioco da bambini 76
Assana 77
Abbigliamento ridicolo 77
Strumenti 78
Un naso rosso 78
Diplomazia nasale: un percorso divertente verso la pace nel mondo 79
La morte divertente 85

Capitolo 4
Arte, natura e immaginazione 91

Arte come cura di base 91
Natura, giustamente chiamata madre 93
Immaginazione 96

Capitolo 5
Ricostruire se stessi, la famiglia, la comunità, il mondo 99

La chiave per una vita felice 100
Amicizia 105
Io cedo: arrendersi può rendere liberi 108
Comunità: medicina per la vita 111
Siamo tutti una famiglia 113
Scegliere il benessere 115

Enorme. Che cosa succede a un sogno senza remore? 123

Parte seconda
Una prescrizione per la cura e la guarigione 127

Una cronologia del Gesundheit Institute 130

Capitolo 6
Il periodo pilota 133

Capitolo 7
La definizione del sogno 141

La nostra etica 143
Il nostro staff 145
Il soggiorno di un paziente al Gesundheit 147
Quello che ci piacerebbe sapere dei nostri pazienti 150

Capitolo 8
La storia di Gareth 153

Capitolo 9
Organizzare i sognatori 161

Capitolo 10
La costruzione del sogno 167

Il nostro progetto 167
Costruire al risparmio 172
Il finanziamento del sogno 173
La visione dell'architetto 176

Capitolo 11
Vivere sul posto 185

Capitolo 12
Accendere una candela: come posso aiutare? 195

Quello che possono fare gli operatori sanitari 195
Un messaggio per studenti di medicina preoccupati 197
E tutti gli altri? 199

Capitolo 13
Passione e costanza 203

Capitolo 14
Sono passati cinque anni 209

Bibliografia: alla ricerca di idee per capire meglio, con un amante dei libri 213

Salute e cura 213
I valori etici dei medici 220

La formazione dei medici 222
La negligenza 223
La relazione medico-paziente 224
I servizi sanitari 226
Prospettive sulla salute e sulla cura 229
Umore e salute 231
La salute e alcune fonti di umorismo 233
Persone, organizzazioni e pubblicazioni 233
La morte e il dolore 238
Racconti personali 238
Pratici 238
Filosofici 239
Letterari 240
Vivere in comunità 242
Teoria 242
Pratica 243
Comandare e gestire il potere 246
La trasformazione culturale 246
Periodici 246
Guide 247
Progettazione di edifici e architettura del paesaggio 247
Periodici 249
Arte come terapia 249
Organizzazioni 249

Indice analitico 259

Ad Anna Hunter, mia madre, la quale mi ha dato le fondamenta di tutto ciò che mi piace in me stesso.
A Linda, che è stata presente fin dall'inizio, ha lavorato duramente per questo sogno e ha avuto la tenacia di aver a che fare con me per ventisei anni, e a J.J. Gareth, Kathy, Blair e Heidi: senza la loro devozione e il loro aiuto questo sogno non si sarebbe mai realizzato.

Prefazione

La mancanza di autenticità è la piaga dell'era moderna: uccide la vita.

Quanto dovrebbe esserci di umano nelle relazioni fondamentali è oscurato dalle procedure, dalla tecnologia e dalle regolamentazioni. I processi politici sono condizionati dalle esigenze degli intervalli pubblicitari della televisione; le nostre famiglie entrano nell'occhio della giustizia, quando si afferma il diritto di figli a divorziare dai propri genitori; uno studente norvegese del M.I.T. è stato ucciso a pugni da un trio di liceali in cerca di qualche emozione. Abbiamo perso i legami con le radici storiche, che danno significato alle nostre vite.

Anche nell'ambito del trattamento sanitario, non siamo più sincronizzati con ciò che ci dà significato. In un periodo, in cui il potere della nostra tecnologia rende possibili interventi, neppure mai sognati prima, la relazione tra dottore e paziente è diventata un campo di battaglia. Prevalgono sfiducia e mancanza di rispetto, dove invece sono più necessarie collaborazione e intimità. Ciò che i medici hanno perso in questo processo è quasi fin troppo per riuscire ad ammetterlo: i sogni che ci hanno condotto alla scelta di una professione nella quale si combinano la prudenza ippocratica e il senso di responsabilità del buon samaritano.

Patch Adams per noi è una "sveglia" molto poco ortodossa. Subito dopo averlo incontrato, mi resi conto che questo clown era mortalmente serio. Il suo fare il clown ha il potere di tutto l'umorismo: quello di rivelarci ciò che siamo diventati, e di farlo attraverso il buonumore, che ci permette di riconoscerlo.

In questo libro, Patch ci riporta a considerare quello che abbiamo dimenticato:

- che tutti noi siamo esseri umani e che questo si riflette nelle nostre storie: sono le tradizioni storiche che rendono ognuno di noi unico, non solamente un "caso". In effetti, le tradizioni di ogni paziente non sono solo contenute nell'unicità del momento, da ascoltare e assaporare, ma sono parte integrante della sofferenza e della guarigione di questo particolare essere umano. È fondamentale ascoltare, non solo sentire. Come dice il clown, "quando noi medici abbiamo rinunciato alle visite a domicilio, abbiamo rinunciato all'oro".

- che noi, dottore e paziente, abbiamo maggiori possibilità di farcela a superare i momenti più bui della vita, come partner intimi e rispettosi, anziché in ruoli gerarchici. Basta con i camici bianchi e il personale dell'ospedale che si precipita al capezzale del malato, per parlare della "sacca biliare" ricoverata ieri sera. Il clown si presenta al suo paziente cavalcando un monociclo.
- che la vita in se stessa è più grande del male, della diagnosi, del trattamento, o dei meccanismi della malattia. Un momento di ilarità, una passeggiata in campagna, il semplice toccare o le lacrime possono riorganizzare la biologia come i farmaci non possono. Il clown costruisce un ospedale con una fattoria e un teatro.
- che l'umiltà è essenziale. Ci ricorda che siamo mortali, che la morte è sempre dietro l'angolo e che se ci attribuiamo un significato appassionato, ma non noioso, possiamo divertirci più di quanto non facciamo ora ed essere comunque efficaci. Per il clown, lo humour, la festa, la gratitudine e l'inventiva sono tutti elementi cruciali.

Quindi, lettori, professionisti e pazienti (alla fine, siamo tutti pazienti), tenetevi pronti per uno choc dai risvolti gioiosi, mentre vi accingete a leggere queste pagine.

Permettetevi di sognare di come potrebbe essere la vita e di farvi ispirare nelle azioni da qualcuno che ha il coraggio di vivere i propri sogni.

Matthew A. Budd, M.D.
Assistant Professor of Medicine
Harvard Medical School
Direttore del Programma di Medicina del Comportamento
Progetto Comunità Sanitaria di Harvard
Cambridge, Massachusetts

Ringraziamenti dell'Autore

Avrei voluto rimandare la realizzazione di questo libro fino a quando il nostro nuovo ospedale nella Contea di Pocahontas, nel West Virginia, non fosse stato aperto da due anni. Immaginavo un libro fai-da-te su come intraprendere un sogno, dalla sua scintilla iniziale, fino alla sua realizzazione finale: un manuale per i "sognatori". Le continue richieste di notizie sulle nostre idee e i nostri progetti, a seguito dell'interesse suscitato dalle mie conferenze e con lo scambio di corrispondenza, hanno fatto nascere questo libro prima del previsto. Speriamo anche che il libro ci aiuti a creare la spinta finanziaria necessaria al completamento dell'ospedale dei nostri sogni.

Permettetemi di porgere sentiti ringraziamenti:

Alla mia coautrice, Maureen Mylander, senza la quale questo libro non sarebbe mai esistito. Ha raccolto il materiale grezzo da interviste e da molti saggi e ne ha ricavato un libro coerente. La sua solida convinzione del valore di questi scritti mi ha sostenuto.

A Ehud Sperling di Inner Traditions, per aver creduto nel nostro lavoro e per la sua ostinazione.

A mia madre e a mio fratello, Wildman, che sono stati i miei più grandi sproni, nella vita, come nella mia carriera medica.

A Mary Ann Kernecklian, la quale, per diversi anni, prima che scrivessi il primo articolo su Gesundheit nel marzo del 1971, trascorse molte serate con me aiutandomi a trovare me stesso e a definire i miei valori, incoraggiando il mio idealismo e credendo nelle mie capacità.

A Clare Shumway, che ora si distingue come dottore al Medical College della Virginia e che con il suo esempio ha esercitato l'influenza più importante nel farmi diventare il tipo di medico che volevo essere.

A Gareth Branwyn, che per dieci anni è stato il mio braccio destro, nel creare l'ospedale del nostri sogni. Vivere con te, in migliaia di ore di stimolante dialogo, è stato stupendo. Così tanto della nostra "rotta" è venuto dai tuoi consigli intelligenti e creativi.

A J.J., che probabilmente, come nessun altro, mi ha influenzato profondamente nel mio costante impegno per Gesundheit. La tua amicizia e la tua devozione verso il nostro pazzo sogno sono contagiose. Sono così felice che tu ed Eva Bear ora siate insieme. La sua devozione al sogno e la sua disponibilità ad assumere l'incarico di vice-direttore, mi hanno tolto di dosso un tremendo fardello amministrativo.

E ai "Buffoni", quella massa amorfa di umanità assurda che è diventata l'esperimento pilota, nel quale abbiamo messo alla prova le nostre idee e i nostri ideali per Gesundheit. Voi siete il mio stimolo a continuare. Vi saluto, specialmente quelli fra voi che hanno vissuto con me e hanno rinunciato alla propria privacy per partecipare alla vita di così tante persone. Abbiamo vissuto insieme un'avventura gloriosa. Questo nuovo ospedale prospererà per merito di ciò che mi avete insegnato.

E infine, a Linda, Zag e Lars, la mia famiglia, le mie ancore di salvezza: ovunque io sia andato in questi vent'anni e oltre, voi eravate lì. Grazie per l'amore e il divertimento che mi avete donato, perché siete il più intenso e sorprendente fra tutti gli esperimenti.

Dottor Patch Adams

Prefazione della coautrice

La prima volta che lo vidi, indossava un naso di gomma, una camicia multicolore, una cravatta a pois, su pantaloni gialli a palloncino sostenuti da bretelle. Sotto il naso di gomma, c'erano dei baffi a manubrio molto elaborati; sul retro della sua testa, una coda di cavallo che gli arrivava alla cintola. Stava in piedi davanti a un pubblico di amministratori dell'ospedale del Maryland, i quali all'inizio ridacchiarono, quindi sorrisero, poi caddero in silenzio e finirono col tuonare in grandi applausi e con l'invitarlo alla loro riunione regionale.

Ecco a voi Hunter D. "Patch" Adams, Dottore in Medicina, un rivoluzionario del sociale e un uomo di spettacolo, che crede nella medicina "come si praticava un tempo" e non fa pagare mai un centesimo ai suoi pazienti! Patch è diventato una celebrità nei circoli medici perché i suoi ideali (e i suoi progetti per trasformarli in realtà) accendono la speranza di riscoprire la gioia del vivere la disciplina medica, sia per i professionisti del sistema sanitario, sia per i pazienti.

Decidemmo di collaborare a un libro che proponesse un approccio originale e positivo verso la salute e la guarigione. Questo racconta, attraverso la voce di Patch, di come lui e pochi colleghi, arrivarono a fondare il Gesundheit Institute, nella Virginia del nord, nel 1971. Durante i dodici anni successivi, questi hanno esercitato la professione di medici di famiglia a domicilio, con tanto buonumore, riuscendo a visitare più di 15.000 persone, senza chiedere compensi in danaro o di altra natura, senza un'assicurazione che coprisse i casi di negligenza, senza strutture convenzionali, né ulteriori "esigenze" della medicina moderna.

Patch crede che la guarigione debba essere un interscambio umano amorevole, creativo, ilare, e non una transazione commerciale. La medicina che si serve della tecnologia sofisticata di oggi è divenuta troppo costosa (come tutta risposta Patch non fa pagare e non è convenzionato con alcuna assicurazione sanitaria), disumanizzata (all'inizio trascorre fino a quattro ore per raccogliere la storia di ogni paziente), piena di diffidenza (Patch si rifiuta di sottoscrivere un'assicurazione contro le negligenze) e arcigna ("la buona salute", dice, "è questione di ridere").

Il nostro libro parla di speranza e di umanesimo nella medicina. L'Introduzione descrive in pratica come Patch e i suoi colleghi sono arrivati a creare una struttura sanitaria alternativa (il Gesundheit Institute) e di come gli ideali di Patch abbiano condotto a questo risultato sbalorditivo.

La Parte prima, introduce la filosofia di Patch su come far sentire meglio le persone e si basa su molti dei suoi saggi più conosciuti. Patch scrive dell'esaurimento, dell'assicurazione sanitaria, della negligenza, di terapie alternative, delle visite a domicilio e di percentuali di successo delle cure. Esplora lo humour come antidoto per tutti i mali. I suoi scritti sull'amicizia e la comunità studiano gli effetti della noia, della solitudine, delle paure sulla salute e sulla felicità. Da "Come essere un Dottore Svitato", a "Diplomazia Nasale", a "Morte Divertente", questi scritti rappresentano i valori essenziali del Gesundheit Institute e il suo approccio originale verso la salute e la guarigione. Inoltre rappresentano una buona ricetta per la felicità personale e professionale. Che cosa potrebbe succedere se questi semi si sviluppassero?

La Parte seconda presenta il progetto del sogno di Patch, un ospedale con quaranta posti gratuiti in 310 acri di terreno, nell'area sanitariamente sottoservita del West Virginia. Il Gesundheit Institute nella sua nuova sede sarà aperto "a tutti, da ovunque provengano".

Patch ha raccontato la sua storia in centinaia di discorsi, alla radio, attraverso partecipazioni televisive negli ultimi dieci anni, in università, chiese, grandi aziende, comunità, scuole di medicina e convegni. Ha catturato l'attenzione degli spettatori, che hanno voluto saperne di più. E in questo processo egli è diventato qualcosa di simile a un media-evento, dato che usa lo humour e la sua abilità nell'esibirsi (facendo il clown, camminando in equilibrio su una corda allentata, inforcando un monociclo) per dimostrare il suo punto di vista. Una presentazione di Patch, nel 1985, provocò una sfilata di clown sulla piazza della Facoltà di Medicina di Harvard, la quale indusse al sorriso i passanti e portò i proprietari del Windsor Bar a uscire sulla strada. Uno di loro disse, "Ragazzi, voi diventerete medici!? È fantastico!!"

Questa visione positiva del futuro si indirizza alle preoccupazioni di milioni di americani, i quali, come le inchieste sulle opinioni del pubblico ampiamente dimostrano, sono insoddisfatti – e sempre più danneggiati – delle deficienze nel nostro sistema sanitario. Dare ascolto a questa voce, savia quanto stramba, ispirerà la comunità medica e le persone che sono in cerca di speranza e di ottimismo, per la loro salute e per quella delle future generazioni.

Maureen Mylander

Introduzione

> La salute si basa sulla felicità – dall'abbracciarsi e fare il pagliaccio al trovare la gioia nella famiglia e negli amici, la soddisfazione nel lavoro e l'estasi nella natura e nelle arti.

Quando un sogno si impossessa di te, che cosa puoi fare? Puoi viverlo, lasciare che questo gestisca la tua vita, o fartelo scappare e poi passare il resto del tempo che ti rimane a pensare che cosa avrebbe potuto essere.

Il Gesundheit Institute è il sogno di un numero di persone sempre crescente, un esperimento nella medicina olistica, basato sulla convinzione che non si possa separare la salute dell'individuo dalla salute della famiglia, della comunità e del mondo. Abbiamo preso il servizio più costoso in America, il servizio sanitario, e l'abbiamo dato gratuitamente. Adesso stiamo costruendo una struttura nel West Virginia, che incarni questa filosofia: un ospedale e centro di salute gratuito, concepito come una casa, aperto a tutti, non importa da dove provengano. Desideriamo che questo centro diventi un modello, che non debba necessariamente essere copiato dagli altri, ma che stimoli gli operatori sanitari a sviluppare un approccio medico ideale per le loro comunità.

Uno dei fondamenti più importanti della nostra filosofia è che la salute si basa sulla felicità – dall'abbracciarsi e fare il pagliaccio al trovare la gioia nella famiglia e negli amici, soddisfazione nel lavoro e nell'estasi per la natura e per le arti. Per noi guarire è non solo prescrivere medicine e terapie, ma lavorare insieme condividendo tutto in uno spirito di gioia e cooperazione. Molto più di un centro medico, il Gesundheit Institute sarà un microcosmo, che integrerà cure mediche e vita di campagna, arte, artigianato, spettacolo, educazione, natura, ricreazione, amicizia e divertimento.

Sì, vogliamo che il mondo cambi. Gesundheit è un atto sociopolitico, che è emerso da una forte preoccupazione per la qualità della vita della gente, in un mondo dominato dai valori che derivano dall'avidità e dal potere. Il sistema sanitario è in crisi, proprio come lo sono la vita familiare e le comunità. Non vogliamo essere un cerotto, un palliativo per risollevare la salute pubblica; vogliamo cambiare il sistema, per portarvi una rivoluzione pacifica. Speriamo che questo libro venga visto non come una risposta risolutiva e definitiva, ma piuttosto come uno stimolo per grandi sogni e grandi gesti. Più diffondiamo nel mondo il nostro lavoro, più aiutiamo gli altri a riconsiderare il sistema, e più questa rivoluzione sarà potente.

La crescita di Gesundheit

> L'uomo ha bisogno di un po' di pazzia,
> altrimenti non oserebbe tagliare il cordone ombelicale
> ed essere libero.
>
> Nikos Kazantzakis, dal film *Zorba il Greco*.

Considerando la direzione che ha preso la mia vita, i miei inizi possono sembrare alquanto inverosimili: quando nacqui ero un marmocchio dell'Esercito, in un'istituzione che si prende cura e controlla le persone e contemporaneamente le addestra a condurre una guerra. L'Esercito mi diede anche la consapevolezza di come è il resto del mondo e mi permise di sviluppare la mia capacità di socializzare, facendomi trasferire da un posto all'altro: rimasi in Germania per sette anni, in Giappone per tre, e poi in Texas, in Oklahoma e in molti altri luoghi per periodi più brevi. Ho imparato a crearmi nuovi amici in fretta, dato che nel giro di qualche settimana o di qualche mese poteva succedere che loro, oppure io, fossimo costretti a trasferirci, ovunque ai nostri genitori venisse ordinato di assumere un incarico.

Sono sempre riuscito bene negli studi, specialmente in matematica e scienze. I bambini intelligenti spesso non sono stimolati abbastanza a scuola e la loro reazione è un comportamento irrequieto. Feci così anch'io, ma non con un atteggiamento violento o distruttivo, bensì facendo il piantagrane, contestando le regole, diventando il pagliaccio della classe.

Dopo la scuola, io e i miei amici giocavamo molto a biliardo. Era una parte importantissima della mia vita fino a quando non andai al college. Ero un buon giocatore di biliardo per via delle mie inclinazioni matematiche, e mi divertivo a visualizzare gli angoli di incidenza e i rimbalzi. Ci ricavai anche dei soldi. Mi sfidavo giocando a solitari difficili, fino a quando non riuscivo a risolverli.

Avere ottimi voti in matematica e scienze mi fece sembrare la vita facile e mi diede un'altra attività solitaria. Mi ricordo di aver ricevuto un microscopio per Natale, quando avevo circa dodici anni, e trascorrevo mesi interi restando a fissare un nuovo universo di forme di vita, ognuna incredibilmente unica. Poi mi buttai nell'esplorazione della chimica. Vivevo in Germania a quell'epoca e potevo andare nelle farmacie della zona e comprare qualsiasi ingrediente chimico e qualsiasi strumento da laboratorio volessi. Nel mio laboratorio al piano superiore della casa, sezionavo animali e conducevo tutti i tipi di esperimenti. Mi ricordo che tenevo del sangue di pesce marcio – posso ancora sentirne l'odore – in una provetta. La aprivo per "profumare" la stanza, ogni volta che volevo dedicarmi indisturbato alle mie esplorazioni scientifiche. La matematica, madre di tutte le scienze, mi incantava. Era così perfetta e così gloriosamente ordinata, che passavo le mie giornate addentrandomi nei suoi dettagli più minuti.

Non ricordo quando o perché scienza e matematica cominciarono a dominare i miei interessi. Amavo i problemi precisi, razionali, per quanto complessi, che avevano soluzioni ben definite. I rompicapo di parole e quelli meccanici mi occupavano per ore, persino giorni. Questo amore per l'ordine finì per passare nella mia vita personale, come un'inclinazione alla pulizia e all'organizzazione.

In seconda media, quando vivevamo a Kaiserslautern, cominciai a partecipare a competizioni scientifiche. Una di queste occasioni prevedeva la dissezione di una rana di fronte ai giudici (vinsi il primo premio alla Fiera Europea delle Scienze); un'altra prova richiedeva di mantenere in vita un cuore di cavia in una soluzione Ringer, una sostanza fisiologicamente abbastanza simile al sangue da trattenere "la vita", nello specifico, di un cuore pulsante.

Il terzo anno, determinato a riuscire a vincere la gara della Fiera Europea delle Scienze, creai un progetto che ero sicuro avrebbe avuto successo. Decisi di studiare la gibberellina, un ormone vegetale che avrebbe potuto far crescere cavoli alti quattro metri e far arrivare a maturazione le piante in tempi notevolmente più rapidi. Avevo letto del progetto in una rivista scientifica e sapevo che in Germania si era lavorato pochissimo con questo ormone.

Così scelsi questo argomento, non per via del mio interesse per la gibberellina, quanto per impressionare i giudici. La strategia ebbe successo. Vinsi il primo premio per le scienze biologiche con il progetto chiamato "L'effetto della gibberellina sulle coltivazioni intensive". Non ricordo la reazione di mio padre, ma mia madre era emozionatissima.

Mia madre fu il punto di riferimento della mia infanzia. Mio padre, ufficiale di fanteria e artiglieria, non stava molto a casa, ma mia madre prodigò su di noi amore e attenzione. Aveva un grande senso dell'umorismo ed era sempre interessata a imparare cose nuove. La maggior parte di quello che c'è di buono in me proviene da mia madre. Il mio fratello maggiore, Robert Loughridge Adams, soprannominato Wildman, è stato il mio sprone per buona parte della mia gioventù. Decidemmo di restare vicini perché, qualsiasi cambiamento accadesse, ciascuno di noi potesse sempre contare sull'altro.

Poco dopo l'ultima competizione scientifica, mio padre morì improvvisamente. Avevo sedici anni e accadde proprio subito dopo che avevo trascorso una settimana da solo con lui. Mia madre e mio fratello erano via, io avevo appena cominciato il mio primo lavoro, e inaspettatamente egli mi chiese di prendere qualche giorno di ferie. Sono sicuro che i parapsicologi avrebbero detto che poteva aver avuto una premonizione del fatto che stava per morire e che la sua consapevolezza gli permise di aprirsi a me, mettendo a nudo la sua anima, come mai aveva fatto prima. Mentre crescevo, era assente da casa per la maggior parte del tempo e di solito, quando c'era, stava seduto su una sedia, a bere. Ogni volta che gli chiedevamo delle guerre in cui aveva combattuto, cominciava a piangere.

Ma durante quella settimana che passammo insieme, mi disse di come la Seconda Guerra Mondiale e la Guerra di Corea avevano distrutto il suo spirito. Oggi è chiamata sindrome da stress post-traumatico, ma era una condizione non riconosciuta e assolutamente non considerata in queste guerre del passato. La Guerra di Corea fu per lui ancora più devastante della Seconda Guerra Mondiale, poiché qui le questioni di ragione e di torto non erano così chiare. Ancora peggio fu il fatto che il suo migliore amico si nascose una granata nello stomaco, per salvare la vita di mio padre. Si sentì colpevole per questo e per non essere mai stato ferito. Ma il senso di colpa più grande riguardava la famiglia: si scusò con me per non essere stato un buon padre.

Non appena, finalmente, io e mio padre eravamo diventati amici, lo persi. Era tornato a casa dalla Seconda Guerra Mondiale con una malattia di cuore non diagnosticata e con la pressione del sangue alta. Alla fine di quella settimana nel 1961, quando finalmente eravamo legati come padre e figlio, egli ebbe un attacco di cuore. Poco dopo che l'ambulanza lo portò via, chiamammo l'ospedale per avere sue notizie. Morì in mezz'ora, senza la sua famiglia intorno e nessuna possibilità di dirci addio. Ancora oggi mi sento arrabbiato e tradito per il fatto che non ero con lui.

I tre anni che seguirono furono i più tumultuosi della mia vita. Mia madre, mio fratello e io fummo sradicati dalla Germania, nostra casa per sette anni, e catapultati nella vita civile suburbana della Virginia del nord, luogo d'origine di mia madre. Vivemmo con mia zia e mio zio per diversi mesi prima di stabilirci in un posto nostro. Mio zio era un uomo meraviglioso, un avvocato e un pensatore indipendente in una società di conformisti. Era generoso e divertente e mi voleva bene. Giocavamo a scacchi insieme. Amava i marchingegni e mi mostrava come funzionavano. Divenne velocemente il mio surrogato di padre. Persino dopo esserci trasferiti nella nostra nuova casa, trascorrevo molte ore a parlare con lui. Era un buon ascoltatore, ma sapeva anche raccontare in modo superbo.

Pochi mesi dopo la morte di mio padre, stavo ancora soffrendo, ma non riuscivo a esprimere i miei sentimenti, né a mia madre, né tanto meno a me stesso. Lei era stata cresciuta nell'atteggiamento mentale "se è spiacevole, non ne parlare". Piuttosto che lamentarmi, combattevo il sistema. Al liceo che frequentai a Arlington, in Virginia, mi ergevo contro la segregazione e il pregiudizio e sviluppai una reputazione di "amico dei negri". Andai ai sit-in e alle marce. La religione non mi dava alcun conforto e la sentivo ipocrita, quindi mi ci rivolsi contro; cercavo persone che si definissero cristiane credenti e tentavo di distruggere le loro convinzioni, perché non ne avevano alcuna prova. A scuola divenni sempre più ribelle; nonostante fossi nel gruppo degli studenti migliori in matematica, i miei insegnanti non mi avrebbero raccomandato per l'associazione nazionale, dato il mio atteggiamento insolente. Non mi interessava.

Mia madre trovò lavoro come insegnante e ci diede tutto il suo amore e il suo appoggio, proprio come aveva sempre fatto. Ma, persino con il suo grande amore, non ero più una persona felice. La scienza e la ragione erano state il mio conforto nel passato, ma non riuscivo più a trovare piacere nei misteri inesauribili della natura.

Mi misi a scrivere articoli contro la segregazione, l'ipocrisia religiosa e la guerra. (Gli articoli antimilitaristi mi tornarono utili in seguito, per dimostrare all'esercito il mio stato di obiettore di coscienza). Scrissi anche poesie sul dolore che stavo provando. Una cominciava con "Stremato io sono e pieno di disperazione, che mi muove attraverso questa emozione di ghiaccio...".

Quando non combattevo il sistema, cercavo di fuggirne. Desideravo uscire con le ragazze, ma queste non si interessavano a me. Quando rifiutavano i miei inviti, pensavo a quanto dovevano essere superficiali e stupide le liceali, per poter uscire con quelli che sembravano solo atleti tonti. Dato che non riuscivo a ottenere degli appuntamenti, mi unii al jazz club, che consisteva di altri tre ragazzi – tutti secchioni. Sorseggiando birra nei club di Washington, ascoltammo alcuni dei migliori musicisti jazz degli anni Cinquanta e Sessanta. Andai nei caffè ad ascoltare la poesia "beat". E giocai tantissimo a biliardo.

Alla fine di novembre del mio ultimo anno alle superiori, cominciai ad avere dei dolori allo stomaco. I raggi X rivelarono delle ulcere e il medico mi prescrisse delle cure tradizionali: una dieta leggera, medicine e latte. La mia borsa dei libri era per metà riempita di Gelusil e le mie tasche di Livrium e Rubinol, che mi rendevano intontito e assonnato tutto il tempo. Le ulcere mi tornarono la primavera seguente, e fui ricoverato in ospedale per la seconda volta. Stavo letteralmente mangiandomi le viscere. Mia madre non mi parlava mai di nulla di spiacevole e non c'era nessun altro che potesse notare che avevo dei problemi molto profondi: nessun confidente, nessun dispensatore di grande saggezza, nessun padre. Non sapevo dove mi conducesse la mia vita – se sarei andato alle marce per la libertà o al college, o persino se sarei sopravvissuto.

All'inizio del primo anno di college, Donna, che era la mia ragazza dall'ultimo anno delle superiori, mi lasciò. Lo zio che avevo adottato come surrogato di padre si suicidò. Tornai in aereo a casa per il suo funerale e poche settimane dopo lasciai la scuola. Un canto interiore insistente mi diceva di morire perché non c'era speranza. Una volta presi venti aspirine, pensando che mi avrebbero ucciso. Ogni giorno era pieno di ossessione per il suicidio, ma c'era bisogno di organizzare tutto, lavorarci sopra con impegno, così andai su una collina vicino al college chiamata il Salto degli Amanti e mi sedetti sul bordo del precipizio, scrivendo delle poesie epiche, dedicate a Donna. Composi dei sonetti, cercando le parole giuste che potessero veramente arrivare al suo cuore. Se avessi finito il mio sfogo, sarei saltato giù; fortunatamente avevo troppe cose da dire.

In seguito a una visita disastrosa a Donna, durante la quale tentai di farle venire un gran senso di colpa, presi un autobus Greyhound per tornare a casa e arrancai per sei miglia nella neve fino alla porta di casa di mia madre. Quando mia madre aprì la porta, le dissi "Ho provato a uccidermi. È meglio che tu mi ricoveri in un ospedale psichiatrico". Lei chiamò il medico di famiglia, il quale chiamò uno psichiatra, che mi accettò in un reparto psichiatrico di isolamento all'Ospedale Fairfax. Vi trascorsi Halloween. Il mio soggiorno di due settimane fu il giro di boa della mia vita. Le persone che furono più determinanti per la mia guarigione non furono i dottori, ma la famiglia e gli amici, specialmente il mio compagno di stanza, Rudy.

Rudy aveva avuto tre mogli e quindici lavori e viveva in un imperscrutabile abisso di fallimento e disperazione. Quando i miei amici venivano a trovarmi, mi rendevo conto di quanto questo mi faceva sentire bene. Ma nessuno venne mai a trovare Rudy. Mi raccontò di una solitudine che io non avrei mai sognato potesse esistere, e che al confronto faceva sembrare futile il mio dolore. Per la prima volta nella mia vita adulta provavo dell'empatia per un'altra persona.

Parlando con Rudy, mi resi conto dell'importanza dell'amore e delle persone che mi amavano. Ero stato circondato dall'amore, ma non avevo lasciato che questo influisse su di me. Percepii una verità profonda e personale: avevo bisogno di aprirmi e di ricevere amore. Senza questo non ero una persona forte. E mi resi conto che se avessi continuato a vivere nello stesso modo – senza teneri affetti umani – sarei finito come Rudy. Egli rappresentava il Fantasma del Natale Futuro[1], come sarei diventato, se avessi rifiutato di arrendermi ai miei bisogni.

Quel momento fu un risveglio spirituale al potere dell'amore. L'uso distruttivo che avevo fatto delle scienze, della matematica e della ragione, con le quali confutavo qualsiasi cosa non fosse fattuale, mi aveva realmente reso molto solo. Parlavo con gli altri pazienti del reparto e trovavo sentieri simili di solitudine e di sogni perduti. Divenne ovvio, attraverso le lacrime, che queste persone non erano pazze o malate. Non c'era un interruttore nelle loro menti su "sano" o "anormale". Io ero la stessa persona che ero sempre stata; e così era per loro. Forse era questo a essere così doloroso. Queste persone supposte "pazze" avevano semplicemente risposto alle complessità della vita con paura, rabbia, tristezza e disperazione fino a toccare il limite nel quale essi, cioè noi, avevamo bisogno di protezione da noi stessi.

In quel periodo vidi un film molto significativo: *Zorba il Greco.*

1. Personaggio della famosa fiaba "Canto di Natale" di Charles Dickens.

Il mio dilemma era lo stesso del topo di biblioteca inglese della storia. "Pensi troppo, ecco il tuo problema", gli diceva Zorba. "Le persone intelligenti e i droghieri pesano tutto". Smisi di pensare che *"pensare"* importasse più di qualsiasi altra cosa, e cominciai a mettere i sentimenti per primi. Dopo dieci o dodici giorni in ospedale, dissi a mia madre che ormai stavo bene e lei mi credette. Non aveva mai ammesso che potessi aver bisogno di un ospedale psichiatrico. "Non sei pazzo", mi diceva. E aveva ragione, nel senso che ero un'anima in pena, non malato. Lo psichiatra pensava che sarei dovuto rimanere più a lungo, ma io volevo andarmene e firmai contro il parere del medico.

Le cose più importanti che mi avevano influenzato fino ad allora erano state la morte di mio padre, avere una mamma grandiosa e attraversare una malattia a un'età così giovane. Il ricovero mi obbligò a formulare una filosofia sulla felicità. Cominciò una nuova esperienza, la quale ebbe influenza su come sono ora: divenni – non esiste parola migliore – studioso della vita, per una vita felice.

Le mie escursioni iniziali nella condizione umana, cominciate durante il mio ricovero, si ampliavano. Volevo sapere quanto più possibile sulle persone, sulla felicità e sull'amicizia, così mi rivolsi ai secoli di saggezza catturata tra le copertine di grandi libri. Lessi tutti i lavori di Nikos Kazantzakis, autore di *Zorba*. Lessi libri scritti da premi Nobel per la letteratura, Jean-Paul Sartre, Thomas Mann, William Faulkner, Bertrand Russell. Lessi anche Platone, Nietzsche, Dostoievskij, Balzac, Franz Kafka, Charles Dickens, Walt Whitman, Virginia Woolf, Ayn Rand, Emily Dickinson e molti altri classici della narrativa del diciannovesimo e del ventesimo secolo. Se sentivo citare il nome di un libro per tre volte, lo compravo e lo leggevo. Come molti altri che hanno sofferto, divenni tremendamente interessato a quello che mi era capitato. Il mondo dell'arte mi aiutò a capire il mio essere affascinato dal genere umano.

La mia "bibliografia" migliore crebbe dalle mie interazioni personali con le persone. Volevo conoscere cosa le aveva fatte sentire bene e andavo in cerca di famiglie felici, per capire che cosa le tenesse unite. Sperimentavo la mia cordialità chiamando centinaia di numeri a caso al telefono, proprio per far pratica nel parlare con le persone; desideravo vedere quanto a lungo riuscivo a tenerli in linea e quanto riuscivamo ad avvicinarci. Fingevo di essere uno studente di sociologia, o un artista, o qualsiasi cosa che mi aiutasse ad avvicinare le persone e far sì che mi parlassero. Uscivo e coinvolgevo dei perfetti sconosciuti in conversazioni. Salivo sugli ascensori per vedere quanti piani ci sarebbero voluti perché tutti si presentassero a vicenda, e anche per cantare insieme delle canzoni. Durante l'estate tra il secondo e terzo anno di college, andavo nei bar del vicinato diverse sere a settimana e non me ne andavo finché non avevo conosciuto – o tentato di conoscere – la storia di tutti. Era incredibile: le persone erano tutte eccezionali, uniche, eppure i fili delle loro storie erano così simili! Mi sentivo obbligato a parlare a tutte le persone possibili della vita, delle sue gioie e dei suoi dolori. Divenni un esploratore dei continenti dell'esperienza e del divertimento, un giornalista che non prendeva appunti.

Stavo diventando una persona "intenzionale", sperimentavo nuovi comportamenti in modo metodico. Alla fine le scienze erano tornate nella mia vita, questa volta fortificate dalla fede nell'amicizia, con esseri umani come soggetti del mio esperimento. Sono tuttora quel tipo di scienziato, faccio sempre ricerche nel laboratorio dell'umanità.

Dopo aver lasciato l'ospedale, sapevo che il mio desiderio era di "servire" in qualche modo e decisi di entrare a medicina. Feci domanda per accedere al programma di studi di pre-medicina alla George Washington University, a Washington D.C. La mia ammissione fu rimandata perché la commissione voleva che mi prendessi otto o nove mesi per essere visitato da psichiatri e per rimettermi in sesto. Mentre aspettavo di essere ammesso, lavorai a Anacostia, nelle vicinanze di Washington, come archivista.

L'archivio della Unione Federale di Credito della Marina a Anacostia può sembrare un luogo inusuale per riuscire nel mio intento. Le persone che lavoravano lì passavano metà delle ore di veglia facendo una cosa che odiavano. Archiviare era considerato un lavoro particolarmente orribile: senza gioia, noioso e stupido. Decisi di cambiare tutto questo. Il mio collega archivista era Louis Fulwiler, che rimane uno dei miei più vecchi amici. Louis, come me, aveva lasciato il college temporaneamente. Fin dal primissimo giorno decidemmo di rendere ogni pratica un "evento" – era, mi ricordo, la metà degli anni sessanta – e ci istigavamo l'un l'altro. Guidavamo da casa e verso casa indossando un casco da aviatore per bambini, con degli oggetti per fare un rumore tipo "vah-roooooooooorrrr". Ci rivolgevamo alle altre persone dell'ufficio cantando le informazioni sulle pratiche. Un giorno, a chi ci chiedeva una pratica, rispondevamo con un canto Gregoriano, "Che pratica vuo-oiii?". Un altro giorno arrivavamo in ufficio vestiti da gorilla. Louis era il mio compagno di divertimenti e ci davamo a vicenda il coraggio di fare gli scemi in pubblico. Quando tornammo a visitare quegli uffici, dieci o quindici anni dopo, tutti si ricordavano ancora di noi. Avevamo aperto una prospettiva nuova nel mondo dell'archiviazione.

Queste prime scorrerie nel mondo dello humour e del divertimento, mi incoraggiarono a migliorare e a espanderle. Riuscivo sempre a trovare un pubblico, persino al 7-Eleven[2]. Scoprii che il divertimento è importante come lo sono l'amore e la vita. La morale, come notai durante le mie conversazioni telefoniche con gli sconosciuti, era che quando chiedevo che cosa piacesse loro della vita, le persone descrivevano il divertimento che avevano avuto, fosse correre in macchina, giocare a golf o leggere dei libri.

Nutrito di leggerezza e amore, fiorii. Sconfissi tutti i miei demoni e divenni la persona che sono oggi. La fiducia in me stesso, l'amore per la saggezza e il desiderio di cambiare il mondo avevano messo le radici in quel breve periodo, dalla fine del 1963 all'autunno del 1964, quando mi trovai a emergere dalla disperazione, per rinascere.

In autunno, entrai nella scuola di pre-medicina. Da studente universitario, vivevo con mia madre e frequentavo le lezioni alla George Washington University, tornando a casa ogni giorno per studiare. Feci un grande numero di letture oltre ai compiti del college, in particolare grandi opere letterarie che mi avrebbero aiutato a comprendere meglio la condizione umana. Per divertimento, continuai a imparare a essere una persona buffa. Era il periodo in cui chiamavo i numeri telefonici a caso per fare pratica nel conoscere le persone. Il mio lato scientifico diceva: "Come potrai conoscere la gente, se non parli con tantissimi di loro?". Per capire meglio le varie sfaccettature della società, andai agli incontri del Ku Klux Klan e dei Musulmani Neri. Divenni più coinvolto nei diritti civili e cominciai a pensare a problematiche sociali sempre più grandi. Il nostro coinvolgimento nel Vietnam, allora ormai chiaramente definito, incombeva come una nuvola scura sugli studenti socialmente consapevoli, come me.

Quando entrai alla scuola di medicina nel 1967, non sapevo molto di medicina; mi aspettavo solo di diventare un medico, senza rendermi conto di che cosa volesse dire. Ma lo scoprii molto presto. Il Medical College of Virginia a Richmond è una scuola statale molto conservatrice. Non erano ammessi neri alle lezioni, e l'istituzione scolastica era favorevole alla guerra del Vietnam. Entrambe le scelte politiche erano ripugnanti per me. Fortunatamente avevo sviluppato un forte senso di me, e sapevo che volevo ot-

2. Catena americana di negozi aperti ininterrottamente dalle sette di mattina alle undici di sera.

tenere la mia laurea in medicina e servire la società. I miei modelli di servizio devoto e amorevole erano Albert Schweitzer e Tom Dooley.

Quasi dal principio, trovai che molti dei miei professori erano distaccati, arroganti e mancavano di una qualsiasi visione di un sistema sanitario umano. Era enfatizzato il ruolo del paziente come recipiente passivo in cui viene trasfusa saggezza, che i semidei calavano da un alto tempio di tecnologia. La difesa del paziente e la sua soddisfazione erano inaudite.

La tragedia era che gli studenti erano subdolamente spremuti in stampini che a me sembravano inumani. Il personale dell'ospedale non era preparato al lavoro di squadra per alleviare la sofferenza. I dottori si supponeva sapessero tutte le risposte e davano ordini agli altri, spesso in modo maleducato. Quest'idea, che il dottore sia un eroe che salva il paziente, è distruttiva, perché instilla negli studenti e in qualsiasi altra persona la convinzione che il medico abbia una risposta per tutto. Non c'è spazio per l'umiltà o per gli errori. Che pressione imponeva agli studenti di medicina! Imparammo in fretta che i processi per negligenza erano la probabile ricompensa per aver cercato di aiutare gli altri. Imparammo la politica dello "scaricabarile" e l'esercizio della copertura, quando venivano commessi gli inevitabili errori. Venimmo a sapere di dottori che investivano molto denaro nelle compagnie d'assicurazione che coprivano i loro pazienti. Stavamo nell'ombra che l'avidità – forse la malattia sociale più grave – getta sul campo della medicina.

Il "riduzionismo" era il concetto che dominava le lezioni e il reparto. Le persone erano chiamate con il nome della loro malattia, come se il male fosse più importante dell'essere umano che ne soffriva. Ci insegnarono a porre al paziente domande veloci, invasive per stabilire rapidamente quali esami richiedere e quali farmaci prescrivere. Imparammo a raccogliere queste informazioni di vitale importanza in cinque o dieci minuti al massimo. Tutte le altre sfaccettature della vita del paziente, la famiglia, gli amici, la fede, il divertimento, il lavoro, la sua integrità, l'alimentazione, l'attività fisica e molto ancora, erano considerate praticamente irrilevanti per la pratica medica. La cosa più scoraggiante era che il paziente sembrava disposto a sottomettersi inesorabilmente a questo approccio. In realtà, ogni volta che qualcuno osava mettere in dubbio la decisione o l'azione di un medico, veniva invariabilmente etichettato come "paziente difficile".

Durante il primo anno universitario, la scuola offriva un corso facoltativo di tre ore intitolato "L'uomo e il suo ambiente". Il docente fece un grande sforzo per presentarci le molte complessità della vita e le situazioni sanitarie al di fuori dell'ospedale. Solo dal 20 al 40 per cento dei miei compagni si iscrisse, e l'anno seguente il corso fu eliminato. L'idea complessiva della vita di una persona (le sue qualità, diversità, la complessità) erano relegate alla psichiatria. Ma i testi psichiatrici non parlavano di vita sana e felice, né tanto meno suggerivano come ottenerla. Erano invece pieni di descrizioni di patologie e di casi clinici con storie di disordini mentali molto bizzarri. Nel giro di routine psichiatrico, le conversazioni tra dottori in apprendistato e pazienti – quando avvenivano – trasmettevano tutta la tensione nervosa dell'era Vittoriana. Non c'era cortesia né ilarità, e guai a parlare in modo esplicito di sesso. Anche oggi, ogni volta che dico a qualcuno che sono interessato alla vita, alle gioie, ai doveri e alla famiglia, esclama: "Ah! Ma sei uno psichiatra!"

L'infelicità prevaleva, non solo nei reparti dell'ospedale, ma anche nelle aule. Molti professori comunicavano una totale mancanza di entusiasmo per la medicina. Tutto sommato, non sembravano gradire l'insegnamento e non erano neppure molto bravi nel condurlo. Dovevano insegnare per poter mantenere le loro posizioni all'interno dell'università, ma il loro vero interesse stava nella ricerca.

Come reazione all'atmosfera predominante, scrissi un manifesto e lo appesi a un muro della scuola di medicina. Eccone una versione emendata:

> Sono arrivato alla scuola di medicina camminando su due gambe, ma l'ho lasciata strisciando a quattro zampe, avvolto nella bambagia... La scuola mette l'accento su come appariamo, non su come agiamo... Ci hanno dato un'immagine. Ce la siamo stirata addosso, stiamo in riga. Ce la portiamo in giro per fare impressione sugli amici, meglio ancora sui pazienti. Pazienti, pazienti, mio Dio, ci siamo dimenticati di loro. Qualcuno ne ha pagato le conseguenze, ma noi abbiamo dovuto voltare le spalle alla maggior parte di loro. Un uomo deve vivere, sapete, yacht, golf... sopravvivenza. Così abbiamo finito la scuola, sì, e facciamo parte dell'Albo dell'Ordine dei Medici, e le nostre strade si sono divise. Volete sapere una cosa divertente? Qualcuno ha detto che i medici sono la categoria in cui è più frequente il suicidio. Come può essere? Ora siamo professionisti e abbiamo prestigio, denaro, un titolo, niente.
>
> (Firmato) Signor X

Dopo due anni di accademia, passammo a fare pratica nei reparti d'ospedale. Questo è stato persino più fastidioso del periodo delle lezioni. Mi resi conto che la maggioranza delle persone, compresi anche molti medici, soffriva della stessa vacuità, solitudine e noia descritte nelle opere della grande letteratura che leggevo. Stavano conducendo le loro vite nella disperazione: muta o rumorosa, ma sempre disperazione.

Avevo già deciso che non volevo vivere in quel modo. Stavo imparando la medicina, ma cercavo di evitare che la mia esperienza universitaria annegasse nello squallore, come succedeva a molti miei colleghi. Dato che i risvolti accademici della scuola di medicina non mi risultavano particolarmente difficili, provai a sperimentare gli sport, e per la prima volta mi unii al Richmond Rugby Club. Per evitare di esaurirmi, mi tenevo libero almeno un giorno alla settimana e la maggior parte dei fine settimana, e probabilmente ebbi molti più appuntamenti galanti che in qualsiasi altro periodo della mia vita. Per la prima volta le donne mi trovavano attraente. Forse era dovuto in parte al fatto che non mi interessava che cattedra avrei ottenuto. La mie mete non erano Yale o Harvard, così non prendevo parte a quel gioco. Chiesi all'amministrazione scolastica di non comunicarmi i miei voti, a meno che non stessi andando male.

Il divertimento più grande era interagire con i pazienti. Mi ribellavo ai giri solenni e al distacco di dieci estranei in camice bianco, che entravano come una truppa nella stanza di una persona malata. L'aria di solennità era così irrespirabile, che preferivo visitare i pazienti quando i "pezzi grossi" non erano intorno. Scoprii che se entravo in una stanza d'ospedale con un sorriso vibrante, il paziente immediatamente si risollevava. Alto quasi due metri, con i capelli lunghi, i baffi e un cerotto nero attaccato con una spilla da balia al bavero del camice, per richiamare l'attenzione sulla guerra del Vietnam, apparivo diverso dalla maggior parte dei miei colleghi. Scoprii che i pazienti erano emozionati del fatto di avermi lì con loro. Ero libero di parlare ai pazienti, piangere con loro, massaggiarli, confortarli, scherzare e infondere un po' di vivacità nelle loro vite. Inizialmente la mia presenza provocava, qualche volta, un attimo di esitazione, ma un atteggiamento amichevole vinceva tutte le remore.

I pazienti amavano tutto questo. Le infermiere lo adoravano. I miei colleghi studenti erano un'altra storia: ad alcuni piaceva, altri lo odiavano. Molti si sentivano minacciati da me. Un ospedale si supponeva fosse un posto molto serio. Qui le persone soffrivano e morivano, e i dottori dovevano essere solenni. Ma io non lo accettavo. A volte, naturalmente, la solennità era senza dubbio appropriata, ma per lo più non lo era.

I miei professori rispondevano, come era prevedibile, con l'idioma del "taglio di capelli". I pezzi grossi insistevano sul nostro aspetto, non sul nostro comportamento, e volevano che apparissimo tutti uguali: capelli corti, vestito a tre pezzi, e niente "vegetazione facciale". A loro non interessava se eravamo umanisti o meno. Ero in contrasto con i miei professori, anche per quanto riguardava il mantenere una distacco professionale. Avvicinarsi ai pazienti era proibito perché avrebbe potuto portare a un transfert (un coinvolgimento emotivo) o a un'azione legale. Ma sentivo ancora qualcosa di magico ogni volta che i pazienti mi offrivano liberamente la loro vulnerabilità e la loro fiducia. Sentivo fosse naturale sedersi di fianco a loro, aprirmi a loro con la stessa vulnerabilità e condividere la mia vita con loro. I professori si opponevano a quella vicinanza, al fatto che sedessi sul letto con i pazienti o massaggiassi loro i piedi: "Sei troppo coinvolto", dicevano.

Uno dei migliori programmi di studio al Medical College della Virginia offriva l'opportunità, durante tutto l'ultimo anno, di perseguire i propri interessi personali attraverso corsi facoltativi. Io ero interessato alla pediatria, così scelsi di trascorrere il periodo dal settembre 1970 fino al marzo 1971 in una clinica per bambini, in un ghetto di Washington D.C. La clinica era affiliata con il Children's Hospital ed era diretta dalla dottoressa Peg Gutelius. La sua compassione e il suo senso dell'umorismo creavano un'atmosfera amichevole e rilassata: il mio tipo di ambiente. Mi furono date completa responsabilità e libertà di trascorrere il tempo con i bambini. Mi diedero il permesso di portare degli amici e di dipingere personaggi dei cartoni animati su tutti i muri. In breve, fui incoraggiato a essere me stesso.

Avevo interpretato il ruolo di Babbo Natale già in passato per i bambini ritardati e per quelli del programma Head Start, così arrivai alla clinica vestito da Babbo Natale. I bambini cominciarono subito a chiamarmi "dottor HO HO". Ogni giorno era un'esperienza nuova ed emozionante, ma l'emozione più grande era data dall'ambiente e dagli sforzi di squadra per aiutare i bambini e le loro famiglie. La maggioranza dei pazienti non aveva denaro per pagare i nostri servizi e non aveva altro modo per ottenere aiuto, così la clinica possedeva il gusto delle cure mediche gratuite e dispensate con un sorriso. La adoravo.

Durante lo stesso periodo, trascorrevo quindici ore alla settimana alla Free Clinic nella zona di Georgetown. Questa clinica di stile hippy era aperta di notte e gestita da volontari. Qui la medicina era praticata con il mero intento di alleviare la sofferenza – medicina con fondi inesistenti, con il decoro di un mercatino delle pulci. Che pronto soccorso! Le persone arrivavano da tutta l'area di Washington e oltre: alcuni vestiti in ghingheri e altri con un abito da confraternita, persone di strada, hippy che suonavano chitarre e cantavano, altri distribuivano volantini per sostenere una causa, adolescenti della periferia suburbana che chiedevano la pillola anticoncezionale, drogati, "militanti" del movimento clandestino antimilitarista, persone che avevano paura di prendersi qualcosa solo per il fatto di essere state lì, curiosi e molti altri. Sedevano o stavano in piedi tutti insieme in una stanza, con pile di vestiti in un angolo, coperte per chiunque ne avesse bisogno in un altro, insalate e una pentola di fagioli (cibo sostanzioso) in un terzo. La gente portava cose utili che condivideva con gli altri. I muri erano coperti di poster, manifesti e cartoncini da 9 centimetri per 15, che descrivevano parenti scomparsi. Lì c'era molta "medicina" – e del tipo più gratificante – e ogni medico poteva essere se stesso nel miglior modo possibile.

La Free Clinic offriva un ambiente ideale, in cui fare degli esperimenti con lo humour e vedere se poteva aiutare gli altri. Un giorno per lavorare indossai un cappello da pompiere e un naso rosso di gomma, e scoprii che il mio essere un po' folle non diminuiva il rispetto o la fiducia dei pazienti. Effettivamente sembrava accrescere questi sentimenti. Lo humour mi aiutò ad avvicinarmi a molti pazienti. Passavo molto tempo con loro e qualche volta mi invitavano anche a casa loro. La vicinanza, risultato del tempo che passavamo insieme, era indistinguibile dall'amicizia. Questo era il contesto nel quale desideravo lavorare: amicizia, accresciuta da un senso di mancanza di obblighi. Trovai che amavo essere al lavoro e ci andai anche le notti in cui ero di riposo. Questa struttura e la clinica per bambini mi diedero i modelli per quello che volevo fare nella mia carriera medica.

Il mio apprendistato mi condusse a trovarmi faccia a faccia con il sistema sanitario americano. Sapevo che sarebbe stato difficile per me trovarci il mio spazio. Dove va a finire una persona spensierata? Dove va la medicina di servizio? In una riserva indiana con grandi rotoli di nastro rosso? In pediatria? Queste sono le sole opzioni? Alcuni dei miei colleghi lasciarono la medicina per queste incompatibilità (uno era così esaurito da diventare istruttore di sci), ma la maggior parte è rimasta nell'ambito della medicina e ha rinunciato alle sue idee originarie. Io continuai a fare quello che pensavo fosse giusto. L'ultimo anno ero diventato piuttosto loquace, non rendendomi conto che le mie azioni sarebbero state interpretate dalla scuola come una minaccia.

Le ultime settimane della scuola di medicina furono caratterizzate da uno scontro con un assistente del decano, che mi minacciava, dicendomi che non mi sarei laureato. Mi criticava in una nota dicendo che ero "eccessivamente allegro". L'ufficio del decano arrivò a spaventare mia madre, con storie inventate sul mio comportamento irresponsabile. Avevo progettato di andare alla discussione della tesi vestito da Babbo Natale, ma questa esperienza mi aveva così amareggiato che mi trattenni.

Per controbilanciare la brutta esperienza alla scuola di medicina, mi accaddero due cose molto belle. La prima era che incontrai Linda Edquist, alta e bella "figlia degli anni sessanta", che è stata mia amica, compagna e moglie da quella volta. Era una volontaria nella clinica per adolescenti nella quale trascorsi i miei ultimi due mesi di apprendistato. Per il nostro primo appuntamento, la portai a un "balloon party", una cosa che sognavo di fare da anni. Riempii il mio appartamento di palloncini dal pavimento al soffitto. Con una ventina di persone nella stanza, nessuno poteva vedere gli altri, ma ogni volta che qualcuno si muoveva, tutti potevano sentirlo. Era un circo di sensazioni e fu un appuntamento molto interessante per lei – e per me. Attratto dalla sua indipendenza, generosità e gaiezza, pensai: "Mio Dio, che donna deliziosa". Lei tornò al dormitorio e disse alle amiche: "Ho appena avuto l'appuntamento più strano della mia vita. Penso che sposerò quel tipo".

L'altra cosa positiva era che, quando tornai al Medical College della Virginia per gli ultimi tre mesi di frequenza, cominciai a elaborare una linea di pensiero che avrebbe dato forma al resto della mia vita. Volevo ancora lavorare in pediatria e passare molte ore leggendo di educazione, nella convinzione che un pediatra dovesse conoscere bene l'argomento. Pensavo che, se avessi potuto diventare medico in una scuola e avere contatti con gli studenti e le loro famiglie, forse la salute generale degli studenti sarebbe migliorata. Scrissi a molte scuole proponendo l'idea, ma non ottenni risposta. Alla fine, mi resi conto che, se avevo dei sogni per migliorare la cura della salute, avrei dovuto realizzarli da solo.

La mia mente era infervorata dalle tante alternative. Una comune o una situazione di gruppo sembrava l'approccio più promettente; avevo letto diffusamente della filosofia utopistica e avevo visitato la comune di Twin Oaks in Virginia nel 1969. Ma non sapevo di comunità medico-terapeutiche in America, che ponessero in primo luogo l'umanesimo. Temevo che i vincoli legali sulla pratica medica tradizionale non avrebbero permesso un tale esperimento.

Avevo ancora l'intenzione di completare l'internato di pediatria e di lavorare con bambini e adolescenti. Ma decisi di progettare un altro modello. Per sei settimane giocai con molte idee. Alla fine disegnai un piano grandioso – non sapevo quanto grandioso a quel tempo – per il quale mi sentivo pronto a impegnarmi. Lo misi su carta in una notte, veramente non rendendomi conto di quanto fossi serio o di come le mie idee di una struttura medica ideale avrebbero avuto un tale ascendente sul lavoro di tutto il resto della mia vita.

Intitolato "Pensare positivo", il progetto prevedeva di fornire cure mediche tenendo presenti gli interessi dei pazienti e del personale allo stesso tempo. Avevo la visione di una comunità, dove potevano approdare persone con un'immagine negativa di sé, partecipare attivamente a ricostruire le loro vite e ritrovare l'amore per sé e per gli altri – la terapia più efficace in assoluto. Vedevo una fattoria di circa 75 o 100 acri con una scuola elementare, una biblioteca, dormitori per almeno 300 persone e strutture per artisti, artigiani, altre persone molto dotate, provenienti dalle associazioni alcoliste americane. Avremmo avuto giardini e orti per rendere la comunità autosufficiente e una serie di progetti (per esempio la costruzione di tre case) per rendere il lavoro un gioco gioioso. La comunità avrebbe avuto uno staff permanente di dottori e di professionisti sanitari e personale temporaneo, formato da insegnanti e da altri aiutanti. La maggior parte di questi sarebbe rimasta solo per poche ore o giorni, ma quelli che avessero sentito la necessità di restare per periodi più lunghi sarebbero restati. Scrissi: "La comunicazione, sia essa verbale o non verbale, sarà il nostro modus vivendi".

> Molto di questo sogno è solamente abbozzato, ma è certo che la rigidità non sarà vista di buon occhio e la spontaneità, invece, premiata. L'amore per sé, per gli altri, per l'ambiente e per la vita saranno i nostri effetti collaterali, non attraverso la conversione forzata, ma attraverso la sperimentazione della vita come gioia. Quando nasce un bambino, si ritrova in un mondo in guerra, apatico, competitivo, dove l'affermazione di sé e della propria individualità sono scoraggiate, e l'amore per gli altri e per la vita è visto come pura fantasia. Saremo una comunità dove la gioia è un modo di vivere, dove imparare sarà per noi il più grande obiettivo e l'amore la meta suprema.... Non lo chiameremo sogno, ma lo vivremo come una realtà.

Avevo deciso in parte di lavorare con il sistema, e in parte di cambiarlo, anziché dimostrare quanto fosse stupido. Il sogno cominciò con una visione astratta per dare un servizio e evolse in forme diverse, convergendo in una proposta audace. Il modello all'inizio non aveva un nome; solo nel 1979 lo chiamammo Gesundheit Institute. Scegliemmo questo nome tedesco perché ci faceva ridere, e quindi era aperto verso la guarigione, e perché, tradotto letteralmente, Gesundheit significa "buona salute".

Preparazione per Gesundheit

Il mio internato all'ospedale della Georgetown University era stato come ritornare al medioevo: una scuola medica esaurita e un gran numero di persone "fisicamente in salute", le cui vite erano miserevoli. Io cercavo un ambiente come la clinica per bambini, dove la leggerezza e l'amore prevalevano. Quello che trovai nel dipartimento pediatrico dell'ospedale della Georgetown University arrivava all'altro estremo.

Si abusava di trattamenti, spesso dolorosi e traumatici, invece di trascorrere tempo con i pazienti, osservare e parlare. Per esempio, in quel periodo era consuetudine fare un prelievo spinale a tutti i bambini con convulsioni, anche se le convulsioni spesso non erano altro che una reazione alla febbre alta. Dal mio punto di vista, l'intuizione e un po' di tempo passato a osservare i giovani pazienti avrebbero potuto evitare la maggior parte di quelle procedure dolorose e traumatiche. Un altro esempio: i medici privati spesso facevano ricoverare dei bambini con diarrea o vomito, quando chiamati da madri alla loro prima esperienza, spaventate, e quindi somministravano loro fluidi per via endovenosa, quando ci sarebbe stato bisogno di un po' di sostegno e comprensione, invece del ricovero.

Decisi di lasciare l'internato (il personale al Georgetown confermò la mia incompatibilità molto gentilmente) e divenni un medico di famiglia. Decisi di praticare a casa, un appartamento con tre stanze da letto, che condividevo con alcuni amici ad Arlington in Virginia, dove potevo esprimere liberamente i miei ideali, amando i miei pazienti e usando lo humour e l'ilarità come terapia.

Il progetto pilota

Questo primo esperimento di comune crebbe in dodici anni, nei quali esercitammo la professione medica nelle nostre case; un ambiente amorevole, dove giocare e condividere le esperienze era importante alla stregua dei trattamenti medici. In vari luoghi, da Arlington, Virginia alle fattorie nel West Virginia, vivemmo quello che in effetti era un programma pilota per il nostro sogno di un ospedale gratuito, completo in ogni suo particolare, e di una comunità sanitaria. Non abbiamo mai fatto pagare i nostri pazienti o accettato pagamenti attraverso le assicurazioni sanitarie. Ci rifiutammo di sottoscrivere un'assicurazione per negligenza. Praticammo come ci sembrava giusto, mettendo l'accento su una medicina preventiva sana, entusiastica, accettando di buon grado anche terapie alternative. Un agopuntore si stabilì nel nostro seminterrato e cominciammo a permettere ad altri professionisti – omeopati, chiropratici, naturopratici – di visitare i pazienti a casa nostra. Era un incredibile alveare in attività: per me fu un periodo entusiasmante.

Nel settembre del 1973, due anni dopo aver concluso la scuola di medicina, Linda e io, con tredici altre persone che avevano lavorato con noi, girammo l'Europa per undici mesi in un autobus blu del 1952. Impiegammo quel tempo per esplorare la solidarietà umana e tutti i modi con i quali potevamo rafforzare e cementare i nostri rapporti.

L'intimità e l'apertura che sviluppammo durante quel viaggio sarebbero state importanti per il passo successivo del nostro lavoro. Prima nella Contea di Fairfax, in Virginia, e quindi nella contea di Jefferson, nel West Virginia, venti di noi vissero e lavorarono insieme. Facevamo gli agricoltori, allevavamo capre e sperimentavamo il gioco in molteplici forme. Ogni mese centinaia di persone ci visitavano, condotte lì dal passaparola. Venivano sia per le cure mediche, sia per partecipare alle attività con cui noi esploravamo il fertile potenziale del gioco. Alcuni di coloro che vennero per le attività sociali – esposizioni di artigianato, giochi e danze – tornarono in seguito per un aiuto medico. Il trattamento dei pazienti si svolgeva nel corso della vita quotidiana mentre passeggiavamo, lavavamo i piatti o giocavamo insieme.

Servivamo sia pazienti che avevano percorso grandi distanze per avere un trattamento sanitario, sia persone sane, che desideravano formulare un programma di prevenzione. Le loro "visite ambulatoriali" duravano da pochi minuti a cinque mesi. Pazienti con problemi medici cronici che non erano stati risolti dalla medicina tradizionale, come pure coloro che erano oppressi dagli effetti collaterali dei loro trattamenti, vennero da noi sperando di trovare delle alternative. Ci ispirarono alla ricerca di soluzioni che erano state condannate nella nostra formazione medica. Studiammo la storia della medicina e la letteratura medica alternativa. Nella speranza di dare un po' di tregua a coloro che continuavano a soffrire, sia che si trattasse di mali "reali" o "immaginari", cercavamo persone che avevano risolto i loro problemi al di fuori della medicina tradizionale. Un po' alla volta, trovammo dei testimoni che si erano sottoposti a cure efficaci o i cui sintomi erano stati alleviati. Chiedemmo a degli specialisti di trattare pazienti selezionati sotto la nostra supervisione. Con nostra grande sorpresa e piacere, molti pazienti furono aiutati dalle terapie alternative. Questi nuovi approcci divennero una meravigliosa integrazione ai nostri trattamenti allopatici.

Nel corso di quei dodici anni, scoprimmo che la maggior parte dei pazienti aveva bisogno di molto di più che non di semplici farmaci. La salute sembrava intrecciarsi con la percezione della qualità della vita dell'individuo. Spesso l'insoddisfazione nei confronti del lavoro, della famiglia e di se stessi, impedivano la "cura" o un miglioramento della salute. Sembrava assolutamente indispensabile capire come prevenire o modificare queste tragedie, se volevamo affrontare i problemi di salute di ogni persona in modo efficace. Questi argomenti tradizionalmente sono stati di competenza della filosofia, della psicologia, delle arti, della religione, così le studiammo diffusamente.

Quando visitavo un paziente, passavo ore per sapere dei suoi genitori, amanti, amicizie, lavori, e hobby: la persona nella sua interezza. Questa versione molto ampliata della tradizionale, e spesso mutilata, "anamnesi" era l'unico modo con cui potevamo venire a capo di cosa aveva influito sulla salute di una persona e costruire una relazione tra di noi. Molti pazienti non desideravano il livello di intensità che io ero disposto a dare, ma qualsiasi grado di intensità era meglio di niente. Credo che i miei pazienti abbiano ottenuto quello per cui erano venuti e che i loro occhi alla fine si siano parzialmente aperti sul potere di guarigione dell'intimità.

Non ho mai definito le persone in base ai loro mali. Molti individui nella nostra società sono insoddisfatti della loro vita e hanno bisogno di un grande quantità di nutrimento psicologico e spirituale. Supponiamo che una persona con il cancro venga da me e che trascorriamo insieme 100 ore. Quante di queste ore dedicheremmo a parlare degli aspetti fisici del cancro? Due ore, o forse dieci. Il resto del tempo, parleremmo dell'essere umano e perché importa che la persona viva o muoia. Per quanto tempo potrei parlare del dolore alle articolazioni di qualcuno? Il paziente è in grado di descriverlo perfettamente. Io potrei fare un esame medico. Potrei proporre l'agopuntura, o l'omeopatia, o delle pillole. Ed è tutto. Ma quella persona potrebbe ancora sentire dolore.

A volte la gente mi chiede: "Quali sono le vostre percentuali di guarigione?" Questa domanda è applicabile su "casi" nel senso medico classico di "sei casi di diabete", "cinque casi di cardiopatia", e così via. Noi non avevamo "casi". Vedevamo individui con problemi medici o bisogni. Ho tenuto una documentazione molto scarna, ma stimo che il flusso nella nostra struttura fosse fra le 500 e le 1000 persone al mese. Non c'erano sale d'aspetto. Non dicevamo mai: "Questa persona è qui per fare i raggi X", o "Questo è qui per gli esami di laboratorio". *Essere lì* era la terapia. Per noi la medicina era – ed è – la relazione tra il guaritore e il paziente. Così se qualcuno veniva per lavorare nel giardino, arrivava per cena, o solo per vedere cosa stava succedendo, la nostra meta era costruire con lui una relazione solida. Era un processo lento. Molti dei nostri pazienti avevano visto altri dottori, spesso molti altri dottori. Avevano descritto i loro sintomi. I dottori avevano condotto degli esami e prescritto un trattamento o due, e questa era la loro relazione. Spesso c'era bisogno di un'interazione molto lunga per instillare una visione alternativa di quello che potrebbe essere il rapporto dottore-paziente.

Dato che tutto questo succedeva nella nostra casa, consideravamo di grandissima importanza per la nostra stessa salute avere un ambiente amorevole, divertente, creativo, cooperativo e aperto al cambiamento. Mandavamo avanti una fattoria biologica, una serie di progetti di artigianato e un programma ricreativo. Una parte importante del nostro messaggio era che le persone hanno bisogno delle persone. Sentivamo che molte persone potevano ridurre le loro angosce e la loro solitudine se erano sostenute da amicizie molto forti, dalle famiglie e dalla comunità.

Tentammo di dare un esempio con le nostre stesse vite personali. Solitamente lo staff era composto da quindici o venti persone, fra cui almeno due medici, spesso di più, nella cornice di un'azienda agricola di periferia. Vivevamo insieme sotto un solo tetto, rinunciando praticamente alle nostre vite private. Ogni membro dello staff ricopriva molti ruoli: agricoltore, cuoco, meccanico, impiegato, infermiera, dottore, artista. Il nostro imparare a vivere in modo cooperativo e felice ispirò molti dei nostri pazienti a cercare legami più stretti nelle loro comunità, dopo essere tornati a casa.

Procedendo: pubblicità e raccolta di fondi (e di divertimento)

Nel 1979, mi allontanai di un passo dal nostro lavoro, al fine di riflettere sulla nostra meta finale: costruire un ospedale dove avremmo potuto realizzare il nostro impegno per la cura gratuita della salute. Questo passo fu suggerito dalla frustrazione di diverse persone che partecipavano al progetto, le quali, dopo otto anni, ne avevano abbastanza di sacrificare le loro vite private e di battersi per un sogno che non sembrava mai realizzarsi. Allora vivevamo a The Rocks, una fattoria del West Virginia. Linda e io ci trasferimmo più vicino a Washington per concentrarci sulla raccolta dei fondi e per lavorare come medici anche se in modo limitato; le persone che rimasero a The Rocks alla fine smisero di fornire cure mediche, ma sono rimaste insieme come comunità.

La raccolta di fondi fu molto lenta fino al 1983, quando decidemmo di abbandonare dodici anni di silenzio con i media e cercare attivamente della pubblicità. Questa decisione fu molto difficile. Non avevamo mai avuto bisogno di farci pubblicità; i nostri pazienti ci avevano sempre trovato attraverso il passaparola, che funzionava poiché le persone tendono a raccontare di quando si divertono. Avevo paura che la pubblicità avrebbe inciso negativamente sulla natura sacra del nostro ambiente, che avrebbe trasformato i nostri professionisti sanitari in celebrità, e avrebbe distrutto qualsiasi tipo di vita privata avessimo. Un'altra ragione di esitazione era la natura della pubblicità in se stessa: non è mai la verità, è superficiale, ci rende un prodotto, e rende futile ciò che stiamo facendo, focalizzando l'attenzione sui personaggi, invece che sulle idee. Comunque, devo ammettere che la pubblicità – dagli articoli apparsi sulle riviste e sui giornali alle partecipazioni televisive, fino alle lezioni, alle conferenze e ai seminari – probabilmente è stata la soluzione più efficace per raccogliere fondi.

Il primo articolo sul Gesundheit Institute apparve nell'aprile del 1983 nella rivista *Prevention.* Ci fece arrivare più lettere che qualsiasi altro articolo in assoluto, perché *Prevention* ha un numero enorme di lettori. Pochi mesi dopo, un articolo sulla prima pagina della sezione dedicata al costume del *Washington Post* attrasse l'attenzione non appena fu venduto da un'agenzia di stampa e finì su molti dei maggiori quotidiani del paese. Le lettere arrivarono a centinaia. Una donna del Distretto di Columbia ci telefonò per chiederci il nostro indirizzo e ci portò un assegno di 5000 dollari. Ci arrivarono telefonate dalla televisione e da produttori cinematografici. Donazioni, offerte di lavoro e richieste per fare dei discorsi si riversavano su di noi. Ma la cosa migliore era data dal fatto che mi scrissero abbastanza medici da riempire quattro o cinque ospedali, entusiasti alla prospettiva di lavorare in un ambiente dove potessero trovare soddisfazione nel "servire".

Poco dopo questi primi articoli sul Gesundheit Institute, cominciai a tenere conferenze e seminari sui nostri progetti e sulla nostra filosofia della guarigione. Questo ci aiutò a raccogliere del denaro, sia per le spese di sopravvivenza, sia per cominciare a costruire sul nuovo terreno nel West Virginia, che avevamo ottenuto nel 1980 (vedi il Capitolo 10). Continuavo ad accettare inviti per tenere conferenze, ma mi resi conto che c'erano molti aspetti della cura della salute che non venivano mai trattati nelle conferenze mediche. Così cominciai ad aggiungere, alle mie conferenze, presentazioni teatrali e da clown. Le costruii sulle parodie che improvvisavamo a casa fin alla metà degli anni Settanta, in particolare quelle che avevano come protagonista il Dottor Niedernamm, un venditore di intrugli del diciannovesimo secolo, che promuoveva una linea di elisir chiamati "Prodotti Non-Proprio-La-Soluzione". Unimmo le parodie insieme, per realizzare un vero spettacolo sugli elisir magici della vita: il meravigliarsi, l'alimentazione, lo humour, l'amore, la fede, la natura, l'attività fisica e la comunità. Ballavamo, pregavamo, digrignavamo i denti, cantavamo e ridevamo insieme. Quello spettacolo era una pubblicità dello stare bene, ed era una presentazione eccellente di ciò che era il Gesundheit Institute. In seguito aggiungemmo un secondo spettacolo che prevedeva altri otto elisir magici: la speranza, la passione, il relax, la famiglia, la curiosità, la creatività, la saggezza e la pace.

Sotto l'egida di un progetto intitolato "La medicina e la commedia musicale", ricevemmo un sostegno finanziario dalla Fondazione Ruth Mott per produrre non solo gli spettacoli sugli elisir, ma anche una serie di altre produzioni che diffondevano informazioni sullo stile di vita olistico, sulle comunità, sulla gioia del prendersi cura degli altri, la gioia del prestare servizio e il potere di guarigione dell'umorismo. Presentammo degli spettacoli umoristici in tutti gli Stati Uniti, con una serata danzante, un seminario di gioco per bambini e una parodia simbolica mia e di Linda sull'importanza dell'equilibrio nella vita di una persona, dall'equilibrio fisico all'equilibrio nelle relazioni e nella natura. Lo spettacolo prevedeva un gorilla su un monociclo, marionette e cowboy che cantavano. Ci offrivamo per partecipare a convegni, incontri e feste come adorabili, innocenti idioti, sotto il nome di "Dang Fools"[3]. Per uno spettacolo, costruii un preservativo gigante di lattice, stendendolo con un pennello, strato dopo strato, sulla superficie di una lastra di vetro, fino a farlo diventare abbastanza resistente da poterlo sollevare dal vetro e avvolgerlo intorno al mio corpo. Saldai i lembi e lasciai un buco per la mia faccia.

3. "Scemi Ciondoloni"

Durante una visita alla Scuola di Medicina di Harvard, parlai per due ore con un pubblico di studenti di medicina che venivano da tutto il circondario di Boston. C'erano studenti seduti su divani, tavoli e sul pavimento, altri ancora in piedi lungo le pareti dell'aula magna della Vanderbilt Hall. In seguito i miei colleghi J.J., Eva, Kristin, Mark, Lisa e io trascorremmo mezza giornata, insegnando a sedici studenti di medicina "come essere un dottore svitato". Li vestimmo con tutine attillatissime da danza, scarponi da clown e poi ali d'angelo, nasi di gomma e insegnammo loro a fare i giocolieri, i clown, a camminare su di una fune, nel cortile dai muri ricoperti di edera della Scuola di Medicina di Harvard. La risposta dei partecipanti a questi seminari era entusiastica e incoraggiante. Diverse settimane dopo quel viaggio a Boston, ricevetti una lettera da uno dei partecipanti al "gioco-workshop", Paul Cooper:

> ... la cosa più preziosa che abbiamo ottenuto è stata la consapevolezza, che dopo la scuola di medicina possiamo veramente fare qualsiasi cosa desideriamo e praticare il tipo di medicina in cui crediamo... Quelli di noi che hanno imparato "come essere svitati", hanno ammirato il potere universale della risata in azione, nel momento in cui abbiamo diffuso la follia tutto intorno la Longwood Medical Area, facendo spuntare il sorriso sulle facce dei passanti, dei poliziotti e delle donne, degli autisti delle ambulanze, dei venditori di panini, e naturalmente, dei proprietari del Windsor Bar, nobile istituzione per quanti vogliono bere e guardare la TV. Abbiamo sentito dei commenti davvero degni di nota, nel corso di questa nostra parata da clown, come: "Sono a Boston da tre settimane, ragazzi, e voi siete le prime persone simpatiche che ho incontrato", e, "Ragazzi, voi diventerete medici?! È fantastico!!"

A un convegno sulla medicina preventiva all'Università del Minnesota nel 1986, il mio intervento (lo seppi in seguito) ricevette la valutazione migliore, fra tutti quelli offerti durante i due giorni della manifestazione. Il coordinatore del convegno scrisse: "Che uno di noi finisca in un 'Gesundheit' Institute o meno, possiamo ricordare tutti per che cosa siamo qui, e imparare come prenderci cura veramente dei nostri pazienti."

I miei viaggi ispirarono anche dei cambiamenti. Nel 1989 tenni un "gioco-workshop" al Centro medico DeKalbe di Decatur in Georgia. Il Direttore medico di quel centro mi scrisse poi che, il giorno dopo, un dottore aveva intervistato i suoi pazienti, per scoprire se avrebbero preferito andare in un reparto "mattacchione" o in uno serioso: tutti avevano votato per il reparto "mattacchione".

Il gusto di fare il mattacchione mi ha reso in qualche modo un evento per i media, quando il mio messaggio ha cominciato a diffondersi anche attraverso la radio e la televisione. Partecipai allo spettacolo di Ophra Winfrey insieme con altri cosiddetti "eccentrici". Presenziai inoltre, in un programma della televisione pubblica, nel quale si parlava del Progetto Giraffa, un'organizzazione che assegna dei premi alle persone "che tirano fuori il collo". Io ero una delle Giraffe. Nel 1990, la televisione pubblica nel West Virginia produsse un bel programma di mezz'ora sul nostro futuro complesso. Da anni sto trattando con un produttore televisivo indipendente che vorrebbe fare una serie di telefilm ispirati al Gesundheit Institute. Alcune di queste situazioni saranno sicuramente orrende, altre meravigliose; in tutti i casi ci avranno aiutato a costruire il nostro ospedale.

Una delle mie esperienze più produttive fu un viaggio nell'Unione Sovietica nel 1985. L'iniziativa non serviva a pubblicizzare il nostro progetto, ma a promuovere la pace e la mutua comprensione nel mondo. Io ero uno dei settantacinque cittadini diplomatici (medici, insegnanti, artisti, leader religiosi, personalità della TV, stelle del cinema, e anche bisnonne) che erano stati invitati a raggiungere il popolo russo con amicizia. Dal momento in cui mi presentai agli ufficiali della dogana russa con il mio "ridi-porto", un passaporto fotografico umoristico che mi mostrava con venti nasi diversi, passai le due settimane seguenti facendo il clown. Indossavo un naso di gomma e un vestito buffissimo di colori e disegni chiassosi e brillanti. Avevo portato un'enorme quantità di nasi di gomma e li mettevo a soldati, vecchie signore e ragazzini. Migliaia di persone ridevano, quando facevo le andature più strane con quella tenuta nelle metropolitane, nelle scuole, negli ospedali e nelle chiese e agli incontri formali del Comitato Sovietico per la Pace.

Da allora sono tornato tutti gli anni nell'ex Unione Sovietica come clown e ho incontrato centinaia di persone, alcune delle quali sono ora miei amici per la vita. Questa è forse la cosa migliore che faccio per me stesso. Se qualsiasi lettore fosse ispirato a venire, me lo faccia sapere. Non c'è bisogno di esperienza. Queste esperienze mi hanno condotto a pensare che i capi e i politici nella nostra nazione e di tutto il mondo, dovrebbero mettere in campo i clown e l'ilarità, per riequilibrare la serietà delle questioni internazionali.

Quando ero ancora all'università, avevo giurato che non avrei mai respinto un paziente, e quando cominciai a tenere conferenze pensavo che stavo raccogliendo fondi proprio per quello. Lavorare con i miei pazienti mi mancava terribilmente. Fortunatamente, i miei viaggi e i contatti con i professionisti del mondo sanitario mi aiutarono a sentire meno quella perdita. In qualche modo, queste persone diventarono i miei pazienti, partecipando alla realizzazione delle mie conferenze e dei miei seminari sull'"esaurimento" e sul bisogno di humour e di intimità nella pratica medica. Nel circuito delle conferenze, la gente pensava che stessi praticando della grande medicina.

Medici, infermiere e persino persone non coinvolte con queste professioni ascoltavano quello che si diceva sull'esperimento Gesundheit e cominciavano a prestare servizio nelle loro comunità. Così, in qualche modo, attraverso di loro, agivo sulla comunità e sulla società come se fossero pazienti. Questo però non mi ridava quel contatto, da persona a persona, che amavo in medicina.

Negli anni, da quando sono "diventato pubblico", ho ricevuto decine di migliaia di lettere da persone che volevano incoraggiarci e aiutarci. Ho risposto a ogni lettera. Se le lettere fossero state impilate, probabilmente formerebbero da quattro a sei mucchi alti ognuno cinque metri. In un giorno normale, quando non sono in viaggio, scrivo da venti a quaranta lettere e faccio oltre trenta telefonate, molte finalizzate alla costruzione del nostro ospedale.

Per mantenere i contatti con il nostro "nutwork"[4], l'insieme dei matti che seguono il nostro lavoro, abbiamo cominciato a pubblicare un notiziario, *News From Gesundheit Institute,* che poi è diventato *"Achoo! Service"* [letteralmente "Servizio Etciù!"]. Gareth Branwyn e sua moglie, Pam Bricker, cominciarono a scrivere il notiziario all'inizio degli anni Ottanta, per mantenere al corrente i nostri amici sui progressi e sui nostri bisogni e soprattutto per coinvolgerli nel nostro progetto. Il primo numero annunciava che presto avremmo deposto il primo mattone per la costruzione del primo edificio nel West Virginia. Ogni numero delle *News* riportava nuove pietre miliari nella costruzione del nostro ospedale. Le *News* registravano anche la crescita della nostra famiglia: due nascite nella nostra casa nella primavera del 1987 (Lars, che nacque a me e Linda, e Blake, nato un mese dopo a Gareth e Pam); il matrimonio di J.J. e Eva Bear, nel settembre del 1987, e la nascita del loro bambino: il primo del nostro gruppo nato sul terreno del West Virginia; e l'acquisto della nostra casa al 2630 di Robert Walker Place ad Arlington, Virginia.

4. "Nutworks" è inteso come lavoro dei matti, e come network, rete di comunicazione.

Il notiziario parlava ripetutamente del mio profondo desiderio di praticare di nuovo e della mia speranza che il periodo nel quale avrei dovuto trascurare i miei pazienti, cominciato nel 1983, fosse breve. Descriveva i progressi che stavamo facendo sul nostro terreno nel West Virginia e elencava i progetti pianificati per il periodo della costruzione che stava arrivando. Ogni numero del notiziario portava una richiesta di fondi, e la risposta ci ha permesso di avanzare passo dopo passo. Alcune delle donazioni erano straordinariamente generose, ma per la maggior parte facevamo affidamento sul sostegno delle "gocce nel mare". La nostra sfida più grande ora è raccogliere il denaro per l'ospedale in sé. Non possiamo cominciare a costruirlo senza un fondo di base di almeno 2 milioni di dollari in banca, perché, ovviamente, non possiamo costruire un ospedale a metà.

In uno dei primi notiziari, parlai di una comunità sanitaria basata sull'amicizia e sulla mutua interdipendenza, con uno staff che vive nel complesso con la propria famiglia in un'atmosfera collettiva di felicità, ilarità, amore, creatività e cooperazione. Questa atmosfera deve – come ha fatto in passato – accrescere la salute e alleviare la sofferenza, come nessun'altra forza può fare. Praticare la medicina in questo contesto non può essere altro che una gioia.

I nostri sogni su questo genere di struttura medica hanno resistito e sono cresciuti, sono diventati più forti nel corso degli anni, man mano che vi abbiamo incorporato nuove idee. Per i primi dodici anni, il nostro progetto del Gesundheit Institute era praticamente sconosciuto, e nessuno vi lavorava, eccetto quelli fra noi che visitavano i pazienti. Oggi moltissime persone sanno del nostro sogno e desiderano che si realizzi, ma se i sogni sono grandi ci vuole molto tempo per costruirli e realizzarli.

Qualunque cosa accada, credo che la nostra meta principale non sia la creazione di un ospedale, ma l'impegno, più ampio, di avere un sogno e di restarci aggrappati con tutte le nostre forze.

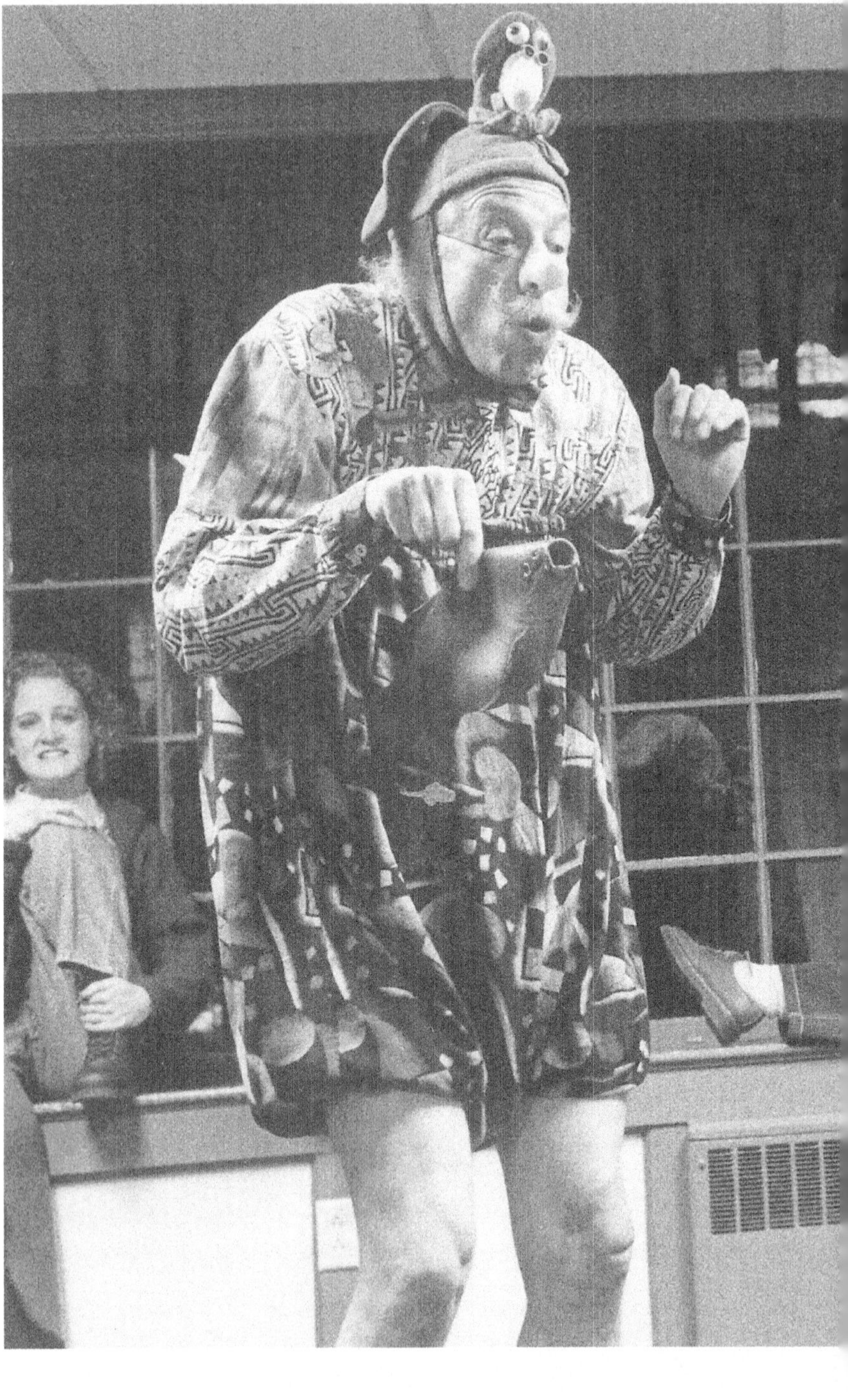

Parte prima
Portare visione e gioia alla pratica della medicina

La medicina moderna ha bisogno di speranza. L'AMA (American Medical Association, l'associazione dei medici americani), i giornalisti specializzati e non, tutti si lamentano dolorosamente per la direzione che ha preso. La nostra conoscenza dei meccanismi delle funzioni del nostro organismo è molto più ampia che in passato, ma i medici, le infermiere, gli ospedali, le cliniche e tutti i professionisti della sanità raramente provano quell'emozione vibrante che è la gioia di essere al servizio di esseri umani. Siamo di fronte a un sistema sanitario che soffre, a persone che soffrono, a un mondo che soffre. Io credo che si possa fare qualcosa per migliorare.

Nella pratica ideale della medicina, guarire diventa un interscambio amorevole e umano, non una transazione economica. Il medico si accosta ai pazienti che esprimono il loro dolore e la loro vulnerabilità. Può essere la base di un legame autentico, persino di un'amicizia. In realtà pochissimi pazienti e pochissimi operatori sanitari sentono questa vicinanza. Credo che la mancanza di questa relazione alimenti molte delle critiche che i non addetti ai lavori muovono alla medicina moderna, molte denunce per negligenza, e che sia alla base di quella tragedia che è la perdita, da parte dei medici, della gioia di praticare la loro professione.

La medicina è passata dal livello della comunità a quello della grande azienda, pronta a diventare l'industria numero uno della nazione. La cura della nostra popolazione non può essere un'industria. Come possono una coppia, una famiglia, un gruppo, una comunità, una nazione o il mondo essere forti, se la loro salute e il loro benessere non sono una priorità? L'attuale tendenza a concentrarsi sul lato economico, invece che sul servizio, sta causando molta sofferenza, sia in termini di costi dell'assistenza sanitaria, sia in termini di procedimenti legali per negligenza. Questo è il motivo per cui al Gesundheit Institute non faremo mai pagare, non accetteremo rimborsi da terzi e non adotteremo mai una polizza assicurativa per i casi di negligenza.

Ho scritto questo libro per stimolare la speranza, una visione collettiva e l'interazione comunitaria di tutti i professionisti della sanità di tutto il mondo. Lavorate per il vostro ideale di professione medica. Trovate compagni con sogni simili ai vostri o tentate da soli. Le gioie di questa professione possono essere godute da tutti i medici che praticano le loro arti e le loro competenze con amore e senza oppressione. Aiutatevi a vicenda a raggiungere questa gioia e questo benessere.

Anche le persone comuni devono prendere parte al progetto di un nuovo sistema sanitario. In ogni comunità è possibile avere una struttura sanitaria che operi come un servizio e non come un'attività commerciale. Conosco un grandissimo numero di medici che lascerebbero la loro professione attuale per adottare un modello orientato al servizio. Così chiunque desideri ardentemente un ospedale, una clinica, una pratica d'ufficio che siano favolosi, ricchi di gioia e vibranti, può far sì che il sogno si realizzi e che sia una cosa divertente! Alla fin dei conti, il problema non è soltanto avere un sistema sanitario migliore, ma anche una società più sana.

Capitolo 1

Un sistema sanitario che soffre

Esaurimento. È il sintomo più evidente del malessere che affligge la professione medica, ed è l'argomento numero uno al quale mi chiedono di pensare, su cui mi chiedono di parlare, di tenere seminari e di scrivere. L'esaurimento è lo stato in cui le persone sono insoddisfatte del loro lavoro e non riescono a rinnovarsi a sufficienza. Si ritrovano a dare troppo per troppo tempo; a quel punto qualcosa spegne la gioia e l'emozione di aiutare gli altri.

La frustrazione dell'esaurimento è così diffusa nel sistema sanitario che tutti se l'aspettano. La maggior parte dei medici che ho incontrato mi dicono che l'esaurimento danneggia la loro vita personale, oltre che quella professionale. Mi rifiuto di credere che l'esaurimento sia inscindibile dalla pratica medica. In realtà la professione medica può essere un'emozione, uno scambio il cui fondamento è così pieno d'amore che è difficile contenere l'entusiasmo.

Credo che i medici, che si sentono esauriti, non permettano il realizzarsi del potenziale "incantesimo" che può esserci nel rapporto medico-paziente. I pazienti offrono incondizionatamente la loro fiducia, il loro amore, il rispetto e molto di più, a un dottore che adotta un comportamento amorevole, gioioso. Allora, come mai questa gioia è così difficile da trovare?

La prima causa è una comunicazione povera. Il piacere del rapporto personale si perde se un medico riesce a trascorrere solo brevi periodi di tempo con i pazienti; e se ne va anche l'emozione dell'intimità. Se i dottori potessero studiare a fondo la vita dei propri pazienti e prendersi del tempo per capire la persona nella sua interezza, tutti gli elementi dello stile di vita sarebbero contemplati. Le cure mediche spesso sono solo dei surrogati di quello di cui il paziente ha veramente bisogno. Visite più lunghe rendono la vita del medico e del paziente più reale, perché condividere del tempo è un elemento chiave nell'amicizia. Senza questo genere di amicizia, il "trattare con gli ammalati" diventa impersonale e superficiale.

Anche uno squilibrio tra il tempo che dedichiamo al lavoro e quello che diamo alla vita personale può favorire l'esaurimento. L'impegno prolungato in modo eccessivo, a causa di una responsabilità molto sentita, può devastare la vita privata di una persona. Credersi indispensabili significa imboccare una via sicura verso l'esaurimento. Idealmente un medico dovrebbe praticare all'interno di un gruppo di amici intimi, che si incoraggiano l'un l'altro, che si prendono delle pause quando necessario e che collaborano con professionisti simili a loro.

Una terza causa che induce all'esaurimento è che la medicina funziona come un'azienda, attirandosi anche tutte le pressioni di un'attività economica. I pazienti diventano clienti. I medici diventano fornitori retribuiti di un servizio, rigidi e incapaci di condividere le emozioni, così essenziali per l'amicizia. Ogni operatore sanitario che ha scelto di entrare in medicina per servire l'umanità è sottoposto al dolore quotidiano di avere a che fare con i suoi aspetti economici. Le cure mediche sono negate ai poveri e limitate per tanti altri. Il rapporto con i pazienti poveri non è paragonabile a quello che si concede ai benestanti. I medici e gli altri operatori si logorano se il loro sogno di servire l'umanità viene compromesso.

Molti medici sono ossessionati dalla paura di azioni legali legate ai casi di maloperato o negligenza, e questa è un'altra causa di esaurimento. La sfiducia pervade il rapporto fra dottore e paziente e lo incrina. Per proteggersi dalle azioni legali, i medici fanno passare i loro pazienti attraverso delle procedure e degli esami che non sono necessari e sono semplicemente misure cautelative. L'angoscia generata da queste azioni legali predispone a una costante caccia al colpevole: questo può essere un cancro per l'approccio di squadra, così vitale per la pratica medica, e finisce per inibire l'intuizione, la creatività e l'indagine scientifica. La pratica medica si irrigidisce, diventa un ricettario meccanico. La cosa più triste è che il clima di terrore da "negligenza" nega al medico il diritto di essere imperfetto.

La medicina prevede un rapporto tra dottore e paziente. Il modo in cui ciascuno dei due definisce il rapporto può avere un effetto drastico su come l'altro risponde. Il rapporto diventa più profondo se il paziente o la paziente sa di me (il medico), quanto io so di lui o di lei. Se il rapporto è infuso di amicizia, di amore, di reciprocità, di cura per l'altro e di divertimento, allora il tempo che si trascorre insieme può evolvere in una relazione in cui ognuno è vulnerabile e ha fiducia nell'altro. Questa intimità è il fondamento di un'attività sanitaria finalmente libera dall'esaurimento.

Una pratica medica senza ostacoli permette una vita dedita alla costruzione di amicizie, mentre si serve l'umanità. Gli operatori sanitari, che si sentono intrappolati in un ambiente sanitario ammalato, non devono ingannare se stessi restando al di fuori del meraviglioso scambio d'amore che può essere provato nel rapporto medico-paziente. Ci vuole poco tempo per avvicinare un paziente e poterlo abbracciare, massaggiargli la schiena o le mani o i piedi in un ospedale. Medici, non abbiate timore di sentire l'emozione di aiutare gli altri. Non perdete neanche un paziente. Cercate di programmare almeno un giorno alla settimana per fare visite a domicilio e per passare tanto tempo con i pazienti, magari persino per giocare con loro e per condividere interessi simili.

Per me e per i miei compagni, il mito dell'esaurimento obbligatorio è stato una delle maggiori spinte per concepire il Gesundheit Institute, sia fisicamente che spiritualmente. Volevamo creare un luogo dove la gente potesse imparare qualcosa sull'amicizia e sulla famiglia, sull'amore e sullo humour, sul continuo meravigliarsi e sulla curiosità. Quando queste cose fondamentali nella vita di una persona sono stimolate, allora non esiste esaurimento.

Una laurea in medicina conferisce la libertà di creare qualsiasi tipo di clima per guarire. Dobbiamo essere grati per il privilegio di appartenere a una professione così nobile. Migliaia di professionisti della sanità desiderano una pratica gioiosa. È il momento di riunirci e di riscoprire i tesori straordinari ed esaltanti della medicina di tutti i giorni.

Ridefinizione del rapporto tra medico e paziente

Lo choc più forte, all'università, mi è venuto dalle discussioni con i docenti sul rapporto fra medico e paziente. La stragrande maggioranza sottolineava l'importanza della distanza professionale. Questo significava mantenere un distacco da scienziato e trattare i pazienti come se fossero esperimenti da laboratorio. "L'etica della distanza" era estesa anche ai reparti, dove i dottori descrivevano i pazienti come malattie, valori di laboratorio, segni, sintomi, o trattamenti. Ero stupito che un gruppo di medici, durante i loro "giri", potessero indugiare intorno al letto di un essere umano, fissandolo, punzecchiandolo e persino svestendolo, con ben poca considerazione in più di quella che si presta ai cani nel laboratorio di fisiologia.

La maggior parte dei dottori, giovani e vecchi, sembravano sentirsi più a proprio agio con la monotonia delle gocce che scendevano da una flebo o con il saggio ondeggiare delle labbra del medico curante, che non con il paziente. Mi scusavo spesso con il paziente dopo che gli altri se ne erano andati, imbarazzato per i miei colleghi. Gli insegnanti che hanno un posto più importante nei miei ricordi ovviamente amavano e avevano cura di ogni paziente. Al capezzale del malato gli parlavano apertamente della sua vita, che fosse un uomo o una donna, scendendo tanto in dettaglio da sconcertare molti studenti. Uno – che non aveva assolutamente colto il punto – diceva che quel "chiacchierare" con il paziente ci distraeva dai nostri obiettivi e ci faceva sprecare tempo prezioso.

In psichiatria (per colmo dell'ironia, la specializzazione che dovrebbe trattare faccende inerenti la mente e lo spirito), la necessità di mantenere una distanza professionale era moltiplicata dalla paura del terrificante "transfer". Nelle discussioni di gruppo, noi studenti talvolta ci dimostravamo troppo vulnerabili, di fronte a un medico curante o a un docente. Ogni volta che mostravamo del riguardo nei confronti del dolore di un paziente, eravamo criticati aspramente perché "troppo coinvolti". E guai, se mai avessimo avuto l'impulso di toccare un paziente! Mi ricordo quanto entusiasmo aveva suscitato qualcuno dello staff che tentava di sviluppare un programma per computer che potesse intervistare il paziente, eliminando quindi completamente il bisogno di interazione!

Nessuna di queste situazioni migliorò durante il mio internato; in effetti peggiorarono. Sotto la morsa del tempo, la componente umana era confinata a risposte semplici per domande estremamente complesse. La storia lavorativa del paziente era riassunta in una parola: che cosa faceva quella persona per vivere. Le "domande sulla famiglia" rivelavano se il paziente era sposato e se aveva dei bambini, se i genitori o i nonni erano in vita, e quali malattie avevano avuto. Tutto qui. La sua fede era elencata senza indicare se fosse una forza attiva nella sua vita attuale. Hobby, doti e passioni, in sostanza, la "parte personale" del paziente: tutto ignorato. L'idea del "dottore come tecnico" impazzita.

Quando scoprii questo cancro nella mia professione, cominciai a chiedermi che cosa stava facendo ai pazienti. Così glielo chiesi. Sentii rabbia, paura e disperazione fluire in un torrente di frustrazione. Vidi raramente i loro occhi brillare per i loro medici. Se si illuminavano era più per la reputazione professionale, che per la compassione di questi o di questa. In un caso straziante di speranze deluse, scoprii che anche i medici e, sia pure in misura minore, anche gli infermieri erano nella stessa condizione. Sembrava che la medicina prosciugasse le loro energie, quasi priva di ricompense spirituali profonde. E, dopo aver cercato per più di vent'anni una situazione ospedaliera felice, ancora non l'ho trovata.

State distruggendo la medicina! Che siano dannati la paranoia del transfer e il distacco professionale! L'occuparsi dei malati non ha niente a che fare con il prendere informazioni sui pazienti. Occuparsi dei malati è la proiezione disinvolta di amore, humour, empatia, tenerezza e compassione per il paziente. L'acume scientifico è uno strumento importante, ma non è la magia che si trova nella guarigione. Quando la scienza cerca di mantenere tutti vivi e sani per sempre, fallisce miseramente. L'uso disinvolto di farmaci psicotropici e l'abitudine di ricorrere alla magniloquenza sul letto di morte di un paziente sono solo due esempi di come la scienza, in modo imbarazzante e spesso tragicamente, manca i suoi obiettivi.

Per la salute del paziente, dello staff e della professione medica stessa, i pazienti e il personale medico devono sforzarsi di costruire un'amicizia nel senso più profondo della parola. L'amicizia è una grande medicina. Supera molte delle inadeguatezze della professione medica. Nell'amicizia sta la possibilità, sia per i medici, sia per i pazienti, di essere se stessi senza il timore di essere fraintesi. Nell'amicizia non ci sono argomenti tabù e le informazioni non vengono nascoste. Un dottore imperfetto può trattare pazienti imperfetti, con comprensione da entrambe le parti. I pazienti possono trovare conforto, sapendo che un amico si sta occupando del loro caso. Questa atmosfera è già in sé un momento di guarigione. Nel clima litigioso attuale, non sarebbe un sollievo per un medico che entra nella stanza di un paziente sapere che lì, almeno, è al sicuro?

I dottori non dovrebbero mai accettare la menzogna del distacco professionale. La medicina è una professione estremamente intensa. Il personale medico ogni giorno è testimone di una sofferenza umana così profonda che "distacco" può essere un altro termine per indicare repressione. Ma senza l'intimità come possono i medici compensare il dolore e la sofferenza che non riescono a curare? I dottori devono sentirsi liberi di piangere con i pazienti, di abbracciarli e di cullarli fra le loro braccia, e di ricevere lo stesso in cambio. La comunicazione umana senza questo scambio d'amore è ipocrita. È doloroso essere falsi.

Il transfer è inevitabile. Ogni essere umano possiede un qualche tipo di impatto sugli altri. E non lo vogliamo nel rapporto medico-paziente? Alcuni studi hanno dimostrato che la semplice presenza del medico può esercitare un impatto positivo sulla salute del paziente. Più l'amicizia è profonda, più è grande l'effetto. Spesso, nella mia professione, i pazienti avevano implorato l'amore di un'altra persona (un genitore, un amante o un amico) e senza si sentivano incompleti. Così davo loro amore. E quando li amavo, anche loro mi amavano. Con questo genere di amore, un paziente non può mai dire: "Sono solo".

Io so quanto la solitudine può essere devastante. I pazienti, ma anche tutte le persone in generale, hanno bisogno di sapere che l'amore non è questione di controllo, ma è solo dare e ricevere liberamente. Mi sono reso conto che le paure di carattere sessuale hanno incoraggiato il personale medico a mantenere un distacco professionale. Ma i pazienti si innamoreranno dei dottori e viceversa, non importa come sia strutturato il loro rapporto. Queste esperienze sono più facili da risolvere nel contesto di un'amicizia e di una comunicazione aperta. Ci sono medici preoccupati della dipendenza da parte del paziente. Ma un professionista che è stato amico di molti pazienti avrà sviluppato le capacità di stroncare l'adorazione sul nascere.

Anche i rapporti tra i medici hanno bisogno di aiuto. Immaginate che cosa accadrebbe, se tutte le persone che lavorano in ospedale e nelle cliniche tentassero di eliminare le gerarchie in questi ambienti e scegliessero, invece, di essere tutti amici! Immaginate di avere uno staff così affiatato che andare al lavoro o salutare un collaboratore in corridoio diventi un piacere! Un personale che lavora all'unisono può avere degli effetti sensibili sulla guarigione del paziente, e allo tempo stesso anche sugli operatori. Credo che una vibrazione così positiva in un ospedale avrebbe effetto anche su coloro che fanno visita agli ammalati, e che per tradizione sono ansiosi, depressi e riservati, rianimandoli. Questo, a sua volta, avrebbe un effetto meraviglioso anche sui pazienti. Immaginatevi di poter mettere definitivamente fine a "Odio andare all'ospedale (dal dottore)" e sostituirlo con: "Mi sono divertito *tantissimo* all'ospedale"?!

Il servizio: una formula dimenticata?

> Può essere il Diavolo, o può essere il Signore,
> Ma dovrai sempre servire qualcuno
>
> Bob Dylan, *Gotta Serve Somebody*

Un importante articolo del *New England Journal of Medicine* del 12 gennaio 1989, scritto da un gruppo di medici che proponevano un programma sanitario per gli Stati Uniti, esordiva:

> Il nostro sistema sanitario sta fallendo. Nega l'accesso a molti di coloro che ne hanno bisogno ed è costoso, inefficiente e sempre più burocratico. La pressione del controllo dei costi, la concorrenza e il profitto minacciano i principi tradizionali della pratica medica. Per i pazienti, la sfortuna della malattia è spesso amplificata dalla paura della rovina finanziaria. Nel caso dei medici, la gratificazione della guarigione lascia spesso il posto alla rabbia e all'alienazione.

Un altro articolo della stessa pubblicazione descriveva un piano di assicurazione sanitaria universale, concepito per risolvere i problemi del servizio medico negli Stati Uniti negli anni Novanta. La stessa settimana, l'amministratore dell'American Medical Association parlava con grande preoccupazione del futuro del servizio sanitario.

Queste voci importanti della medicina americana sembrano suggerire che le soluzioni stiano nelle tasse o nell'assicurazione sanitaria globale, più che in una ristrutturazione nel modo di dispensare l'assistenza. Sembrano dire: "Dateci solo più denaro è la crisi scomparirà come una bolla di sapone".

Nel panico crescente, si dimenticano i veri fondamenti della medicina. Si fa della fragorosa retorica sulla medicina come diritto e si tace della medicina come servizio per la società. Credo che il concetto di servizio sia stato smarrito nella follia di professare la medicina come un business. Non potremo veramente ridurre i costi, o diminuire le sofferenze dei pazienti e degli operatori, finché la medicina non verrà allontanata dal settore commerciale.

Dobbiamo far sì che gli ospedali, le società che forniscono attrezzature sanitarie e le società farmaceutiche ritornino a una condizione di "servitori", sostenuti dalla comunità o, nelle comunità povere, dallo stato. Una volta realizzata una profonda interdipendenza tra la comunità e l'ospedale, la comunità può creare modi umani per prendersi cura dei membri della società che ne hanno bisogno. Se tutti i sistemi finalizzati alla guarigione fossero considerati attività di servizio, la concorrenza tra le strutture sanitarie scomparirebbe e tutti potrebbero lavorare insieme per portare il miglior servizio sanitario, al costo più basso.

Io vedo il servizio come una delle grandi medicine della vita. È difficile avere un senso di generale soddisfazione nella vita, a meno che una persona non senta di essere servita a qualche cosa. Questo, io credo, è il motivo per il quale molte donne si sentono più realizzate di molti uomini: la maggior parte delle donne ha prestato un servizio intenso, attraverso la maternità e servendo come amante e come amica. Tributiamo il più grande rispetto e la massima ammirazione a chi dona se stesso. Madre Teresa, per esempio, era amata universalmente. Per la maggior parte, le persone buone sostengono se stesse e il loro spirito, donandosi e seguendo esempi che le ispirano. Pochi trattamenti hanno, come il donarsi costantemente, il potere di prevenire o di dissipare una malattia mentale. Quando gli scienziati capiranno meglio la biochimica della psiconeuroimmunologia, sarà chiaro perché il servire gli altri in modo incondizionato abbia un tale potere di calmare il dolore e se, non di curare la malattia, almeno di renderla sopportabile.

Servire è una parola attiva, un antidoto perfetto alla noia, alla solitudine, all'alienazione e alla paura. Servire può impartire il dono della pace interiore. Servire è l'espressione fisica del ringraziare il mondo, un modo appropriato per apprezzare il miracolo della vita. Le persone che servono sono libere di chiedere quello che desiderano, sapendo che se lo meritano. Servire dà una sensazione di appartenere in modo vero alla comunità umana. Il servire è probabilmente il più grande richiamo ad agire nella maggior parte delle fedi religiose.

Così, spesso, coloro che danno, danno troppo, specialmente quando si trovano alle prese con grandi problemi come quello dei senzatetto o quello dell'ecologia planetaria in pericolo. Troppo spesso percepiscono l'impegno come una lotta che *deve* prosciugare le loro forze. Non è così! Quando l'ambiente che ci circonda ci sostiene e la ricerca accende l'anima con l'emozione e l'onore dell'agire, la persona che serve non dovrà mai più sentirsi esausta. Quindi lasciateci fare della medicina un vero servizio. La transizione non sarà né facile, né rapida, ma ci sono già molte persone che hanno il coraggio di servire. Unitevi a loro!

Tecnologia: amica, non padrona

> Non opererò finché non avrò la macchina che fa blip.
>
> Monty Python, *The meaning of life*

Amo la tecnologia, ma non perché io ne sia un adepto. Non ho mai osato smontare delle cose per poi rimontarle. Delle macchine conosco solo il pulsante "acceso/spento". Se una macchina ha più di tre manopole, delego il suo funzionamento a qualcun altro. Sono il tipo di persona che Robert Pirsig criticava selvaggiamente in *Lo Zen e l'arte della manutenzione della motocicletta* per non essere in contatto con la macchina. I miei amici vorrebbero confiscarmi l'automobile per proteggere me, la macchina e gli altri che sono sulla strada. E comunque amo la tecnologia e quello che può fare per me e per gli altri.

La magia della tecnologia nell'ambiente domestico ha portato il comfort, ha facilitato le cose e fa risparmiare tanti sforzi. L'industria dei trasporti ha fatto miracoli; la tecnologia delle telecomunicazioni ha reso il pianeta un villaggio globale. Amo in particolar modo le grandi invenzioni che ormai diamo per scontate, come la stampa, il telefono, la bicicletta e il giradischi. Questi e molti altri aggeggi fanno così parte della mia vita che li sento come organi del mio corpo, necessari alla sopravvivenza. Il mio amore per la tecnologia del quotidiano è importante, perché mi dà sicurezza, come la corda di sicurezza di un alpinista, mentre contemplo la mia ambivalenza nei confronti della tecnologia nella pratica medica.

L'umanità del ventesimo secolo si inginocchia all'altare della tecnologia a un punto tale, che mi chiedo chi sia il padrone. La tecnologia ha preso talmente piede nella nostra cultura che "progresso" è diventato sinonimo di "passi avanti nella tecnologia". Purtroppo, l'impatto della tecnologia sulla nostra ecologia e sulla nostra società ha portato tutto, tranne che progresso. Per tutto il processo di industrializzazione della nostra società, la convinzione che l'avanzamento della tecnologia fosse positivo è stata così forte, che si è fatto ben poco per regolamentarlo.

Credo che sia indispensabile prestare maggiore attenzione alla tecnologia – verso dove sta andando, e quale rapporto vogliamo avere con essa. Per ogni piccolo passo avanti tecnologico c'è stato un prezzo da pagare e abbiamo perso qualcosa. In medicina, la tecnologia ha trasformato l'umiltà di inizio secolo nell'arroganza moderna. La regina delle termiti diventa una fabbrica di uova e non riesce a fare altro, nemmeno a muoversi, e ho paura che oggi stiamo producendo molti dottori che, allo stesso modo conoscono la medicina solo come una pratica tecnologica. Senza i loro strumenti e le loro macchine, molti medici si sentono nudi e non riescono a lavorare, anche se la tranquillità, l'empatia e la capacità di rassicurare, che sono così fondamentali per la pratica medica, non hanno bisogno della tecnologia.

Se penso ai progressi della tecnologia in campo medico in astratto, senza valutare il loro impatto, sono come un bambino in soggezione. Apparecchiature diagnostiche, come quelle della TAC e della MRI, sono sbalorditive, sembrano arrivate direttamente dalla fantascienza. A un livello più semplice, sono stupefacenti già le macchine per le flebo, che somministrano fluidi e farmaci. Sono miracoli medici. Una volta, dopo aver seguito un convegno ostetrico-ginecologico sui recenti progressi della laparoscopia, fui informato che molta chirurgia nel futuro sarà praticata in questo modo. Durante una pausa, feci un giro per l'area espositiva, sopraffatto da tutti i vari dispositivi. In seguito parlai a un convegno sulla riabilitazione e vidi gli ultimi progressi negli arti artificiali. Presi in mano un braccio ultraleggero che costava trentamila dollari e più, a seconda delle opzioni. Che cosa lo faceva costare così tanto? Quanto deve costare perché qualcuno dica che è troppo?

Il paradosso in medicina è che, per quanto diventi costoso un trattamento o una tecnica di cura, poche persone diranno che non ne vale il prezzo – se ce lo si potrà mai permettere. Qual è il valore della vista, di mantenere in vita? La vista e la vita, comunque, non sono le vere questioni. Abbiamo raggiunto il punto nel quale la società ci dice che noi vogliamo (e ci sentiamo obbligati a) prenderci cura dell'intera popolazione, mentre allo stesso tempo ammettiamo che non possiamo permettercelo.

I costi incontrollati incoraggiano l'ingordigia, che sembra abbia infettato le industrie mediche e quelle della difesa a un livello terrificante. Forse la natura dei fondi pubblici, il fatto che sembrino sempre essere soldi di altri, annulla quella componente personale che favorisce la responsabilità. In ambedue questi settori industriali i bisogni percepiti sono così grandi e i progressi così impressionanti, che qualsiasi sacrificio finanziario è accettato. Quelli che si occupano di altri grandi bisogni della nostra società, come l'istruzione o il controllo ecologico, ottengono una fetta piccolissima di questa torta perché i prodotti non sono altrettanto tangibili o altrettanto portatori di profitti.

Fino a quando la medicina rimarrà un'impresa commerciale, il costo della tecnologia supererà di gran lunga i costi normali di crescita, data la filosofia del "non ci sono limiti".

Dubito che una qualsiasi azienda si sia mai trattenuta dallo sviluppare un prodotto, semplicemente perché era troppo costoso per il consumatore che ne poteva avere bisogno. E non importa quanto spirito umanitario abbia l'azienda: nessuno pensa mai che il prodotto sia abbastanza importante da donarlo alla società.

Nel marketing lo scopo è vendere il maggior numero di pezzi, non importa quanti siano veramente necessari. Non appena un macchinario è introdotto sul mercato, è già obsoleto; dalla catena di montaggio sta già uscendo una nuova generazione di macchine, nuove e persino migliori.

Nel frattempo, gli studenti vengono formati in grandi e ricchi centri medici in cui hanno a disposizione gli strumenti più moderni, e spesso i giovani medici sono riluttanti ad andare a lavorare in ospedali che non li possiedono. Questo vale in modo particolare per i medici interni stranieri, i quali, al completamento del loro apprendistato, decidono di restare in Occidente, invece che tornare nel loro paese natale, tecnologicamente primitivo. In alcuni casi, non sanno come fare i dottori senza quei macchinari. Sullo stesso fronte, poi, nella maggior parte delle grandi città si trovano molte di queste macchine costosissime, molte più di quelle che servono davvero: in parte servono come esca per dottori e pazienti. Il risultato è che di molti di questi strumenti si abusa semplicemente per giustificare la loro presenza. Dalla parte del paziente, il circolo vizioso è ulteriormente alimentato dalla costante richiesta del trattamento "migliore", che di solito si pensa sia quello tecnologicamente più avanzato. Questo modo di pensare ha rallentato il progresso delle altre terapie, per le quali il trattamento "migliore" vuol dire una cosa diversa.

Imbarazzo a mezzo terzi

Il termine "rimborso a mezzo terzi" (TPR)[5] non mi è mai piaciuto. Che razza di termine è, per definire come la società si prende cura dei bisogni sanitari dei suoi cittadini? Che cosa significa, dopo tutto? Che "terzi"? Suppongo significhi che nessuno conosce il paziente se non come un file in un computer. Io non voglio porre la mia salute e la mia sicurezza, né quelle degli altri, in un sistema spersonalizzato. Tutto ciò di cui sono stato testimone e che ho sentito in medicina dal 1967 mi dice che le società TPR non si preoccupano dei milioni di persone che sono nei loro archivi. Sembrano molto più interessate a rimborsare quanto meno possibile per le coperture assicurative e "fanno le pulci" in un modo angoscioso.

Storicamente, il TPR fu concepito per aiutare le persone, ma più come un parente lontano, che come un vicino di casa. Il TPR è diventato un sistema da manager di impresa, e in effetti ha reso ricche molte persone. Effettivamente è stato questo a deviare la medicina da servizio a *business*. Senza dubbio è il fattore più rilevante nell'impennata nei costi delle cure sanitarie. All'università il ritornello costante era: "Non preoccuparti; è assicurato". Ci ave-

5. Third-Party Reinbursement (TPR), sistema assicurativo sanitario gestito da imprese private, non statali, quindi Super Partes, gestendo i rapporti tra strutture sanitarie e cittadini.

vano insegnato a richiedere esami in eccesso e a esagerare nelle procedure. Certo è più facile richiedere esami che dare attenzione e conforto. Come risultato, le ditte fornitrici degli ospedali e le società che producono tecnologia medica sono diventate multimiliardarie. Ma gli assicuratori sanitari che sostengono queste industrie si comportano come se non avessero nulla a che fare con l'incremento dei costi.

Se l'attuale sistema assicurativo sanitario sta fallendo, dicono molti osservatori, risolviamo il problema con un'assicurazione sanitaria generale. Non pensiamo ai costi sbalorditivi, basta chiedere al governo di pagare! Ma un'assicurazione sanitaria universale non ridurrà mai i costi; li farà solo crescere. Rabbrividisco al pensiero delle ulteriori perdite che il nostro sistema sanitario dovrà subire se la legge sull'assicurazione sanitaria universale verrà approvata.

E che dire della burocrazia? Sia oggi, che in caso di un sistema assicurativo universale, rimane un'esperienza avvilente, per gli operatori e per i destinatari del servizio. Si continueranno ad assumere legioni di impiegati, con il solo fine di riempire scartoffie. Il rimborso sanitario continuerà a essere un numero da circo con tanti cerchi di fuoco in cui saltare, della durata di mesi o persino anni. Ho sbattuto la porta in faccia a questo sistema quando ero uno studente universitario. Una volta in un pronto soccorso vidi una donna che era sopravvissuta a un incidente d'auto nel quale avevano perso la vita il marito e uno dei suoi figli, mentre l'altro era in fin di vita. Le fu richiesto di riempire dei moduli, invece di poter rimanere al fianco di suo figlio!

Per tradizione il TPR è sempre stato elitario, impone alle persone il tipo di medico a cui rivolgersi e di solito ignora le pratiche alternative. Gli assicurati hanno pochissima voce in capitolo sulla politica del TPR, e vengono informati delle regole e dei premi *dopo* che sono stati definiti. Negli anni, i fornitori del servizio TPR hanno sensibilmente ristretto il campo delle loro coperture, sembrerebbe per ragioni finanziarie.

Inoltre, mi sento offeso dall'intimidazione che è il risultato della dipendenza della società nei confronti del TPR. Mi chiedo quando veramente si sia radicata la paura di non essere assicurati. I pazienti hanno paura perché non vedono alcuna alternativa a questo sistema e sono terrorizzati dalle conseguenze del non esserne coperti. L'intero sistema medico ha paura perché molto della sua sopravvivenza finanziaria dipende dal TPR. Posso assistere a un incontro di un'associazione ospedaliera statale, senza nemmeno sentire un intervento sulla cura dei pazienti; invece, vengo sommerso dal gergo burocratico dei rimborsi. Spesso le persone che partecipano a questi convegni parlano più come agenti di Wall Street che come professionisti dediti ad alleviare le sofferenze umane. Il saldo, sembrano dire, sta nei registri contabili, non nella tenerezza. Quest'ossessione per profitti e perdite e per la copertura di fatture mediche di proporzioni immense ferisce a morte la medicina.

Siamo diventati così dipendenti dal sistema TPR, che cerchiamo soluzioni solo all'interno di quel contesto. Si applica pochissima creatività ai problemi del sistema sanitario, e difficilmente è contemplata l'idea della medicina come servizio. Nel corso di un anno, mi capita di sentire centinaia di medici che si lamentano del sistema; solo pochissimi però si danno da fare per creare un sistema nuovo, più umano, basato sul servizio.

Diversi anni fa, parlai a un convegno di un'organizzazione internazionale di medici privati chiamata IATROS. Questi medici volevano preservare l'autonomia del rapporto tra paziente e medico senza interferenze del governo. La maggior parte dei partecipanti provenivano da paesi con un sistema sanitario statale; condannavano severamente l'assicurazione sanitaria statalizzata. Gran parte di quello che dicevano, sull'effetto dell'interferenza statale nel rapporto medico-paziente e sulla qualità del servizio sanitario, mi spaventava. Ho paura che gli Stati Uniti possano finire per rivolgersi a quella "soluzione".

Il TPR è una soluzione solo per una società alienata (come è ormai diventata la nostra) in misura critica e nella quale non ci può essere un processo di guarigione significativo. L'inefficienza delle nostre principali organizzazioni – mediche, educative, legislative – è imbarazzante, considerando il loro grande potenziale di servizio per l'umanità. A tutti i livelli sociali, la nostra alienazione dal senso del vivere sano ci ha condotto a spendere molto più denaro per materiale bellico, abiti raffinati, cosmetici e intrattenimenti, che non per le cose che sono fondamentali per una società sana.

Ricca o povera, una comunità deve soddisfare i sui bisogni sanitari. Per muoverci verso una società più sana, dobbiamo far riaccendere quella scintilla dell'"appartenenza", che esiste in una tribù o in una comunità. Quando una comunità comincia veramente ad avere cura dei suoi bisogni nell'ambito della salute, questioni come la mancanza di abitazioni, la criminalità, i suicidi, la tossicodipendenza e l'inquinamento diventano problemi di tutti, e questa interdipendenza diviene la base per trovare delle soluzioni. A lungo termine, la soluzione più valida e realizzabile consiste in una organizzazione di base in ogni comunità definita, che affronti e soddisfi i bisogni sanitari locali.

Se un operatore sanitario o un consumatore vogliono riaccendere il vigore perduto e l'immaginazione, perché non affrontare problemi come il TPR, la disumanizzazione della sanità e i costi stratosferici? Il sistema sanitario ormai funziona così male, che si troveranno molti compagni di viaggio ben disposti a qualsiasi soluzione si escogiti. Siamo esseri sociali che hanno bisogno l'uno dell'altro. Non possiamo più permetterci di sottovalutare il livello di questo bisogno.

Negligenza: un incubo pauroso

La paura di essere perseguiti per negligenza è una delle peggiori tragedie della medicina moderna. Questa ladra della gioia nella pratica medica ha rubato l'umanità dei medici. La nostra società ci sta dicendo che non abbiamo il diritto di commettere errori. I dottori di famiglia sanno che commettiamo degli sbagli ogni giorno, anche solo trascorrendo troppo poco tempo con i nostri pazienti. Dobbiamo avere il diritto di fare degli errori. La scienza medica è così imperfetta che è impossibile sapere per certo, prima di trattare un paziente, quale sarà il risultato. Ogni terapia è sperimentale e ogni medico sollecito deve correre dei rischi, se vuole aiutare i suoi pazienti. L'incompetenza è un'altra questione: se un medico è incompetente, non dovrebbe praticare la medicina e basta.

Nell'istante in cui sottoscrive un'assicurazione contro i rischi da negligenza, il medico pone i presupposti per un rapporto di antagonismo con il paziente e dice, in effetti: "Non ho fiducia in te". Persino il più amorevole e coscienzioso dei medici entra in quel rapporto con paura e sfiducia. *La paura non è la base su cui praticare la medicina.* Impedisce a molti professionisti di praticare al di fuori dei loro ambulatori, di dare consiglio quando necessario, o di tentare altre terapie. Inibisce l'intuizione, inducendo molti medici a prescrivere trattamenti standardizzati, persino quando sono convinti che siano inadeguati e potenzialmente dannosi. Non c'è posto per la creatività. Anche se un dottore è aperto a una terapia alternativa e la considera un trattamento molto più morbido, nella maggior parte dei casi prevarrà la paura. Nel corso della carriera, questa paura porta a esplorare delle vie di fuga, a giocare a scaricabarile con qualcun altro quando un trattamento non funziona. Il lavoro di squadra è in pericolo, perché un membro può essere sacrificato come capro espiatorio, per l'errore di qualcun altro.

L'assicurazione contro i rischi da negligenza ha drasticamente aumentato il costo delle cure sanitarie. Ci sono medici che pagano più di 100.000 dollari (oltre 80.000 euro) ogni anno come copertura. Molti dottori che vogliono praticare della medicina a basso costo, interdisciplinare, hanno dovuto abbandonare questi sogni o andare in pensione in anticipo. Anche questo sistema genera ingordigia. Gli avvocati aspettano come avvoltoi che vengano commessi degli errori, con la speranza di incassare parcelle enormi. Ho parlato con pazienti i quali, per raggiungere l'accordo più proficuo possibile, non volevano cominciare un programma di cura, prima di ricevere il denaro da una sentenza in tribunale. Certo questa ingordigia ha contribuito a trasformare il sistema sanitario da servizio a grande *business*.

L'intero sistema senza volerlo rafforza l'idea del dottore-semidio. Se i medici non possono commettere errori, devono essere perfetti. Ma nella pratica della medicina, con tutte le sue imperfezioni, un dottore deve aspettarsi di fare degli errori, di portare qualche danno ai pazienti e, a volte, persino di provocarne la morte. Dobbiamo avere l'umiltà di riconoscerlo. Sono certo che nessun processo per negligenza abbia migliorato l'abilità di qualche medico. Sospetto che, più spesso, i processi minino la competenza di un dottore.

Tutta l'idea della "laurea in medicina" comporta, inoltre, che il paziente sia il recipiente passivo di un trattamento e che il medico sia responsabile della cura o della salute del paziente. Questo è falso; in definitiva la salute è responsabilità di ogni singolo individuo. La maggior parte dei problemi di salute ha componenti importanti nello stile di vita. Il medico viene chiamato in causa quando ormai è stato raggiunto un certo livello di danno. Ecco il motivo per cui al Gesundheit abbiamo un cartello che recita: PER FAVORE VIVETE UNA VITA SANA – LA MEDICINA È UNA SCIENZA IMPERFETTA.

Dobbiamo sfatare l'idea che la medicina o la scienza abbiano le risposte a tutti i nostri problemi. La scienza è un'indagine e un processo, non un prodotto. Nessuna legge detta se una malattia debba essere dominio di un chirurgo, di un internista, di un omeopata, o di un altro tipo di terapeuta. Il paziente e la famiglia devono entrare nel dialogo tra l'incertezza e il dubbio e dare voce alle loro preoccupazioni. Il coraggio del medico e quello del paziente, che debbono correre il rischio di affrontare l'ignoto, vanno alimentati e favoriti, non bloccati dalla paura.

In più di venti anni, trascorsi tentando di raccogliere fondi per il nostro ospedale, poche cose scaldavano la discussione come il nostro rifiuto di sottoscrivere un'assicurazione sulla negligenza. Molte persone lo sentono come il maggiore ostacolo al nostro successo e definiscono il nostro atteggiamento ingenuo, irresponsabile, idealistico o stupido. Si concentrano sugli aspetti negativi della nostra vulnerabilità. Fin dall'inizio, abbiamo cercato di essere dottori che sfidano i pazienti e la società a sviluppare un rapporto più sano. Gli studi hanno dimostrato che i medici meno citati in giudizio sono quelli più vicini ai loro pazienti. In una comunità, dove ci si sente come in una famiglia, non si puniscono gli errori in buona fede di un medico.

Gli obiettivi principali del Gesundheit Institute sono sostenere l'amicizia a livello individuale e costruire una comunità a livello sociale più estesa. L'assicurazione sulla negligenza elude queste mete. Siamo convinti che il nostro atteggiamento in proposito sia terapeutico e necessario, se vogliamo costruire una società più sana. E per noi personalmente questa posizione è essenziale, se il praticare la medicina deve essere gioia.

Il Gesundheit Institute non sottoscriverà un'assicurazione sulla negligenza perché noi sentiamo non sia salutare per una relazione medico-paziente piena di significato. Non impediremo ai singoli medici di sottoscrivere una polizza assicurativa, se lo desiderano, ma noi non eserciteremo nella paura. Vogliamo avere molti medici che lavorino insieme per aiutarsi e trovare la strada verso la salute per ogni paziente. Vogliamo lavorare con i pazienti attraverso le nostre vite insieme e aiutarli a perseguire uno stile di vita sano, perché abbiano bisogno raramente dell'intervento medico. Vogliamo stabilire delle amicizie così strette, che le azioni legali rimangano fuori discussione. In breve, vogliamo fare assolutamente del nostro meglio per prenderci cura dei nostri pazienti. Ammetto che tutto ciò ci rende vulnerabili. Ma l'unica cosa di valore che avremo sarà il nostro ospedale, ed è nei nostri piani aver fiducia nei nostri pazienti e amarli così tanto, che non saranno mai una minaccia.

Alla fine dei conti: dollari o salute?

È stato detto che il sistema sanitario americano non è sano, non si impegna abbastanza, e non è un sistema. Il dollaro è il segno più evidente di malessere. I servizi medici hanno dei prezzi a un livello tale, che nessuno potrebbe tollerarli per un solo minuto, se non fossero sostenuti dall'assicurazione sanitaria. Nel momento in cui scriviamo la situazione è questa:

– in molti stati, il ricovero ospedaliero costa al paziente o alla compagnia di assicurazione più di 700 dollari al giorno (oltre 500 euro), senza le cure;

- se qualcuno ha bisogno di assistenza infermieristica a domicilio, il costo per il paziente (o per la sua famiglia) va dai 25.000 ai 50.000 dollari o più all'anno (20-40 mila euro);
- chi ha bisogno di cure contro il cancro probabilmente deve pagare almeno 1000 dollari al giorno (oltre 850 euro) e un trattamento completo raggiunge cifre a sei zeri (in lire significa nell'ordine dei miliardi);
- un trapianto di midollo che vi salvi la vita vi costerà almeno 100.000 dollari (quasi 100.000 euro);
- un cuore artificiale, un altro miracolo moderno, costa almeno 200.000 dollari (circa 170.000 euro);
- l'assicurazione sanitaria per la copertura dei servizi medici è così costosa che molte imprese finiranno per fallire, per poterla fornire ai loro dipendenti;
- intorno al 2000 il fondo che finanzia la parte A del Medicare (quella che paga le spese ospedaliere) farà bancarotta.

Le spese per la sanità sono cresciute di più, rispetto a qualsiasi altra forma di consumo: più delle spese per l'alimentazione, l'abitazione, i trasporti, il vestiario. Effettivamente le spese per le cure sanitarie raddoppieranno per l'anno 2000, secondo la Health Care Financing Administration federale. Nel 1990 le spese per la sanità erano pari al 12 per cento del prodotto interno lordo degli Stati Uniti e si prevede che nel 2000 raggiungano il 16,4 per cento. Due terzi di questo incremento sono conseguenza dell'inflazione e un terzo dell'uso di servizi dovuto all'aumento dell'età media della popolazione.

Nonostante questi grandi stanziamenti di fondi, molti di quei 33-37 milioni di americani senza assicurazione sanitaria vanno negli ospedali e nelle cliniche pubbliche per avere cure gratuite. Ma queste strutture stanno riducendo il personale e i servizi. Migliaia di istituzioni pubbliche in tutti gli Stati Uniti hanno posto fine gradualmente ai programmi di internato per i medici in apprendistato. I poveri continueranno ad avere bisogno di servizi di pronto soccorso, trattamenti per grandi ustionati, trattamenti traumatologici, cure intensive neonatali, cure per l'AIDS e molte altre forme di assistenza, ma non troveranno accoglienza nelle strutture pubbliche.

Gli americani che non hanno un'assicurazione sanitaria, e altri milioni che sono sotto-assicurati, sanno che il sistema sanitario non funziona. Siedono nella sala d'attesa del pronto soccorso degli ospedali pubblici e delle cliniche universitarie, aspettando che la loro infezione all'orecchio o la loro influenza vengano curate, dato che non si possono permettere queste cure di routine nello studio di un medico.

Gli Stati Uniti spendono per i servizi sanitari più di qualsiasi altra nazione al mondo. I miracoli prodotti dalla ricerca medica non sono mai stati più copiosi e al tempo stesso meno accessibili. In parte a causa degli alti costi e della scarsa accessibilità, lo stato di salute degli americani (calcolato in base alle statistiche sulla mortalità infantile, sulle tossicodipendenze, sui decessi e le guarigioni per vari tipi di malattie) è peggiore di quello dei cittadini di molte altre nazioni industrializzate.

Il nostro sistema sanitario svolge un pessimo lavoro nel campo della prevenzione. Gran parte della popolazione non è in forma, è sovrappeso, non trova aiuto per rompere la dipendenza dalle droghe, dall'alcool e dalle sigarette. Un ampio segmento della popolazione è annoiata, sola, impaurita, e ha bisogno di aiuto per problemi di carattere emotivo. Le malattie che si trasmettono per via sessuale devono ancora essere poste sotto controllo, anzi stanno divenendo predominanti (e nel caso dell'AIDS, più letali) specialmente tra i giovani.

Una ragione per la quale abbiamo un sistema sanitario così costoso è che questo dà pochissima o nessuna enfasi alla medicina preventiva. Si spende relativamente poco per i servizi di medicina preventiva e gli assicuratori sanitari garantiscono rimborsi minimi per le visite di controllo preventivo. Gli ospedali sopravvivono e prosperano quando le persone sono ammalate; non sono concepiti per prosperare con i letti vuoti, quando le persone sono sane.

Soprattutto c'è troppo poca attenzione per un quarto del paese e troppa per tutti gli altri. Questo porta a un cattivo uso delle risorse e allo spreco. Molti pazienti pagano dei premi assicurativi così alti che si sentono in diritto di fare esami cardiologici ad alta tecnologia che costano 900 dollari, quando non c'è nessun sintomo di malattia cardiaca, o di fare una TAC quando hanno il mal di testa. In questo paese è stato installato un numero di macchine per i test mammografici da due a quattro volte superiore a quello necessario, ma solo un terzo delle donne attualmente si sottopone alla mammografia quando dovrebbe. Inoltre, la burocrazia soffoca il sistema sanitario. Per ogni dollaro, fino a 24 centesimi vanno in costi amministrativi e di fatturazione. Questa pratica usa dei fondi che permetterebbero invece di fornire servizi ai non assicurati.

È ovvio che questo malessere influisca, sia fisicamente che spiritualmente, anche sugli operatori sanitari. I medici americani devono difendersi costantemente da un pubblico che è scontento, per non dire disgustato, delle cure e dei trattamenti impersonali, e dell'ossessione per gli esiti degli esami di laboratorio e per i dollari. L'ex direttore del *New England Journal of Medicine,* Arnold S. Relman, ha detto: "I medici con i quali parlo sono rabbiosi, squallidi, arcigni. Il loro atteggiamento è così squallido, come mai ho potuto vedere nei miei quarantacinque anni in medicina." Forse questa è la ragione per cui le domande di iscrizione alle facoltà di medicina sono calate del 25 per cento negli ultimi cinque anni, e una recente inchiesta dimostra che i medici di base della nazione sono sempre più stanchi del loro lavoro. Il trenta per cento dei membri di questa specialità, una volta prosperosa, che sono stati intervistati dicono che il sistema sanitario dovrebbe fornire una *qualche* forma di assistenza sanitaria per tutti.

Molti medici temono un dissolvimento o un collasso del sistema esistente. La questione non è più *se* ma *come* realizzare il cambiamento. Molte delle soluzioni proposte si appoggiano in modo sostanziale sul governo federale, per dare un sollievo, per quanto precario, al sistema. Anche se fosse auspicabile, non è comunque possibile. Il governo degli Stati Uniti è troppo oberato di debiti per poterselo permettere e la sua situazione non sembra destinata a migliorare. Dato il costo veramente eccessivo dei servizi medici, non possono funzionare comunque neanche finanziamenti da parte di grandi aziende, piccole imprese, consorzi, meccanismi di sub-assicurazione, rateazioni, trattenute sulla busta paga e piani di copertura per catastrofi.

La conclusione è che bisogna controllare i costi sanitari e l'ingordigia che li alimenta. A chi dare la colpa? I medici sono un bersaglio molto facile, e le compagnie assicurative sanitarie? Gli ospedali? Le industrie farmaceutiche? I farmacisti? I politici, i quali non fanno nulla per risolvere i problemi? Gli avvocati che perseguono per negligenza? I pazienti che li assumono? Quelli di noi che tollerano e quindi perdonano questo sistema miserabile?

Quello che serve è un ripensamento totale del problema. Invece di aggiustare temporaneamente un sistema fallimentare, dobbiamo creare soluzioni che stimolino sia i pazienti che gli operatori. Con uno sforzo comune, multidisciplinare, dobbiamo distruggere ciò che ci fa del male e guarire una professione di guaritori. Dobbiamo togliere la medicina dal settore commerciale e ammettere che l'ingordigia e l'egoismo hanno messo la società e il suo sistema sanitario in grande pericolo. I nostri cittadini hanno bisogno di sentire un senso di appartenenza e di comunità. Un sistema sanitario migliore potrebbe contribuire a unire la società, prendendosi cura di tutti i suoi membri. Dato che i fondi sono limitati in qualsiasi società, dobbiamo ridistribuirli per servire saggiamente la popolazione. La gente deve avere la possibilità di mettere più denaro nelle istituzioni delle proprie comunità, invece che in grandi, disorganizzate agenzie governative. Dobbiamo decidere se comprare più bombardieri o ampliare il servizio sanitario per i nostri concittadini. Dobbiamo decidere, inoltre, se è più saggio assegnare i fondi per la sanità per avere più trapianti di cuore o per ripulire i ghetti. Personalmente, sarei incline a rinunciare a molte spese militari e a molte apparecchiature costosissime da eroismi medici, e incanalerei questi fondi in una crociata diffusa, per risistemare i quartieri e le comunità, perché diventino posti sani in cui vivere. Dobbiamo *risolvere* i problemi sociali, non continuare a mettere pezze per coprire i buchi.

Per prendere queste decisioni, abbiamo bisogno di creare un forum approfondito e allargato per discutere di come utilizzare meglio il nostro denaro. Il forum dovrebbe anche decidere come regolamentare la tecnologia, così da progredire intelligentemente e allo stesso tempo servire tutti. La meta non dovrebbe essere quella di avere le case migliori e le automobili più moderne per ogni cittadino, ma piuttosto di offrire delle scelte a ogni livello economico per garantire un sistema imprenditoriale libero, sano e sostenibile. L'obiettivo nazionale dovrebbe essere quello di mantenere ogni cittadino in salute e assistito sanitariamente. Bisogna smetterla di spremere grandi profitti dalla sofferenza umana!

Molti scienziati creativi, ingegneri e artisti sarebbero disposti a donare beni e servizi alle strutture sanitarie, se qualcuno glielo chiedesse. Non lo farebbero per grandi retribuzioni, ma per la sfida di lavorare creativamente con gli altri per servire la società. Il Gesundheit Institute lo ha dimostrato su piccola scala e continuerà a farlo. Più progetti pilota, sono certo, richiamerebbero il servizio di grandi menti e di mani preziose, dimostrando che sono tante le persone che non cercano la fama o la ricchezza, ma l'integrità nella creazione di una società sana.

Al Gesundheit Institute, ci impegniamo ad aiutare gli altri gruppi a creare la propria comunità medica ideale. Attraverso il nostro esempio, vogliamo incoraggiare gli altri a riflettere e a sviluppare un approccio al servizio sanitario che sia adeguato alla comunità di cui sono al servizio. Il nostro obiettivo è essere uno stimolo, la ruota cigolante che attrae l'attenzione e favorisce il dialogo.

CAPITOLO 2

Un ideale di pratica medica

Che tipo di medico sei?

Mi viene chiesto spesso: "Che tipo di medico sei?" Di solito mi piace rispondere: "Sono un medico amorevole e divertente". Questa risposta prende l'interlocutore alla sprovvista, perché in realtà voleva chiedere: "qual è la tua specialità medica?".

Quindi, spiego loro che spero, come cosa principale, di essere per il paziente un amico, di conoscerlo e di *volergli bene*. Incoraggio il paziente a essere attivo nel crearsi una vita sana. Cerco di essere aperto a molte prospettive e non cedo mai, almeno non quando sono in causa la confidenza e l'intimità.

A questo punto la discussione viene interrotta dall'interlocutore che conclude: "Ah, sei uno psichiatra!". Veramente sono un medico generico che vede quelle qualità come fondamentali per un medico di famiglia. Come medico di famiglia, mi prendo cura delle persone da quando nascono a quando muoiono, e dei pazienti che soffrono di qualsiasi tipo di malattia, fisica o mentale. Ciò che faccio con i pazienti può essere diverso, ma ho a che fare con gli stessi problemi che qualsiasi altro dottore di famiglia deve affrontare: dall'artrite all'influenza, dal cancro alle dita pestate, dalla stanchezza alla cura del benessere.

Né gli strumenti di diagnosi, né quelli per i trattamenti possono indicare e definire la pratica della medicina familiare. Uno sguardo più ravvicinato ci suggerisce che l'uso frequente che si fa di questi strumenti definisce, secondo il pubblico, una persona che pratica della medicina "vera". Questi equivoci nascono dal contesto della medicina-business. La medicina "vera" viene pagata dalle compagnie d'assicurazione, ma c'è un rimborso minimo (sempre che ci sia) quando si costruiscono rapporti personali, si conforta, e si gode del tempo trascorso con il paziente. Gli strumenti convenzionali (medicinali, sistemi tecnici di diagnosi e chirurgia) sono i più facili da quantificare.

Nel sistema sanitario attuale, quando una persona è ammalata in modo piuttosto evidente, si affida a una struttura che la ospiti. Tutta l'attenzione va a una cura sanitaria ossessionata dalla tecnologia, su base ospedaliera, invece che alla prevenzione. Esiste un'intolleranza generale nei confronti dei metodi di guarigione alternativi. Le cure convenzionali cercano di sconfiggere la morte, ignorano la comunità, fanno ricadere la colpa sulle vittime (scusando, di conseguenza, la società), incoraggiano i pazienti a essere passivi e dipendenti e ignorano che esista un ambiente.

Un approccio più efficace alla cura medica, per contro, mette l'accento su centri e programmi locali per la salute, usa la tecnologia in terapie di supporto, quando necessario, si concentra sulla prevenzione e sostiene sia metodi di guarigione convenzionali, sia metodi alternativi. Accetta la morte quando inevitabile, dà valore alla qualità della vita, usa approcci di sviluppo comunitari, protegge la "vittima", promuove la cura di sé ed è sensibile all'ambiente. Questo è il modello che seguiremo al Gesundheit Institute.

Offriremo tutte le cose della cultura clientelare, raggi X, chirurgia, e medicinali, ma non definiremo la nostra pratica in questi termini. Questi sono i nostri strumenti. Nel clima che si respira oggi, i pazienti sono propensi a pensare che una visita del medico sia uno spreco, se non si fa altro che parlare. C'è un uso eccessivo di apparecchiature diagnostiche, di farmaci, di chirurgia, che le persone equiparano al "praticare". Quindi non è raro che un medico prescriva un farmaco o degli esami solo perché il paziente pensi che sia stato fatto qualcosa di utile. Le aziende contribuiscono a rafforzare quest'idea: quando un dipendente chiede un giorno di malattia, molte pretendono il certificato medico.

Stiamo lavorando per costruire un ospedale moderno per una comunità rurale, dotato di tutte le attrezzature, con servizi di laboratorio, una farmacia, una clinica per pazienti esterni e strutture per la medicina interna e per la chirurgia. Sarà provvisto di personale con molti medici e altri tipi di "guaritori". In questo contesto, la farmacia e il reparto chirurgia diventeranno molto importanti, ma il complesso non si identificherà come un servizio farmaceutico e chirurgico. Effettivamente, tenerli come riserva creerà una rete di sicurezza, mentre noi prima tenteremo terapie meno costose e meno aggressive.

Siamo consapevoli, quando abbiamo a che fare con malattie gravi e con la morte, che strumenti come la chirurgia sono inadeguati. Ma questo non sarà mai vero per l'umile, ma amorevole dottore al capezzale del paziente. I dottori di famiglia scelgono gli strumenti che li fanno sentire più a proprio agio, ma non vi fanno affidamento in modo esclusivo. Nel nostro complesso sfrutteremo tutti i tesori medici usati nella storia, non solo gli strumenti di guarigione attuali e convenzionali.

Perché non vogliamo compensi

L'ingordigia è uno dei peggiori tumori della società e sembra che abbia metastasi in ogni angolo della terra. La sensazione che l'ingordigia sia incurabile può ben incrementare la sua crescita. Di certo uno dei suoi sintomi più devastanti è il cinismo. Se l'ingordigia e i suoi sintomi non verranno estirpati, la società si estinguerà. Crediamo che una società debba tenere alla sua popolazione, tanto da prendersi cura dei suoi bisogni. Il trattamento delle malattie e la diffusione della cura della salute sono fondamentali per la buona sopravvivenza della società. Questi bisogni vanno soddisfatti come un dono per la popolazione, non un bene di consumo da comprare e vendere. In un sistema orientato verso il profitto, votato a ricavare quanto più possibile dal traffico commerciale, l'obiettivo sarà la cura delle malattie. In un sistema orientato al servizio, votato invece a mantenere la popolazione sana, l'obiettivo sarà la prevenzione.

Il Gesundheit Institute non farà mai pagare per i suoi servizi medici. Per sopravvivere, il suo personale, i pazienti e gli amici coopereranno per donare quello che è necessario per prosperare come ospedale-comunità. Speriamo di eliminare completamente la questione economica dall'interazione sanitaria. Anche se questo ci rende vulnerabili ai desideri della comunità più grande, paradossalmente, crediamo che la vulnerabilità sia la nostra forza maggiore. Crediamo sia un imperativo avere bisogno della comunità che serviamo, perché anche la comunità ha bisogno di noi. È basilare per un'interdipendenza, che noi sentiamo necessaria per una società sana.

Dobbiamo, come individui e come società, smetterla di adorare oggetti e beni e attribuire il senso della ricchezza alle cose a cui tutti, nessuno escluso, possono accedere in abbondanza. Di queste ricchezze fanno parte la fede, il divertimento, e la strabiliante generosità della natura e dell'amicizia. Così lo scopo principale del nostro lavoro sarà creare amicizie molto salde. Il nostro paziente ideale desidererà un'amicizia profonda e personale per tutta la vita. Non facendo pagare, possiamo rendere molto più veloce questo processo. La struttura del Gesundheit – in cui tutti partecipano alla refezione, alle pulizie, al mantenimento del giardino, al gioco e persino alla cura dei pazienti – deve operare come un circolo di amici e di familiari, non come una transazione finanziaria.

Più vicini siamo come amici, più riusciremo a raccontarci delle nostre vite e più onesti saremo l'un con l'altro. Useremo l'amore come la medicina più efficace, in special modo quando un paziente sta morendo o deve affrontare una malattia incurabile e la sofferenza che ne deriva. L'amicizia, inoltre, potenzia l'uso discreto dello humour nella pratica medica. Questo tipo di medicina non può essere venduto o comprato. Non facendo pagare i pazienti, e facendoli stare nelle nostra casa – sia essa una casa o l'ospedale che speriamo di costruire nel West Virginia – ci sentiamo più liberi di essere buffi e di costruire delle amicizie. Crediamo inoltre che non far pagare sia un'eccellente assicurazione sulla negligenza.

La creazione di potenti strutture comunitarie, i cui membri percepiscono un senso di appartenenza, non può essere una filosofia vuota d'azione. Il Gesundheit Institute è il risultato di quell'azione, nutrita dal sentimento di comunità e dalla generosità. Speriamo che i nostri pazienti possano portare la generosità con sé quando ci lasciano e che la diffondano nelle proprie comunità. Questo è il cuore della nostra rivoluzione sociale: prendere il servizio più costoso in assoluto in America e concederlo gratis.

Terapie alternative: c'è posto per tutti

Ammettiamolo: là fuori c'è un grandissimo numero di pazienti. Persino se ogni guaritore di qualsiasi tipo fosse disponibile, ci sarebbe comunque ancora una tremenda quantità di lavoro da fare. Inoltre, le nostre qualità individuali sono così incomplete, che spesso abbiamo bisogno di chiedere aiuto ad altri generi di guaritori. Le persone sono così diverse e le malattie così molteplici, che abbiamo bisogno di centinaia di approcci per trovare quelli giusti e mantenere viva la speranza del paziente. Dato che vi sono dei principi miracolosi in tutte le tecniche di guarigione, perché coloro che le propongo non potrebbero lavorare insieme?

Chiedo di alzare bandiera bianca, per ottenere la pace e un'atmosfera in cui tutti noi possiamo lavorare insieme. La concorrenza tra guaritori non è sana. Questo non è né uno sport né un gioco. L'AMA (l'associazione dei medici americani) non è un nemico, e i medici alternativi non sono ciarlatani. L'AMA ha la profonda preoccupazione che le influenze esterne stiano "insidiando" il rapporto medico-paziente e che i suoi membri stiano diminuendo. Con una chiusura mentale che proprio non dovrebbe caratterizzare i veri scienziati, molti medici condannano le terapie non convenzionali, senza nemmeno averle mai esaminate da vicino. Se potessero conoscere un onesto praticante di una terapia alternativa, e parlare con i suoi pazienti, credo che molti medici scettici vedrebbero il valore di quella terapia e magari finirebbero per indirizzarvi anche i loro pazienti.

Non dobbiamo fare delle nostre tecniche una religione che seguiamo anche quando non aiuta. Siamo guaritori: amorevoli, simpatetici, coscienti amici dei nostri pazienti. Il nostro potere magico non sta nei nostri strumenti, ma in noi stessi. Se un trattamento aiuta, importa il perché? In un libro intitolato *The Illness Narratives,* Arthur Kleinman, uno psichiatra di Harvard, ha scritto del fallimento della medicina allopatica nella cura di molte malattie croniche e ha difeso i tipi di cura che i bravi medici olistici stanno cerando di offrire. D'altro canto, la chirurgia e i farmaci *possono* essere estremamente efficaci; cercando di difendersi, i medici alternativi a volte li condannano, facendo eco alla stessa condanna che essi hanno ricevuto dagli allopatici.

Da qualche parte, in tutto questo conflitto, c'è una preoccupazione genuina che un medico possa danneggiare un paziente attraverso un'azione irresponsabile. Ma questo può accadere in qualsiasi disciplina orientata alla guarigione. Nel contesto attuale, economicamente competitivo, è comprensibile che un guaritore possa sostenere di usare il sistema migliore e che gli altri siano meno efficaci o persino dannosi. Il paziente diventa il campo di battaglia. La questione non è la salute del paziente, ma il vincere la battaglia dei sistemi, o, peggio, la battaglia per il "mercato". Ci sono grandi guaritori in tutti gli ambiti della cura sanitaria. Se tutti lavorassero insieme, la cura del paziente potrebbe essere affidata a una *partnership* attiva. Questo andrebbe a beneficio del medico allopatico, del guaritore alternativo e del paziente.

Mi sono imbattuto con grande dolore in alcuni medici, i quali sono incapaci di praticare, se non sotto l'egida della medicina allopatica. Il dolore diventa più profondo quando il medico non ortodosso viene condotto in tribunale e chiamato ciarlatano. Quando troviamo una potenziale soluzione a un problema medico così recidivo, non fa parte del giuramento di Ippocrate esplorarla? Il mio cuore va a tutti quegli operatori sanitari amorevoli che sono stati trascinati in tribunale per aver svolto il loro lavoro. (Non sto parlando di quelli che saltano sul carro di una certa terapia per motivi economici, ma per gli operatori che veramente tengono alla loro attività.) Sono inoltre disturbato dall'arroganza dei medici che li condannano, i quali, mi sembra, reagiscono motivati dalla paura.

Abbiamo bisogno di perdonare, e di ambasciatori di buona volontà che firmino trattati di riconciliazione tra le opposte fazioni. La rabbia e gli insulti allargheranno ulteriormente il baratro. Forse potremmo creare un luogo per la cura interdisciplinare, se solo condividessimo la gioia di esplorare nuove idee e terapie, se invitassimo gli scettici nelle nostre case e nei nostri studi, offrissimo loro di usare i nostri metodi di trattamento sui loro pazienti, mentre loro osservano, se dessimo agli scettici delle borse di studio per partecipare ai nostri incontri e se ammettessimo sinceramente il grande valore della medicina allopatica.

Quando si verifica un cambiamento, i derelitti e le minoranze di solito devono mettersi alla prova. Le coppie in terapia, le quali litigano e si combattono, spesso ne escono in salute se, per quanto profonda sia la ferita, l'uno raggiunge l'altro, superando la rottura con il perdono, l'amore e l'umorismo, dicendo: "Qualunque siano gli ostacoli, ci riconcilieremo; non importa quanto tempo ci vorrà, faremo tesoro del nostro stare insieme". Forse se andassimo a una terapia di gruppo tradizionale, e ci offrissimo come collaboratori, si costruirebbero dei ponti. Potremmo andare alle conferenze mediche e condividere le idee. Potremmo raggiungere l'AMA, attraverso un incontro al vertice al quale tutti potrebbero unirsi.

Il punto è "non arrendersi mai". Tutti soffriranno fino a che non diverremo una "famiglia che guarisce". Non voglio che i medici si sentano a disagio con i miei metodi di trattamento, ma non posso manipolarli perché soddisfino tutti. Possiamo costruire un rispetto reciproco, non importa quanto ci vorrà. Troppo spesso la battaglia è sentita come guerra civile, dove ideologie estreme portano grandi danni a tutti coloro che sono coinvolti. Qualcuno può vincere a spese degli altri? Penso di no.

Credo che l'arroganza e l'economia della competizione siano il cuore di questo problema. Una ragione per la quale il Gesundheit Institute non è mai apparso in tribunale, ne sono certo, è perché non facciamo pagare per i nostri servizi. Certamente con i pazienti abbiamo fatto esperimenti, che avrebbero fatto nascondere dalla paura molti medici, semplicemente perché abbiamo impiegato tutte le altre arti di guarigione. Ancora non è stata intrapresa nessuna azione legale contro di noi da quando abbiamo incominciato a praticare la medicina all'inizio degli anni Settanta, quando il clima era persino più ostile di quello di oggi. È importante essere cauti nel sostenere qualsiasi terapia. Al Gesundheit cerchiamo di rispettare tutte le tecniche di guarigione e di permettere a tutti i generi di terapeuti di lavorare insieme, purché non facciano pagare e aprano i loro trattamenti all'osservazione. Ogni qualvolta possibile, la scelta della tecnica sarà fatta dal paziente e dalla famiglia. Noi non lavoreremo per ottenere una tecnica di guarigione unica e unificante. Piuttosto, faremo tesoro della diversità. L'attesa di lavorare in un ambiente simile è una delle cose che mi emozionano di più.

Visite a domicilio: cibo per l'anima del dottore

In medicina, efficienza significa meno tempo trascorso con i pazienti. Quindi, l'efficienza è una lama a doppio taglio. Nella comunità imprenditoriale, sono premiati quelli che producono di più nel tempo più breve possibile. In un'impresa in cui il prodotto sono beni materiali, può anche darsi che questo sia giustificato, ma in un'industria di servizi, di più non significa necessariamente meglio. In effetti, più può significare *meno* dell'effetto desiderato. La medicina ha tentato di mantenere la sua natura di servizio, mentre diventava un business guidato dall'efficienza, ma la parte "servizio" sta perdendo. Si ha a che fare con un prodotto, sebbene astratto: la salute, sia del paziente, sia del dottore.

L'efficienza impone di dare grande valore ai segnali, ai sintomi, agli esami medici e ai test, invece che al rapporto tra paziente e medico. Non è concesso tempo per coltivare un'amicizia. Si dedica una quantità di tempo insignificante a conoscere la storia sociale del paziente e il suo stile di vita. E la maggior parte dei pazienti non sanno nulla dei loro medici.

Credo che questa mancanza di una relazione profonda abbia danneggiato entrambe le parti. Il dottore ha bisogno di quel rapporto, perché la vicinanza al dolore e alla sofferenza e l'impotenza nel curare molti pazienti non distruggano la sua anima. Il paziente ha bisogno del grande potere di lenire e di guarire, insito in quel rapporto. Credo che i problemi di negligenza nascano dalle ceneri di questo rapporto trascurato.

La tradizionale visita a domicilio era una questione di relazioni. Sì, era inefficiente: richiedeva molto tempo, e chi poteva permetterselo? Ma quando i medici hanno sacrificato le visite a domicilio, hanno gettato via uno dei tesori della pratica medica.

Non era solo una comodità per il paziente, e non era necessario smetterla quando la tecnologia medica è cresciuta ed è diventata troppo ingombrante per portarla in giro in automobile. Nel passato, il paziente conosceva la famiglia e la casa del dottore, perché il dottore praticava a casa sua. La visita a domicilio contraccambiava.

Le visite a domicilio sono così significative per la mia pratica medica, che considero la storia medica di un paziente dolorosamente incompleta, senza averne fatta almeno una. La casa di una persona è unica così come i suoi geni. Può dire molto della malattia di una persona e ancor di più del suo stato di salute. La casa è l'altare per i suoi dèi: mobili, fotografie, musica, libri, hobby. In effetti, tutto quello che riguarda un individuo ha una qualche espressione nella casa. Uno sguardo in cucina, nell'armadietto delle medicine, o nel soggiorno possono dirvi quanto una misurazione della pressione o un esame del sangue, magari anche di più. Ci potrebbero volere giorni in domande per scoprire solo una parte di quello che una visita a domicilio può rivelare.

Le visite a domicilio permettono al medico e al paziente di celebrare gli interessi comuni e di esplorarne altri nuovi. Centinaia di volte, le visite a domicilio hanno dischiuso nuovi tesori nella mia vita. Una volta cominciai a frequentare il nostro postino e a interessarmi della sua salute. Visitare la sua casa era come entrare in una foresta incantata: era una delle persone più autorevoli del paese nel campo delle piante carnivore. La sua casa era piena di piante – vi erano diverse serre e un giardino sul retro con vasche riempite di tutte le specie e sottospecie di piante carnivore note e meno note, che mi ricordavano della mia gioventù in Olanda, durante la stagione dei tulipani. Lì, nel giardino del mio postino, c'erano aiuole di piante lanciatrici e di pigliamosche. Io e mio figlio eravamo estasiati. Il postino non faceva vita sociale, che non fosse in qualche modo legata alla cura delle sue piante. Trascorreva le vacanze riseminando le riserve naturali sulla East Coast. La mia famiglia partecipò a un picnic a casa sua, in cui tutti gli altri ospiti erano membri dalla società per le piante carnivore.

Rilassarsi nella casa di una persona e godersi la sua ospitalità crea dei legami più profondi di quelli che si possono formare nell'ambulatorio di un medico. Il medico diventa una persona per il paziente, magari persino un amico. La visita a domicilio è così rara oggi che il paziente la apprezza grandemente, aprendo nuove possibilità alla fiducia e al rispetto. Il medico diviene più amorevole nei confronti del paziente, più rilassato in sua compagnia, in grado di porre domande con più tatto e di affrontare gli argomenti dolorosi. Questa è l'arte della medicina. Se il paziente ha una famiglia, il medico la incontra, li guarda interagire e impara a scoprire i loro punti di vista. Qualsiasi cosa un paziente dica della sua famiglia e della sua casa nello studio di un medico, verrà sensibilmente modificato da quello che il dottore vede durante la visita a domicilio. Quando un dottore gioca con i bambini sul pavimento, i legami diventano più solidi. Un invito a cena è un ulteriore potenziamento del rapporto. Con un'intimità più grande, un dottore può persino avvertire i problemi o gli abusi all'interno della casa.

Mi sono dedicato alla medicina per ottenere questo privilegio. Ho scelto la medicina, perché amo le persone. La pratica medica formale attuale non può soddisfare questa mia passione. *Devo* fare le visite a domicilio. La visita a domicilio è il fondamento della felicità che ho sperimentato nella pratica medica. Vorrei suggerire ai medici che desiderano fare visite a domicilio di stabilire un giorno a settimana, o due pomeriggi a settimana per provare. Non lesinate sul tempo e non fatevi pagare molto: vi arricchirà molto di più quello che avrete in cambio. I medici curiosi e ficcanaso che fanno visite a domicilio si divertiranno come non mai![6]

Confidenza: il solo tipo di confidenza che vogliamo si basa sulla fiducia

Sotto il sistema attuale, tutto ciò che viene detto o fatto tra il dottore e il paziente è considerato come totalmente privato, e non può in nessun modo essere condiviso con gli altri. Questa riservatezza è considerata sacra nella professione medica. Ma spesso il dolore, specialmente il dolore profondo, può essere alleviato se condiviso con gli altri.

Noi esseri umani, fondamentalmente, abbiamo bisogno l'uno dell'altro, per la nostra sopravvivenza.

Al Gesundheit, vogliamo che ci si muova verso una riservatezza minima o inesistente nell'interazione verso la guarigione. Sentiamo che questa sacra istituzione è in realtà un anello molto debole e non è il fondamento di una condivisione concreta. Noi prendiamo ispirazione dall'onestà dell'amicizia e da un programma in dodici punti, nel quale la totale apertura al pubblico non solo rinforza la profondità delle relazioni tra le persone, ma aiuta anche a creare un senso di sostegno e di comprensione. Se non facessimo questo nel contesto della comunità e dell'amicizia, la nostra politica sarebbe distruttiva. Ma nel contesto del Gesundheit, questa intimità ha spesso veramente alleviato il dolore, proprio diffondendolo.

Naturalmente, rispetteremo i desideri dei nostri pazienti, men-

6. Su questo tema si veda il libro di Patch Adams, *Visite a domicilio*, Apogeo 1999.

tre cerchiamo di comunicare loro che il nostro senso di apertura può essere un elemento importante in una vita sana. Rinunciare alla riservatezza è una pietra angolare dell'amicizia e un antidoto alla solitudine. Raramente, nella nostra esperienza medica, le persone hanno rifiutato questo invito all'apertura. In realtà, molti pazienti sembravano essere sollevati nel momento in cui riuscivano a condividere la loro esistenza con così tante persone, in special modo nella vita quotidiana della nostra comunità: nell'accudire i bambini, nella manutenzione, nella coltivazione, nella preparazione dei pasti, nell'artigianato e nel gioco. Queste pratiche aiutano il malato ad agire in modo naturale tra sconosciuti e a sentirsi immediatamente come a casa, a differenza di quello che succede a un paziente in un ospedale. Qualcuno si è lamentato delle conseguenze dolorose di questa franchezza, ma nella maggior parte dei casi le lamentele si sono trasformate, con il passare del tempo. La stragrande maggioranza dei pazienti è stata grata di avere l'opportunità di mettere in comune.

Siamo tutti così grandi e incomprensibili che non abbiamo bisogno di aprirci alle nostre più profonde confidenze per rivelare "segreti" importanti che, una volta detti, potrebbero guarirci. Una vita intera non è abbastanza per esplorare tutto ciò che desideriamo condividere. Alcune persone molto riservate, in effetti, rivelano quantità incredibili di sé, senza avere l'impressione di perdere qualcosa.

Una volta vidi Bill Moyers intervistare Sam Keen, il quale si definisce un cowboy mistico, sull'argomento dei miti personali. Secondo l'esperienza di Keen, accadono delle cose molto rilevanti nei suoi seminari, e anche nella vita reale, quando due estranei condividono le loro rispettive storie. Una grande enfasi è data all'importanza di ogni singola storia. Per me questa è la magia della medicina: chi guarisce e chi deve guarire si imbarca per un viaggio profondo e personale, condividendo le proprie storie. La nostra esperienza medica al Gesundheit ha dimostrato che una guarigione concreta può aver luogo quando due persone condividono se stesse in modo genuino. Questo è il motivo per il quale desideriamo un contesto di amicizia per praticare al Gesundheit: l'amicizia accresce il rivelarsi delle storie.

La "confidenzialità" rende l'intimità molto più difficile – una falsità, in concreto. Siamo persone tribali, abbiamo bisogno di una comunità. Gli esseri umani hanno bisogno di una collettività, che conosca e ami le loro storie. Se c'è un posto sicuro dove praticare questo tipo di onestà, poi forse si può portarla nella vita quotidiana.

Un'altra ragione molto importante per perseguire l'apertura è che questa contribuisce alla sicurezza massima di tutti i presenti. Le nostre case e le nostre famiglie, gli ospiti e i pazienti saranno "esposti" a tutti quelli che sono stati al Gesundheit. Saranno incluse anche un gran numero di persone che stanno soffrendo profondamente e che hanno bisogno disperatamente di amici che le ascoltino. Ci sarà anche un ridotto numero di persone disturbate, pericolose che potrebbero voler ferire qualcuno. La loro risposta alla nostra atmosfera di apertura e la nostra capacità di esprimere le preoccupazioni per la sicurezza ci aiuteranno a proteggerci. Non vogliamo aver paura di lavorare con persone pericolose. Anche loro hanno bisogno del nostro aiuto.

La confidenzialità ha radici solide e ferme nella medicina, e costituisce una grande rete di salvataggio perché i pazienti possano aver fiducia nei loro dottori anche per le questioni più private. All'esterno del contesto di comunità questo potrebbe essere utile, ma all'interno di una comunità la confidenzialità può creare delle barriere. La solitudine opprimente della società moderna impone che si cerchi di rompere questo scudo di segretezza. Abbiamo bisogno di unire le nostre mani e i nostri cuori, di dare valore alla nostra vulnerabilità e di arrenderci agli altri.

Tassi di guarigione: il successo sta nell'aver cura degli altri e nel divertirsi

Una delle domande che ci vengono poste più di frequente sul nostro lavoro è quanto successo abbiamo. Quando esploro il significato di queste parole, la risposta desiderata si riferisce invariabilmente ai tassi di guarigione. Che fondamento vuoto per definire il successo, e che modo superficiale di guardare alla relazione medico-paziente! Mi fa sempre pensare agli slogan che dicono "Tre dottori su quattro consigliano...". I tassi di successo non sono altro che una indicazione di accettabilità di un particolare processo terapeutico. Raramente prendono in considerazione gli effetti collaterali della cura, i costi, o se gli stessi risultati avrebbero potuto essere raggiunti con cambiamenti nello stile di vita. Quando un paziente mi dice che il Tagamet ha curato la sua ulcera, ma non ha cambiato le sue abitudini fonte di stress, mi chiedo se questa sia una vera guarigione. Secondo la mia esperienza, le statistiche di guarigione di solito misurano solo una piccola parte dei parametri importanti per la valutazione, e per un periodo troppo breve.

Se il successo dipendesse realmente dalle percentuali di guarigione, i medici che si occupano del pronto soccorso dovrebbero soffrire moltissimo per i pazienti che non sono in grado di curare. Questo punto di vista favorisce anche l'idea che il medico cura e il paziente è il recipiente passivo del "curare". E se la cura non ha effetto, comincia la ricerca del colpevole. Il dottore magari incolpa il paziente, sostenendo che il problema di salute sia indotto psicologicamente, o il paziente può incolpare il dottore e intentargli una causa per negligenza. Se un medico si assume la responsabilità totale della cura è meno probabile che lavori con il paziente per scoprire la radice del problema e potrebbe essere più incline ad applicare soluzioni farmaceutiche e chirurgiche, molto più veloci. I dati sui tassi di guarigione posso aiutarci a definire l'approccio terapeutico migliore, ma non possono mai veramente definire il successo.

I maggiori successi in medicina coinvolgono l'attenzione verso gli altri. Quando un paziente parla del suo bisogno di essere abbracciato, lo abbracciate? Se è così, questo è il successo. Vi mettete in relazione con una paziente nel contesto della sua famiglia, degli amici, della sua comunità e del mondo? Nutrite le sue speranze? Vi divertite? Siete abbastanza concentrati per *esserci* per un paziente? Sentite l'emozione data dal fatto che un'altra anima vi ha dato abbastanza fiducia da condividere con voi il suo intimo, quanto di più privato? Siete a vostro agio e liberi di rispondere in modo onesto, per quanto doloroso? Siete in grado di resistere alle pressioni per usare una terapia che in realtà non sostenete? Siete umili per quel che riguarda il vostro ruolo di aiuto nella cura delle malattie? Mettete a nudo la vostra vulnerabilità e la vostra umanità come fa il vostro paziente?

Abbiamo avuto successo al Gesundheit Institute? Sì! Noi abbiamo dato il nostro tempo, amore e rispetto e ci siamo sentiti grandemente ricompensati alla fine della giornata. Questo è quanto di meglio si possa dare per alleviare la sofferenza e per promuovere una vita sana. Dato che cerchiamo di seguire i nostri pazienti per tutta la vita, e dato che alla fine tutti i nostri pazienti muoiono, di solito dico che non abbiamo cure, ma ci dedichiamo all'arte del rinvio.

Come essere un paziente ideale

Senza i pazienti i dottori non avrebbero niente da fare. Non appena i pazienti si trasformano da recipienti passivi di attenzione paternalistica in partner attivi, li sento spesso chiedere: "Come posso essere un paziente migliore?" Sono sempre emozionato in presenza di qualcuno che ha riflettuto su questa domanda e ha fatto qualcosa in proposito. Proprio come molti pazienti sono insoddisfatti dei loro medici, io sono insoddisfatto di molti pazienti. Non voglio che siano passivi, dipendenti, piagnucolosi, sospettosi o paurosi. E certamente non voglio che i pazienti pensino io abbia tutte le risposte. Invece vorrei che si sentissero benissimo al pensiero di ritrovarci di nuovo insieme come vecchi amici.

Il primo passo verso l'essere un paziente ideale è avere un sentimento che sia di compassione, d'amore e di gioia per se stessi. Il più grande dono che si possa portare a un'interazione in un processo di guarigione è il progredire verso uno stile di vita articolato e sano. Quanto prima possibile nella vostra vita scegliete il benessere: celebrate il miracolo della vita ogni singolo giorno, cercando dentro di voi a che cosa credere incondizionatamente, create quante più amicizie possibili, coltivate il vostro senso del gioco e della creatività, fate esercizio fisico regolarmente e mangiate i cibi più sani che vi sia possibile. Per la maggior parte dei casi, cambiare e mantenere uno stile di vita sano sarà abbastanza per prevenire molte malattie e per mitigare quelle che vi colpiscono. Vivete la vita in modo così pieno da non avere rimpianti se doveste diventare disabili o seriamente malati.

Scegliendo un guaritore, chiedetevi di che tipi di professionisti della cura della salute vi fidereste. Tra loro, sceglietene almeno uno come "medico di famiglia". Deve essere una persona a cui potete dare con fiducia totale tutte le informazioni sulla vostra salute fisica ed emotiva. Il vostro medico di famiglia deve avere il desiderio di esplorare queste aree in modo completo e di confortarvi in un modo che sia soddisfacente per voi e per la vostra famiglia. Idealmente, dovreste cercare di trovare un medico o un guaritore che sia anche un amico. E dovreste cercarlo mentre siete in una condizione di buona salute.

Se non potete permettervi un medico, cercate di coltivare una relazione di ausilio con qualcuno che pratichi le arti della guarigione – un'infermiera, un pastore, un consulente o un assistente sociale – così da non dover perseguire la vostra ricerca della salute da soli. Questa persona deve raccogliere le informazioni su di voi da tutti gli altri guaritori. Sarebbe molto utile anche per voi stessi ottenere queste informazioni.

Cercate di aver cura di quanti si prendono cura di voi, non importa come gli altri vi abbiano trattato in passato. Una volta che avete scelto una persona che vi aiuti, affrontate il rapporto pieni di fiducia, di entusiasmo, aperti e amichevoli. C'è molto dolore nell'arte del guarire. Molti guaritori si sentono esauriti, frustrati, arrabbiati e depressi. Quindi, agite come se voleste arricchire la loro giornata, ricordate loro il perché hanno deciso di entrare in medicina la prima volta. Cercate di essere rilassati, rispettosi (non adoranti) e schietti. Cercate dei professionisti che amino guardarvi negli occhi, apprezzino il toccarsi e l'amicizia, che bisogna sperare si sviluppi attraverso l'empatia e la condivisione delle proprie vulnerabilità. Se un guaritore si comporta in un modo che vi disturba, esprimete le vostre preoccupazioni con gentilezza ma con fermezza.

Siate un paziente paziente. Se sperate che il professionista che avete scelto sia premuroso ed esauriente con voi, abbiate comprensione e non lamentatevi di dover aspettare nella sala d'attesa. La medicina non è come un *fast food* dove tutti i bisogni sono chiari e le soluzioni immediatamente disponibili. Avere un po' di tranquillità è importante per creare un legame tra il paziente e il medico. Se però il dottore è sempre costantemente in ritardo, potete chiedergli di prendere appuntamento con meno persone. Meglio ancora, trovate dei modi creativi per aiutarlo a realizzare una stanza in cui l'attesa sia divertente. Offrite delle soluzioni e donate persino il vostro tempo per aiutare a creare una sala d'aspetto che dia vibrazioni. Forse può diventare un'arena per l'educazione al benessere e per le interazioni terapeutiche di gruppo. Oppure potrebbe divenire un luogo in cui provare attività che riducano lo stress, dal biofeed-back alla meditazione. I pazienti potrebbero leggere dei libri o fare qualche lavoretto. Oppure potrebbero usare la conversazione con gli altri pazienti per alleviare il dolore, dischiudere nuove possibilità, identificare le risorse nella comunità, scambiarsi ricette, sviluppare nuove amicizie e quanto altro ancora. Come minimo, la vostra offerta di aiutare il vostro medico potrebbe rendere più profondo il rapporto tra di voi.

Per piacere preparatevi alle interazioni con il vostro guaritore. Prendete in esame la vostra vita, parlate con i vostri amici e la vostra famiglia e presentatevi con una comprensione di voi e dei vostri bisogni il più ampia possibile. Portate una lista di domande e insistete sul ricevere delle risposte. Per favore non escludete nulla e ricordate che vi meritate tutta questa attenzione.

Non vi preoccupate dei costi. Ottenete l'attenzione medica di cui avete bisogno e pagate quanto potete ogni mese. Chiedete sempre se ci sono alternative meno costose. Informatevi se i costi sono ingenti. Prendete in considerazione di barattare le vostre capacità. Il costo delle cure è diventato così oltraggiosamente alto, che non dovete sentirvi colpevoli in caso di debiti. Il problema risiede nel sistema sanitario, non nel vostro potere d'acquisto. Prendete in considerazione di lavorare come volontario per i vostri medici, magari persino di organizzare il sostegno della comunità verso di loro per diminuire il loro bisogno di fare pagare così tanto.

Per favore non fate causa a coloro che vi assistono. Se avete fatto bene la vostra parte, sarete con guaritori che amate e a cui tenete. Allora potete stare sicuri che questi non abbiano commesso negligenze. Hanno fatto il meglio possibile all'interno di un sistema estremamente imperfetto. La protezione più efficace contro il pericolo di essere danneggiati dal sistema sanitario è un grande livello di attenzione allo stare bene.

Se credete a più sistemi sanitari, allora cercate persone che rispettino tutti i tipi di cure e che rispettino la vostra decisione di usarne più di una. L'ideale sarebbe di trovare dei guaritori che lavorino insieme per voi.

Diventando un paziente ideale, potete entrare a far parte della soluzione per il nostro sistema sanitario ammalato.

CAPITOLO 3

Humour e guarigione, ovvero perché stiamo costruendo un ospedale buffo

L'arrivo di un buon clown esercita
sulla salute di una città un'influenza benefica superiore
a quella di venti asini carichi di medicinali.

Thomas Sydenham, medico del XVII secolo

Lo humour è l'antidoto per tutti i mali. Credo che il divertimento sia importante quanto l'amore. Alla fin fine, quando si chiede alla gente che cosa piaccia loro della vita, quello che conta è il divertimento che provano, che si tratti di corse di automobili, di ballare, di giardinaggio, di golf o di scrivere libri. Da un punto di vista filosofico, sono sorpreso che qualcuno possa mai essere serio. La vita è un tale miracolo ed è così bello essere vivi che mi chiedo perché qualcuno possa sprecare un solo minuto!

Chiunque abbia acquistato una copia del *Reader's Digest* negli ultimi quarant'anni sa che il riso è la medicina migliore. Nonostante la natura empirica di questa verità, la letteratura medica fondamentale non l'ha mai confutata, per quanto ne so. Norman Cousins ha raccontato in modo eloquente di essere guarito da una malattia cronica molto grave grazie al riso. L'esperienza fu tanto significativa, che Cousins poi cambiò attività e si dedicò a portare quest'idea nella professione medica. I motti di spirito sembravano così importanti per Sigmund Freud che ne fece argomento di un libro. Ma noi non abbiamo bisogno che arrivi un professionista a parlarci del magnetismo del riso. Con grande intuizione diciamo solitamente, per esempio, di una persona divertente che è "l'anima" o "l'animatore" della festa.

Lo humour è stato sempre ritenuto salutare, in tutta la storia medica, da Ippocrate a Sir William Osler. Da quando la scienza è diventata l'aspetto dominante per la medicina, le terapie soggettive come l'amore, la fede e lo humour sono state relegate in secondo piano per via della difficoltà di indagarne obiettivamente il valore. Sono sbalordito che qualcuno senta il bisogno di dimostrare una cosa così ovvia. Quando si chiede a un singolo o a un gruppo che cosa sia più importante per una buona salute, invariabilmente lo humour viene in testa alla lista, prima dell'amore e della fede, nei quali molte persone sentono di aver fallito. Pochi negano che un buon senso dell'umorismo sia essenziale per un matrimonio di successo. Tutte le persone abituate a parlare in pubblico sanno che una battuta è essenziale per richiamare l'attenzione su ciò che stanno dicendo.

Le persone hanno un desiderio intenso di riso, come se fosse un amminoacido essenziale. Quando i dolori dell'esistenza ci assalgono, cerchiamo urgentemente un sollievo comico. Quanto più un argomento è investito di una carica emozionale, tanto più grande è la possibilità di ricavarne grasse risate. Sesso, matrimonio, pregiudizi e politica forniscono un pozzo senza fondo di idee; tuttavia lo humour è spesso negato nel mondo degli adulti. Quasi universalmente nel mondo degli affari, religioso, medico e accademico lo humour è denigrato e persino condannato, tranne che nei discorsi pubblici e negli aneddoti. Si dà risalto alla serietà e l'implicita conseguenza è che lo humour sia inappropriato. L'educazione sanitaria fa poco per sviluppare la capacità di essere brillanti; gli ospedali anzi sono noti per la loro atmosfera tetra. Anche se il personale degli ospedali non disprezza un po' di cameratismo con i colleghi, con i pazienti l'obiettivo sembra quello di combattere la sofferenza con la sofferenza. Il pochissimo humour che c'è lo si trova durante le ore di visita dei parenti.

Al Gesundheit Institute c'è stato chi ha pensato che continuare a mettere l'accento sullo humour in medicina sia uno dei maggiori ostacoli alla raccolta di fondi, ma io continuo a insistere che lo humour e il divertimento (che è lo humour in azione), siano partner alla pari con l'amore, come ingredienti chiave per una vita sana.

Anche se lo humour in se stesso è difficile da valutare, la risposta allo humour – il riso – può essere studiata molto facilmente. La ricerca ha dimostrato che il riso incrementa la secrezione di sostanze chimiche naturali, catecolamine ed endorfine, che fanno sentire vivaci e in forma. Diminuisce invece la secrezione del cortisolo e abbassa il tasso di sedimentazione, il che implica una stimolazione della risposta immunitaria. L'ossigenazione del sangue incrementa e l'aria residua nei polmoni diminuisce. Le pulsazioni del cuore inizialmente diventano più rapide e la pressione del sangue aumenta, poi le arterie si rilassano, causando la diminuzione delle pulsazioni e della pressione. La temperatura della pelle si alza in conseguenza di una circolazione periferica maggiore. Quindi il riso sembra avere un effetto positivo su molti problemi cardiovascolari e respiratori. Inoltre il riso ha qualità rilassanti sui muscoli. I fisiologi muscolari hanno dimostrato che ansia e rilassamento muscolare non possono coesistere e che la risposta del rilassamento, dopo una risata di cuore, può durare anche 45 minuti.

Fisiologicamente lo humour costituisce il fondamento di una buona salute mentale. Certamente la mancanza di un buon senso dell'umorismo indica dei problemi sottostanti, come depressione o alienazione. Lo humour è un eccellente antidoto allo stress e un efficace lubrificante sociale. Poiché le relazioni umane amorevoli sono così salutari per la mente, vale davvero la pena sviluppare un lato umoristico.

Ho raggiunto la conclusione che l'umorismo sia vitale per sanare i problemi dei singoli, delle comunità e delle società. Sono stato un clown di strada per trent'anni e ho tentato di rendere la mia stessa vita buffa, non nel senso in cui si usa oggi questa parola, ma nel suo senso originario. "Buffo" originariamente significava (in molte lingue diverse) buono, felice, benedetto, fortunato, gentile e portatore di gioia. Nessun altro attributo è stato più importante. Indossare un naso di gomma ovunque io vada ha cambiato la mia vita. Monotonia e noia si sono dissolte. L'umorismo ha reso la mia vita gioiosa e divertente e può fare lo stesso anche per voi. Se vi siete dimenticati di comprare il latte e dovete uscire per arrivare fino al negozio all'angolo, indossare la biancheria intima sopra i vestiti può trasformare una commissione noiosa in un'avventura esilarante. La gente si diverte e non ha difficoltà a ringraziarvi.

Essere divertenti è una calamita molto potente per l'amicizia, il tesoro più importante nella vita. Niente attrae e mantiene l'amicizia come essere un'anima gioiosa. Io so che lo humour è stato il fulcro per evitare l'esaurimento nella mia vita. Infine, essendo un non violento, ho l'impressione che l'umorismo mi abbia protetto in molte situazioni che avrebbero potuto invece sfociare nella violenza.

Nei dodici anni di visite ai pazienti, durante la fase pilota del Gesundheit Institute, abbiamo avuto molte opportunità di esplorare il rapporto tra umorismo e medicina. Abbiamo apprezzato moltissimo anche lo humour casuale, ma ci sembrava fondamentale che lo incorporassimo deliberatamente nella nostra vita quotidiana, per evitare un'atmosfera di agonia e disperazione. Parte di questo umorismo venne da un fiume di battute e motti di spirito che i pazienti e lo staff portarono con sé. Comunque le battute muoiono in fretta e abbiamo constatato che, perché prosperasse un'atmosfera di buon umore, dovevamo *vivere* in modo buffo.

Imparammo prima a sviluppare un'aura di fiducia e amore, perché l'umorismo spontaneo può essere offensivo, e volevamo che tutto venisse preso con lo spirito del tentativo. (Le persone caute raramente sono divertenti.) Divenne ben presto chiaro che la buffoneria era una forza potente per mantenere unito lo staff, come un gruppo di amici. E io, un medico, cominciai a vedere il potente effetto medicinale dell'umorismo su malattie di tutti i tipi.

Lo humour è importante anche per la salute di una comunità, che sia questa il vicinato, la chiesa, un club o un circolo di amici. Ha aiutato me a vivere in modo comunitario per più di venti anni. I primi dodici anni usammo la nostra casa come ospedale gratuito, circondati di pazienti tormentati da grandi sofferenze mentali e fisiche. Il personale visse per molti anni senza paga e senza privacy perché tutto era così divertente. Come medici, anche noi scoprimmo che l'umorismo era una medicina fondamentale. Lo humour, forse persino di più dell'amore, fece funzionare il nostro progetto pionieristico; sarebbe stato impossibile senza questa grande colla sociale.

Viviamo in un mondo pieno di problemi. Molti aspetti della società sono insani o persino mortali, e ampi segmenti della popolazione vivono sempre al limite. Se dobbiamo curare la società, è necessarario fare affidamento in modo sostanziale sull'umorismo. Capita spesso che in pubblico genitore e figlio non vadano d'accordo e il genitore frustrato provi l'impulso di picchiare il bambino. Se io indosso il mio naso di gomma e mi comporto da buffone, la maggior parte delle volte la situazione viene "disinnescata" e né il genitore, né il bambino provano un sentimento di vincita/perdita.

Come si può infondere più humour in un contesto medico? Come prima cosa, deve essere una decisione congiunta dell'amministrazione e del personale. Gli elementi più importanti del modo di trattare i pazienti non sono le conoscenze mediche o le capacità, ma le qualità inerenti il divertimento e l'amore. Una volta che la classe dirigente medica sarà d'accordo sull'accettare più umorismo, le persone a tutti i livelli di impiego saranno disposte a fare dei passi in questa direzione. È più facile essere divertenti quando si è in confidenza con gli altri. Trascorrete del tempo insieme, scoprendo i vostri limiti e facendo pratica nell'essere divertenti. Invitate i pazienti e i visitatori a partecipare. Siate aperti agli esperimenti e intensificate lentamente. Aspettatevi che molti esperimenti falliscano e persino che possano causare dolore. Evitate l'umorismo razzista e sessista. Esercitatevi a essere buffi e divertenti, non a sciorinare una sequela senza fine di battute.

Alcuni ospedali hanno già cominciato questo processo. All'ospedale della Duke Univesity i camion dell'umorismo portano video, cartoni animati e libri umoristici, giochi di destrezza, giocattoli e giochi di società. Il DeKalb Hospital, vicino ad Atlanta, ha creato una Stanza delle Attività, dove far baccano e giocare. I clown del Big Apple Circus di New York City hanno creato una unità sanitaria dei pagliacci (Clown Care Unit), che visita regolarmente gli ospedali per bambini per portare gioia e assistere nella cura dei pazienti. La Association of Therapeutic Humor (associazione dello humour terapeutico) sta creando un ufficio informazioni, che dia chiarimenti sull'umorismo e sulle persone che lo praticano come terapia. Infine al Gesundheit Institute stanno costruendo il primo ospedale buffo, dove l'intero contesto sarà orientato al divertimento e al gioco.

Ci sono molte strade da esplorare. Penso che gli ospedali abbiano bisogno di dare ai pazienti una scelta tra un reparto "buontempone" e un reparto "rigoroso" e solenne. Nelle lezioni tenute in tutti gli Stati Uniti, chiedo ai gruppi medici quale reparto sceglierebbero, e più del 90% sceglie sempre il reparto dei buontemponi. In ogni ospedale si potrebbero destinare delle sale al divertimento, come ambiente allegro di cui tutti possono godere. Questo potrebbe attrarre molte persone creative della comunità, forgiare legami più stretti tra l'ospedale e la comunità e diminuire la natura gerarchica dell'attuale pratica medica.

Per il personale di tutti i livelli, suggerisco lezioni, riunioni a piccoli gruppi, picnic e persino dormire insieme, per coltivare la vicinanza, della quale c'è bisogno per assicurare più humour e gioia sul posto di lavoro. Suggerisco di creare dei gruppi di supporto umoristici e magari un luogo dove la gente si incontri per ridere. Molti ospedali si sono resi conto dell'importanza della fede e hanno incluso dei ministri e dei sacerdoti nel personale. Lo stesso può valere per l'umorismo: ingaggiare clown e persone che sappiano far divertire. In molte grandi comunità ci sono artisti, che potrebbero essere invitati per portare le loro abilità nell'ospedale. Qualche ospedale potrebbe persino prendere in considerazione l'idea di creare degli spazi per loro, con un magazzino costumi e suppellettili ben fornito.

La pratica medica sta soffrendo a molti livelli. Lo scontento dei pazienti è così grande, che molti stanno ricorrendo a cause legali. Molti medici sono così insoddisfatti che si arrendono o persino si autodistruggono. Esistono pochissimi ospedali felici, ammesso che ce ne siano. La maggior parte delle persone *odia* l'idea di andare in ospedale e ha delle esperienze traumatiche quando ci va. Eppure, non deve essere necessariamente così, se facciamo grandi sforzi per cambiare. Servire le persone in presenza di dolore e sofferenza dovrebbe – e può – portare un grande appagamento. Rivolgiamoci all'umorismo, affinché ci dia una mano e renda la medicina un divertimento.

Come essere un dottore "buontempone"

Il campo dell'umorismo in medicina esige una indagine più profonda. Come guida per una ricerca costante, ho preparato sette tracce per i professionisti. Lo humour è una cosa così personale, che suggerisco di provare queste idee in una varietà di contesti. Ricordate, *state cercando di rendervi ridicoli.* A tutta prima può essere imbarazzante, perciò dedicatevi a molte ore di pratica.

Questa non è un'area da esplorare se non siete guidati dal cuore; come per tutte le medicine molto efficaci, gli effetti collaterali possono essere un problema. La vostra meta consiste nel non ferire le persone e non minimizzare la loro sofferenza, ma fare divertire coloro che stanno soffrendo. La natura stessa della profonda sofferenza richiede il divertimento come antidoto.

L'umorismo ha molte sfaccettature e le idee che seguono costituiscono solo una piccola scelta di possibilità. Pongo l'enfasi sull'essere ridicoli, perché la maggior parte dell'ilarità sia fatta a spese di colui che la crea. I terapeuti che sentono che questo atteggiamento non porta vantaggio alla dignità della loro posizione hanno assolutamente ragione, ma dovrebbero ricordare che la disumanizzazione della loro professione è stata oggetto di molte critiche. Se siete preoccupati della vostra immagine, vi faccio notare, mentre siete alla ricerca del vostro bernoccolo del comico, che una rosa spruzza-acqua starebbe proprio bene all'occhiello della vostra giacca.

È venuta l'ora di unire riso e amore come mezzi fondamentali per servire l'umanità, attraverso la guarigione. Ho l'impressione che molte persone siano impedite dal seguire un percorso religioso da una mancanza di umorismo nella fede. In molte religioni orientali si segue un viaggio verso l'illuminazione che richiede uno sviluppo personale lungo una scala in salita di *chakra* o gradini. Seguendo questo modello, abbiamo concepito una simile scala di sette *chuckra* (risolini) che possono aiutare a infondere nella medicina più umorismo.

I maestri

Un novizio – persona senza una direzione interiore – che comincia a seguire un nuovo percorso, deve studiare i maestri per capire quale direzione è più adatta. I maestri scomparsi non mancano: Aristofane, Shakespeare, Moliére e Mark Twain sono solo alcuni fra i comici più significativi del passato. Com'è triste che così pochi insegnamenti dei più importanti commediografi dell'antichità siano sopravvissuti fino a oggi. Noi di questo secolo, comunque, siamo benedetti da molti maestri documentati attraverso la pellicola. Rivolgetevi a loro per la vostra ispirazione: Charlie Chaplin, Buster Keaton, W. C. Fields, i fratelli Marx, i Tre Stooges, Stanlio e Ollio, Abbott e Costello, Lucille Ball, Red Skelton, Jonathan Winters, Sid Caesar, Carol Burnett, Ernie Kovacs, Jerry Lewis, Woody Allen, Lily Tomlin, Monty Python, Pee-Wee Herman, e l'intero cast del *Saturday Night Live.*

Agli occhi di Dio, sicuramente, la maggior parte delle azioni umane sono ridicole, così suggerisco che i novizi cerchino di trovare in ogni situazione un prurito comico universale. Alcune grandi guide hanno dimostrato che la condizione umana è risibile, persino nelle sue agonie. Dante chiamò la sua discesa all'Inferno *La Divina Commedia;* Balzac chiamò l'intero suo lavoro *La Commedia Umana.* Per alcune persone, saranno sufficienti poche guide comiche. Per altri che perseguono il percorso della follia, ci vorranno molti insegnanti. E non dimenticate i buontemponi locali – guardatevi intorno nella vostra comunità e nel circolo dei vostri amici per trovare persone che trascinano alla risata. Maestri non celebrati, i quali possono mostrarvi l'ilarità del vostro luogo specifico, abbondano. Incollatevi a questi personaggi e il vostro talento umoristico crescerà.

Mantra

Il mantra per l'umorismo è la risata, che sia un cinguettio o scrosciante. C'è una scena bellissima nel film *Mary Poppins* in cui Ed Wynn è sopraffatto dal riso a tal punto che comincia a galleggiare verso il soffitto cantando:

Io amo ridere
A lungo e forte e tanto
Io amo ridere
Peggiora ogni anno
Più io rido

E più mi riempio di allegria
E più è l'allegria
E più io sono il me più felice che ci sia

Ride per tutto il tempo, mentre canta. Imparate a memoria questo ritornello e esplodete con questa canzone a cadenza regolare – vedrete come è contagioso. Siate indiscriminati nella vostra scelta del luogo e del momento. Per trovare la vostra risata, fate degli esperimenti con molte combinazioni di *ha*, di *hi*, e di *ho!* La risata non deve essere un mantra silenzioso. L'idea è di ridere spontaneamente in pubblico per almeno tre volte al giorno per un mese. Sì! Gesticolate, modulate e progettate molti tipi di risata in ogni contesto immaginabile, ovunque la vostra voce interiore dica "*Non qui*". Siete in piedi in fila alla cassa del supermercato e...

Gioco da bambini

I bambini sono un pubblico ideale per chiunque persegua la ridi-colaggine. Prima di tutto, ce ne sono tanti. Secondo, il loro gusto è indiscriminato; se non gli fate paura, li farete ridere. Con tutta la serietà che i ragazzi devono affrontare e le frustrazioni che i genitori subiscono avendo a che fare con loro, specialmente in luoghi pubblici, voi li aiuterete a creare una comunità che abbia cura della salute, facendo pratica con la vostra follia su di loro. Uno dei grandi pregi del giocare con i bambini è che questo rimane un comportamento pubblico accettato. Un dilettante può abituarsi a essere divertente senza inibizioni o paura di censure.

Guardate ai bambini come fonte di ispirazione e di guida per la spontaneità, poiché sono divertenti per natura. La maggior parte degli adulti deve sforzarsi di essere divertente. Una delle tecniche diagnostiche che uso per determinare se un bambino o una bambina sono diventati adulti è cercare di capire se rispondano prontamente all'umorismo. Crea meraviglia che, quando in un adulto che è avanti negli anni ritorna una certa libertà nel comportamento, la si chiami "seconda fanciullezza"? Così, fate pratica con i vostri "chuckra" quotidianamente con i bambini e, almeno una volta alla settimana, andate dove i bambini si incontrano e unitevi ai loro giochi per almeno un'ora.

Assana

Rendersi ridicoli non riesce molto facile a tutti, perciò è bene esercitarsi ogni giorno in posture umoristiche, o "assana". Per i dilettanti citerò solamente alcune posture facciali, lasciando i gesti del corpo più complicati ai i più esperti. Questi movimenti facciali vanno praticati davanti a uno specchio, per poterne imparare le sottigliezze. Una volta che ne padroneggerete alcuni, andate in pubblico e provateli. I bambini sono quelli che sanno incoraggiare meglio i dilettanti.

Un esercizio di riscaldamento che mi piace molto consiste nel mettere un valzer e far danzare i miei muscoli facciali a tempo di musica. Per la posizione facciale del "Pallonegonfiato", riempite le guance d'aria fino alla massima rotondità, strabuzzate gli occhi e fissate. Una conclusione d'effetto è quella di sgonfiare le guance schiacciandole. Per un'altra, "lo Strambo", tirate fuori la lingua quanto più possibile a lato della bocca, ruotate gli occhi ed emettete suoni gutturali. Queste due sono entrambe molto efficaci in fila alla cassa del droghiere, quando c'è un bambino di fronte a voi, che guarda sopra la spalla del genitore.

La varietà dei muscoli facciali lascia campo aperto all'investigazione scientifica. A chi si addestra per diventare un buontempone suggerisco di trascorrere mezz'ora al giorno di fronte allo specchio, fino a quando quel breve intervallo non è più sufficiente. Imparate a sentirvi a vostro agio con voi stessi. Più è grande lo specchio e meglio è. Indossate dei costumi, girate nudi, usate travestimenti, ma guardatevi e rendetevi conto di che cosa vi fa ridere. A me piace mettere della musica e danzare con i muscoli del viso e poi, lentamente, lasciare che il mio corpo faccia lo stesso. Quando trovate qualcosa che vi piace, allenatevici e ricordatevene.

Abbigliamento ridicolo

Ecco un'altra area che presenta possibilità illimitate. Data la ristrettezza degli standard della moda, indossare qualsiasi cosa fuori dall'ordinario suscita le risa della gente. Di certo, per le situazioni estreme, viene in mente un costume da clown. Prendete uno qualsiasi dei vostri vestiti e cucitevi delle toppe colorate: i colori *chiassosi* sono cruciali per ottenere delle risate. Andate alle svendite dei teatri per trovare dei tesori. Persino degli strani calzini da soli possono suscitare la risatina estemporanea. Adoro mischiare i colori che stonano e combinare le righe con gli scacchi, tutti ladri e induttori di risate. I cappelli sono uno dei modi più semplici di divertirsi. Posso raccomandare un cappello da pompiere o un casco spaziale con una trombetta a lingua avvolgibile? Mia moglie una volta mi fece un costume da Babbo Natale. Chi può spingere alla risata meglio del Sig. Ho Ho Ho stesso? Provate, diciamo, in marzo o agosto. I vostri pazienti lo adoreranno. Gente, questo periodo storico è uno dei più noiosi in assoluto per quanto riguarda l'abbigliamento. Guardate alla storia per trarne ispirazione e non trascurate le bretelle! Trovo tutti i tipi di trucchi per poterci giocare. Lo scopo qui è trovare il costume peggiore possibile e indossarlo fino a quando non vi dimenticate di averlo indosso. La parte più ardua è comportarsi in pubblico come se vestirsi in questo modo fosse normale.

Strumenti

Ecco un ambito in cui l'immaginazione umana brilla. Con la pratica, quasi tutto può essere divertente. Ma ci sono alcune cose essenziali per il vostro kit medico. Uno dei posti che preferisco per rifornirmi è Al's Magic Shop a Washington, D.C. In un kit non deve mancare una scatola che ride, un tiramisu istantaneo per ogni occasione. Come apprezzo le cose che stanno in tasca: la cimice che vibra quando date la mano, il cuscino che fa baccano, i palloncini, lo yo-yo, o i denti che battono. Non appena comincerete a usare i vostri strumenti ovunque andiate, imparerete a riconoscere i momenti ideali per usarli. Nessuno potrà ignorare il paralume sulla vostra testa. Le parole chiave sono queste: essere sperimentatori. Fate pratica improvvisando con articoli che non siano divertenti: una pietra, una scarpa, oggetti che stanno intorno a voi, aspettando di trovarne un uso. Ovunque siate – le volte che aspettate in coda sono ricche di possibilità – prendete un oggetto e, in successione rapida, interpretatelo in tanti modi diversi.

Un naso rosso

Quando ero uno studente di medicina, nel 1970, lavorai per sette mesi in una clinica serale gratuita in stile hippy. Fu il mio primo incontro con la profondità della sofferenza umana che molti dottori vedono ogni giorno. Dato che avevo del tempo da trascorrere con i pazienti, imparai che le medicine raramente alleviano la sofferenza umana. Ho potuto constatare quanto come medici siamo troppo male equipaggiati, per dedicarci alla qualità della vita del paziente. Ho visto come questo abbia scoraggiato molti medici e li abbia resi distaccati. Sembrava, dalle nostre ricerche, che la qualità della vita dei medici e dei pazienti migliorasse quando le persone si curavano autonomamente con amore e con ilarità. Per un medico avere a che fare con l'amore sembra naturale, una crescita di empatia e di affetto. Ma somministrare l'umorismo è qualcos'altro. Ho provato con le barzellette, ma non avevano l'efficacia che mi aspettavo. Così ho scelto di studiare come essere divertente. Ho imparato che è importante essere buontemponi in modo coerente, così che la gente veda che è proprio un modo di essere, non una posa.

Lavorando in quella clinica gratuita, come un pioniere, usai un naso rosso di gomma, poi cominciai a indossare un elmetto da vigile del fuoco. Questo portò immediatamente un raggio di luce in quella che spesso era una cupa sala d'aspetto. Lo indossavo ovunque, e quel naso da 50 centesimi creò l'occasione di molte risate. Spesso, guidando nell'ora di punta, un automobilista ovviamente frustrato mi guardava, vedeva il naso rosso e rideva. Mi innamorai di quel naso.

Qualche anno fa, a mia madre fu amputata una gamba, conseguenza di una vita dedita al fumo e della cattiva circolazione sanguigna. Non appena si svegliò dall'anestesia, il mio naso rosso e io la guardammo; risi e dissi: "Beh, credo che ora tu sappia com'è avere un piede nella fossa!" Lei rise, e continuò per anni a raccontare agli altri quell'episodio con allegria. Non poteva restituirle il suo arto, ma accese la sua speranza di continuare a godersi la vita.

Diplomazia nasale: un percorso divertente verso la pace nel mondo

> Perciò accade che, mentre i sentimenti degli uomini rispetto al prossimo loro sono vari, costoro da tutti sono egualmente riconosciuti come amici, invitati a tavola, carezzati, abbracciati e aiutati in caso d'incidenti; insomma hanno il permesso di fare e di dire quello che vogliono. A nessuno passa del capo di nuocergli e persino le belve si trattengono dal fargli male, perché sentono in essi una naturale innocenza.
>
> Erasmo, *Elogio della pazzia*
> (trad. it. Claudio Annaratone, Rizzoli 1963)

L'invito diceva che un gruppo stava per andare in Russia nel maggio 1985 in missione di diplomazia civile. Settantacinque fra medici, insegnanti, ministri, stelle del cinema e altre persone di spicco della comunità avrebbero incontrato le loro controparti nel tentativo di aiutare i rispettivi governi a costruire un ponte sulla frattura tra i due paesi. Certamente desidero la pace più di qualsiasi altra cosa a cui riesca a pensare. E non è un segreto che io senta profondamente il fatto che la diplomazia del nostro paese potrebbe portare molto aiuto. Ma che cos'è un diplomatico civile? Le implicazioni erano che solo il semplice fatto di essere in Russia, non come turista, ma come un cittadino per la pace, poteva dare risultati molto più ampi. Saremmo riusciti a ridurre la "Minaccia Rossa" a individui con famiglia, che amano pescare, andare a ballare, avere delle sicurezze per il loro futuro, e renderli nostri amici? Così la diplomazia assunse un atteggiamento di buon vicinato e di ospitalità. L'enfasi fu posta sull'azione diretta per migliorare la comunicazione e l'amore tra i due paesi, bloccati in un'apparente battaglia mortale. Non era stata fatta menzione di incontri al Cremlino del tipo riservato ai diplomatici politici. La nostra missione era prendere contatti con la gente russa. Ci fu data istruzione di fare giochi come la "roulette della Metropolitana", prendere cioè a caso metropolitane e autobus fino a perdersi senza speranza, per poi chiedere ai russi di aiutarci a trovare la via del ritorno.

Ero emozionato all'idea di andarci. Avevo visitato la Russia undici anni prima con un gruppo di tredici amici su un vecchio autobus, entrando nel paese a Brest, dal confine con la Polonia. Il periodo meraviglioso che trascorremmo là trasformò il mio senso del "nemico" in un sentimento di grande speranza. Qui c'era una popolazione appassionata, generosa, che danzava sempre, che era stata devastata dalla Seconda Guerra Mondiale (20 milioni di russi morirono, contro i 300.000 americani) e sembrava desiderare la pace in modo genuino. Mi feci degli amici con cui continuai a corrispondere. Mi ricordo di aver fatto delle battute in quel primo viaggio, dicendo che eravamo degli ambasciatori di pace. Ora avevamo l'opportunità di andarvi con quell'intento specifico.

Non potevo piantare i semi della pace attraverso la conversazione, perché non parlavo il russo. Tuttavia, non volevo limitare il mio impatto semplicemente alle persone che parlavano un buon inglese. Così scelsi di andarvi come clown, un folle buontempone. Avevo fatto il clown di strada per più di vent'anni e conoscevo il suo potere di diffondere il buon umore. Il clown è un personaggio universale, con una lunga tradizione in Russia. Visto il precedente viaggio russo, avevo fiducia che avremmo avuto un'accoglienza positiva. Non esiste un teatro di strada in Russia. Per ragioni di sicurezza personale, i cittadini mantengono un comportamento molto discreto e non attraggono l'attenzione. Così divenne un rompighiaccio automatico, una calamita per la curiosità! E una volta che un russo si avvicina abbastanza per vedere i segni distintivi di pace e amicizia, viene di conseguenza la fiducia di una calda stretta di mano e lo strizzare di un occhio, la conquista di un'amicizia. Sapevo anche che i bambini amano i clown. Se le famiglie avessero visto i loro figli amati da un clown e si fossero abbandonati alle risate, le trenta parole del nostro vocabolario di pace avrebbero potuto cogliere nel segno.

Ci pensai molto e parlai con gli amici dell'idea del clown. La maggior parte mi consigliò cautela, suggerendo di indossare il costume da clown sono nelle occasioni speciali e di essere "normale" per il resto del tempo. C'era la preoccupazione che i russi si potessero sentire presi in giro o si spaventassero davanti a qualcuno così visibile. Mi si ricorda spesso quanto sia intenso per gli altri andare in giro con un clown e mi fu suggerito che, forse, i miei compagni diplomatici si sarebbero potuti risentire di tanta ostentazione. Inoltre, non è affatto così semplice indossare un naso di gomma per sedici ore al giorno e mantenere una camminata buffa per due settimane. Una volta vestito da clown, sapevo che sarei dovuto rimanere nel ruolo tutto il tempo. Suppongo che fu la mia esperienza passata che mi convinse in modo definitivo che, condotta con il cuore, l'esperienza sarebbe stata mozzafiato. L'amore e il riso sembrano essere i principali ingredienti per la pace. Volevo toccare quante più vite possibile, dimostrare che mi importava di loro, e lasciare una sensazione positiva e duratura.

Mi definii un diplomatico nasale. Feci un "ridiporto" con una serie di fotografie buffe in cui indossavo venti nasi diversi. Questi sarebbero stati i miei documenti ufficiali in caso di richiesta – così li feci tradurre anche in russo. Portai una quantità di nasi di gomma. Erano il mio regalo di pace per reclutare altri ambasciatori del nasone.

I settantacinque diplomatici ebbero un incontro fuori da Helsinki di tre giorni per fare conoscenza e per cercare di formare un gruppo coeso. Ascoltammo delle conferenze sulla storia russa, sui costumi e sulla psicologia e facemmo un corso lampo di trenta parole per la pace e l'amicizia. Io mi vestii e recitai da clown per aiutare le persone ad abituarsi alla mia pazzia. Quando arrivai, ebbi la sensazione che diversi tra i miei colleghi fossero sconcertati dal mio progetto e pensavano persino che fossi fuori luogo in una missione così seria. Comunque, alla fine dell'orientamento, ricevetti molti riscontri positivi sul fatto che aiutassi le persone a rilassarsi e a essere se stesse. Per molti, entrare nel totalitarismo del paese creava ansia. Io tenni un mini-seminario ai miei amici diplomatici intitolato "Come essere matti" e regalai a ognuno un naso di gomma, da usare a piacere.

Prima di entrare in Russia, ci furono molte "prove generali" di situazioni di diplomazia nasale. Una sera nella zona soggiorno dell'albergo, io e Linda sedevamo vicino a una dozzina di finlandesi che stavano festeggiando dopo un seminario per impiegati di banca durato tutto il giorno. Stavamo godendoci la compagnia reciproca, quando uno chiese come mai fossi vestito da clown. Questo portò a diverse ore di riso sfrenato, a canti e alla condivisione di culture e fummo invitati ai loro festeggiamenti con abbracci e auguri.

Quindi entrammo in Russia. Da programma dovevamo passare undici giorni a Leningrado e a Mosca. L'esperienza superò i miei sogni più sfrenati. Ovunque andassimo, persone di ogni età ridevano in modo spontaneo e ci salutavano amichevolmente. Situazioni formali vennero spesso trasformate in occasioni più rilassate. Un'impressione ricorrente, rinnovata per tutti gli undici giorni, fu il vedere la gente ridere in modo disarmante, spontaneo, radioso. Quando andammo in macchina a Leningrado di primo mattino, prestissimo, e superavamo le persone sugli autobus e agli angoli della strada, vedevo la mia felicità riflessa nelle loro facce. Che magia! La nostra prima fermata fu una grande piazza al Palazzo d'Inverno, tra una flotta di autobus turistici, la maggior parte pieni di russi in visita al luogo della loro grande rivoluzione. Mi avvicinavo ai gruppi con la mia faccia divertente e una gioia silenziosa – stringendo mani in modo entusiasta e abbracciando – e molti mi invitavano a posare nelle loro foto di gruppo, con risatine soffocate come cinguettii e risate fragorose. Sul mio abbigliamento clownesco tutto colorato c'erano delle spille che inneggiavano alla pace tra le nostre nazioni. Queste indussero espressioni entusiastiche di buona volontà. Gli incontri spesso finivano in abbracci con lacrime e canti di *mir i druzhba* (pace e amicizia). Come dessert, venivano fuori le foto di famiglia e lo scioglimento delle barriere era completo. Non sto parlando di poche isolate emozioni, ma di una scena che si ripeteva ovunque andassimo.

Un giorno un uomo di bell'aspetto, vestito in modo elegante e formale, mi fermò e mi disse in un inglese perfetto che mi aveva osservato, che gli piacevano le mie interazioni con la gente e voleva stare un po' con noi. La diplomazia nasale diede a me e a Linda l'amicizia più intima e durevole dell'intero viaggio. Trascorremmo ogni giorno a Leningrado con Alex e la sua ragazza, Sveta. Saltò il lavoro e ci seguì a Mosca. Alex aveva trent'anni, era uno studente laureato in inglese, un bibliotecario e una guida part-time e traduttore per il museo dell'Hermitage. Sveta era una studentessa di architettura. Che ospiti perfetti! Alex era un vero amante di tutto ciò che fosse americano. La conversazione non cessava mai, esplorammo tutti gli argomenti. Ero sorpreso dalla sua padronanza dello slang, di cui faceva continuamente sfoggio con noi.

Alex e Sveta ci portarono in molti ristoranti non turistici che avevano piste da ballo. Come amano danzare i russi! I musicisti suonavano di tutto, dalla musica folk a Michael Jackson. Persone di tutte le età ballavano scanzonatamente, in coppie miste e con altri dello stesso sesso. Per nostra delizia, i russi si avvicinavano prontamente ai tavoli degli altri per chiedere a qualcuno di ballare, persino a un membro di una coppia. Ci proposero dei brindisi alla nostra salute, un tavolo ci mandò una lettera d'amore. Tornammo a casa di Alex perché era ansioso di vedere uno speciale di John Denver alla televisione. Durante quei cinque giorni mangiammo in pizzerie (hanno avuto grande successo in Russia negli ultimi anni), vedemmo uno spettacolo di rivista che veniva da Las Vegas, visitammo la casa di Dostoievskij e facemmo una gita romantica su una rete di canali in un parco vicino alla casa di Alex. L'ultima sera insieme a Mosca, rimanemmo fino alle tre del mattino sulla Piazza Rossa, io e Alex da soli (non c'era più nessuno in giro) cantando, ridendo e facendo progetti per il futuro. Ci lasciammo sapendo che ci saremmo rincontrati e da allora ci siamo scritti molto spesso. Un altro momento toccante avvenne a Leningrado. Tre di noi stavano camminando per strada, assorti nei pensieri, quando improvvisamente sentii una mano soffice e piccola nella mia. Guardando verso il basso, vidi che apparteneva a una bambina di quattro anni che, a passeggio con il padre, aveva visto un clown e voleva semplicemente tenergli la mano. Ci scambiammo tanto amore e i nasi e proseguimmo pieni di gioia.

Mi sono sempre piaciuti gli adolescenti, e quelli russi erano un pubblico prontissimo. Dalla distanza di un isolato potevo vedere gruppi di loro tornare da scuola. Mi guardavano ed esplodevano in risate, il che era il segnale per avvicinarli e accrescere le loro risatine. Gli mettevo le braccia intorno e camminavo con loro, non sentendo mai né resistenza, né tensione. Potevo tenere loro la mano per metà isolato, mentre parlavamo di pace. Questi adolescenti proiettavano un senso di innocenza che mi ricordava gli Stati Uniti degli anni Cinquanta. C'era un notevole miglioramento rispetto al nostro ultimo viaggio di undici anni prima: i russi indossavano abiti molto più colorati e si esprimevano di più per strada. Una ragazzina venne da me all'uscita di un museo, mi mise una spilla della sua provincia sulla giacca e arrossì.

Un giorno, nella Piazza Rossa, ero con due amici musicisti che viaggiavano con me. Quando il tempo è bello, l'ampia piazza è un luogo di festa, pieno di tutti i tipi di turisti. Molti gruppi erano venuti da tutta la Russia per celebrare il quarantesimo anniversario della vittoria nella Seconda Guerra Mondiale. Facemmo una pausa per guardare un grande gruppo di donne e uomini, il petto coperto di medaglie, posare per una foto. Era ovvio che fossero gente di campagna: goffi nei loro vestiti grigi e usati di rado, festeggiavano in questa città di nove milioni di abitanti. Cominciammo a suonare della musica tradizionale russa e io danzai con una donna più vecchia di me, mentre gli altri approvavano rumorosamente e applaudivano. Questo fece nascere un lungo momento di scambi di spille, di fotografie, di canti di pace e amicizia. La gente russa che incontrammo sembrava molto pronta nel formulare slogan di pace. Non ho mai incontrato dei sentimenti anti-americani. Fu difficile concludere quell'esperienza della Piazza Rossa; sentivo che, se fosse durata, la guerra non sarebbe mai giunta.

L'esperienza conclusiva venne al Circo di Mosca, quando la nostra adorabile guida, Helen, organizzò per me un incontro con il clown durante la sua pausa. Era un sogno che si realizzava. Fui caricato di regali: cassette jazz, un naso di gomma, palle da giocoliere fatte in casa e un invito a tornare un giorno per fare il clown per la strada insieme, in uno sforzo combinato Stati Uniti-Russia. Il clown mi invitò a tornare dopo lo spettacolo e a incontrare la sua famiglia. Mi sorprese e mi deliziò dandomi le sue scarpe da clown di pelle di capretto fatte a mano, dicendo: "Ho fatto ridere la gente qui, indossando queste scarpe per vent'anni. Ora tocca a te farlo a casa tua". Disse che anche lui sperava che attraverso l'umorismo il mondo potesse crescere sempre più unito e in pace.

Ho continuato questi viaggi da clown in Russia ogni anno dal 1985, e ogni volta l'impatto è più grande. Le ultime quattro occasioni sono state limitate a venti partecipanti che erano d'accordo di venirci come clown. L'età va dai vent'anni ai settantotto. Andiamo negli ospedali, negli orfanotrofi, nelle prigioni e facciamo del teatro di strada. Nel 1991, alcuni russi si unirono al nostro viaggio per tutto il periodo; ora stanno formando un'Alleanza dei Clown di Mosca.

Anni dopo questa esperienza, rimango impegnato nella diplomazia, nella vita di ogni giorno. Sapevo che fare il clown avrebbe promosso la pace, ma non l'avevo mai fatto per due settimane di seguito. Ora riconosco che non c'è bisogno di lasciare la propria casa per praticare la diplomazia. Trovo che indosso nasi di gomma più che mai, godendomi il loro potere di scaccia-tensione. Ci sono molti strumenti di diplomazia e spero che tutti trovino quelli a loro più adatti. Se ognuno di noi usasse questi strumenti localmente, per portare la pace agli amici e ai vicini, avremmo sicuramente un effetto benefico sul mondo intero.

E che mondo serio! I giornali, la TV e gli altri media proiettano un pesante carico di problemi. Cosa accadrebbe se il buffone fosse riportato a corte? Quando mi immagino un colloquio a Ginevra, un negoziato internazionale, mi chiedo che cosa succederebbe se ogni capo di stato portasse il buontempone preferito. Credo che allenterebbe le tensioni e incoraggerebbe la vulnerabilità per il bene comune. Illuminati, mondo! Prendete in considerazione una carriera nella diplomazia nasale!

La morte divertente

La morte ha sempre goduto di cattiva pubblicità. Molte ore della nostra vita trascorrono nel terrore di questo grande mistero. Morire è una delle poche cose che tutti devono fare, ma spesso non riusciamo a sopportarne il pensiero. La nostra società sente un tale disagio nei confronti delle morte che, nonostante l'incredibile preoccupazione che provoca, poche persone desiderano parlarne apertamente, come argomento di una conversazione stimolante.

Se si parla della morte, di solito lo si fa sottovoce, con il tono di un segreto. È "mortismo"? Forse qualcosa nella nostra formazione, rinforzata dall'istruzione, nonché dalle arti, persino dalla professione medica, perpetua il mito che la morte non fa parte del grande disegno della natura, ma che sia un trucco orribile o una punizione? Dobbiamo sottostare alla routine della Macabra Mietitrice? Non siamo liberi di scegliere come vedere la morte?

Quando ero studente di medicina, non ho mai assistito a una lezione sulla morte. Questa è una trascuratezza grave. La gente muore. Le vite sono distrutte dalla paura che ciò avvenga e le famiglie sono devastate quando succede. Ciononostante, l'istruzione medica la ignora. Da questo sembra conseguire che la morte rappresenta un fallimento terapeutico. Questa è una trappola insidiosa per un medico, che dovrebbe avvicinarsi alla medicina con molta più umiltà. I medici non sono qui per prevenire la morte! Siamo qui per aiutare i pazienti a vivere la più alta qualità di vita e, quando non è più possibile, per facilitare la più grande qualità di morte.

Se noi medici non riusciamo a essere completamente a nostro agio nei confronti della morte, prendiamo in giro noi stessi e i nostri pazienti, con un glorioso canto del cigno. Quando cominciai a praticare la medicina in reparto, durante il mio terzo anno di scuola di medicina, divenne ovvio che la morte fosse la realtà più sconfortante della vita. Molto spesso i pazienti che stavano palesemente morendo, erano abbandonati: lasciati morire. "Non c'è nulla che possiamo fare", diceva il personale. L'unica situazione nella quale i medici sembravano a proprio agio con la morte era durante un "Codice Blu"[7], quando l'arte medica veniva applicata in modo aggressivo. Se il tentativo non aveva successo, tutti sentivano di aver fatto del loro meglio, cosa che naturalmente avevano fatto. Ma mi sembrava che per molti medici quel tentativo di resuscitare fosse uno sforzo finale, di grande eroismo, per salvare il paziente. Credo che l'arte medica cominci con il fronteggiare l'atto del morire. È un difetto della medicina moderna che i medici non riescano a vedere quali potenzialità abbia il trasformare l'ultimo rito di passaggio in un'esperienza meravigliosa.

Non esiste nulla che confermi la fede e che sia più grande della realtà della morte. Non esiste una ragione più grande per sviluppare un credo e per abbandonarvisi. Che il sistema di convinzioni di una persona suggerisca il nulla o l'immortalità, può comunque facilitare l'atto di morire.

È importante per un medico esplorare la fede di una persona e la sua prospettiva della morte, come parte della routine per ricostruire la sua storia medica. Se questi punti di vista non sono definiti chiaramente, parte del trattamento dovrebbe essere dedicata al farlo. Trovo che la maggior parte dei pazienti siano grati del tempo che si passa su queste questioni, e questo rinsalda il nostro rapporto. Ogni volta che trascorro del tempo con una persona che sta morendo trovo in effetti una persona che vive. I giovani vicini alla morte sono stati molto efficaci nell'esprimerlo. Ricordo una bambina di undici anni che aveva un tumore alle ossa del viso molto esteso, con un occhio che galleggiava nella massa. La maggior parte delle persone trovava difficile stare con lei a causa del suo aspetto. Il suo dolore non era dovuto al fatto che stava morendo, ma alla solitudine dovuta all'essere una persona che non si riusciva a guardare. Noi due giocammo, scherzammo e godemmo della sua vita finché non si spense. Quello fu il momento in cui presi l'impegno di godere della presenza dei malati in modo profondo e di comportarmi in modo normale con loro.

Un altro amico, di poco più di vent'anni, malato di cancro, disse in modo enfatico che era una persona viva e che odiava il disagio che la gente dimostrava per la sua morte. Questo disagio, diceva,

7. Codice di emergenza.

interferiva con la sua vita. Andò a un grande ballo, poco prima di morire: gli era rimasta solo parte di un polmone, ma ballò più a lungo e più intensamente della maggior parte delle persone presenti. *Morire è il processo che inizia pochi minuti prima della morte, quando il cervello viene privato dell'ossigeno; tutto il resto è vivere.*

Quando cominciai a praticare la medicina, dovetti decidere come dovevo pormi nei confronti dell'argomento morte. Trovai un suggerimento dalla letteratura del diciannovesimo secolo. Romanzo dopo romanzo venivano descritte esperienze di morte in casa che erano meravigliose sia per il paziente che per la famiglia. Aveva molto senso. Che cosa poteva essere meglio del morire in compagnia della propria famiglia e degli amici, nella propria casa, circondati dai tesori con cui si è vissuti? In ospedale i malati terminali che intervistai si sentivano soli e strappati al loro ambiente. Quello che li allietava erano le persone che facevano loro visita e i pochi ricordi delle loro vite che tenevano vicino a sé. Quando parlavo con il personale sanitario, pochi, forse nessuno, pensavano che quello fosse il modo in cui volevano morire. Molti dicevano che, quando fosse venuta la loro ora, avrebbero posto termine alla loro vita con qualche farmaco.

Così incoraggiai i pazienti a morire nella loro casa e accettai di assisterli là. Ogni volta che l'ho fatto, dall'esperienza della morte è stata rimossa buona parte della paura. Ogni volta sia i pazienti che le famiglie sono stati profondamente grati, spesso sperimentando la stessa gioia e felicità di una nascita in casa. Queste famiglie sono le più grate di tutte quelle che io ho conosciuto. Mi rendo conto di come solo poche persone oggi abbiano sperimentato in modo pieno la morte di un loro caro. Quando avevo sedici anni mio padre morì in un ospedale senza la sua famiglia e senza la possibilità di dire addio. Mi sento arrabbiato e tradito dal fatto di non essere stato con lui in quel momento.

Considerate il parallelo tra nascita e morte. Per la maggior parte di questo secolo, la nascita in questo paese è stata un'esperienza dolorosa, con la madre sedata e il padre e la famiglia tenuti a distanza. Quando ero alla scuola di medicina la maggior parte degli ostetrici lavorava in un ospedale di città, con migliaia di nascite all'anno. Le donne urlavano di dolore per ore, tormentate dalla routine dell'ospedale e con il bisogno di un sedativo. I dottori si comportavano come se *loro* facessero venire i bambini al mondo, mentre in verità sono le donne che danno la vita! Molto presto nella mia pratica, seguii delle nascite in casa ed ebbi delle esperienze completamente diverse.

Lì vi era una celebrazione del tipo più elevato, che univa l'intera famiglia, con la levatrice o il medico che fungevano semplicemente da guida.

Se i corsi sulla nascita possono renderla una bellissima esperienza, perché non fare corsi sulla morte, per prepararci alla morte? Spesso, rendere familiare un'esperienza di vita, riduce l'ansia che essa genera. Questa è la ragione per la quale sostengo la morte divertente. Ho chiesto a migliaia di persone che cosa pensano della loro morte, e ho sentito ricorrere sempre queste risposte: "Non voglio che sia dolorosa" e "Vorrei accadesse nel sonno". Credo che, con uno sforzo cosciente e una pianificazione, il morire possa essere un evento previsto e dotato di una sua bellezza, condiviso con la famiglia e gli amici, un'ultima celebrazione dello stare insieme.

Così chiedo ai pazienti di immaginare che tipo di morte vorrebbero. "Quale sarebbe il tuo ideale?", chiedo. "Vorresti una fine miserabile, angosciosa, da solo in ospedale, con tutti che si comportano come se fossi già morto? O sarebbe più di tuo gradimento una morte divertente?" Con "divertente", intendo semplicemente qualsiasi cosa un individuo consideri ideale, nei limiti del realizzabile.

Nel nostro ospedale, e nelle case dei pazienti che lo desiderano, coinvolgeremo i pazienti terminali nel pianificare la loro morte. Incoraggeremo il dialogo con le famiglie, cosicché i desideri del paziente siano chiari per tutti. Suggerendo una morte divertente, spero che i pazienti e i loro amici useranno la loro creatività per concepire un'esperienza di morte che non sia solo tranquilla, ma anche prevista correttamente. Dato che avremo uno staff volenteroso e molti strumenti, mi piace pensare che qualsiasi cosa si desideri sia accettabile, purché i pazienti abbiano chiarito i loro desideri con le loro famiglie in anticipo.

Alcuni potrebbero preferire una morte tranquilla a casa con la famiglia e un sacerdote raccolto in preghiera, dando il benvenuto all'eternità. Altri potrebbero preferire tre donne in nero, rannicchiate in un angolo che si lamentano. Altri ancora potrebbero chiedere ai loro amici di vestirsi da angeli, di suonare delle arpe e cantare di intrattenimenti celesti che stanno per giungere. Per qualcuno potrebbe essere adatta una festa danzante selvaggia. Per me, dato che sono una persona un po' folle, vorrei una morte folle. La chiave è la scelta personale.

Non voglio in alcun modo ignorare o sminuire la tragicità della perdita per la famiglia e per il mondo. Noi tutti dobbiamo sperimentare quella perdita e quel dolore, ciascuno con il proprio stile. Questa pratica è rivolta alla persona che sta morendo, non specificamente a quanti continueranno a vivere. Per questo è così importante per i pazienti comunicare con le famiglie. La maggior parte dei pazienti con cui ho parlato desidera solo essere a casa con i propri cari e in un ambiente familiare, magari con musica, massaggi, preghiere e qualche ricordo in più.

La società contemporanea sta assistendo a un'imponente disgregazione della struttura familiare. È tempo di rimetterla insieme. L'intimità del pianificare e del creare un'esperienza intima della morte formerà la colla giusta per saldare tutto di nuovo insieme. Smettiamo di avere paura della morte e trasformiamola in un'esperienza che può avvicinarci come famiglia. Scegliamo una morte divertente.

Capitolo 4

Arte, natura e immaginazione

L'arte, la natura e l'immaginazione sono fondamentali per la salute. Non sono costosi abbellimenti della pratica scientifica. Li considero essenziali per mantenere il benessere e per la cura delle malattie. Il processo di guarigione dipende molto dalla loro influenza (sia nei confronti di chi cura, sia nei confronti del paziente) e perciò è importante mettere queste grandi medicine al centro del nostro lavoro di medici. Il chiamarle in causa consente al dottore di rispondere intuitivamente ai problemi del paziente e di garantire un trattamento che sia "sensibile", e non una soluzione da manuale.

Arte come cura di base

Come medico di famiglia e di base, considero l'artista un mio pari e l'arte alla stessa stregua del mio stetoscopio o del mio bisturi: necessari sia per la diagnosi, che per il trattamento. È stato sempre così. Non posso concepire di praticare medicina senza l'arte, sia nella mia vita che in quella dei miei pazienti. Nell'ospedale dei sogni, il Gesundheit Institute, ogni metro quadrato di spazio dedicato alle arti è essenziale, per la diagnosi e il trattamento, quanto il reparto di chirurgia o la stanza dell'idroterapia. L'arte non è una perdita di tempo e non è secondaria alle attività mediche, ma è fondamentale per la pratica della medicina interdisciplinare.

Le parole *arte* e *medicina* sono state associate a lungo. Il significato di "scienza della medicina" è piuttosto chiaro e include le tecnologie, la farmacologia, e la ricerca. Ma che cosa significa "arte medica"? L'arte è lo stile con cui viene impiegata la scienza, il modo di stare al capezzale, l'atteggiamento con cui si trasmette la compassione, si promuove l'armonia nello staff o si comunica. Il verbo attivo dell'arte, cioè *creare*, si applica alle modalità con cui si cercano soluzioni, con cui si svolge la ricerca scientifica e si bilanciano le complessità. La creatività è il processo del creare o del porre in essere. Così un atto creativo, come fornire cure di alta qualità, è il prodotto di un sé artistico. Perciò, si può trovare dell'arte nel camminare nei reparti o nel prelevare il sangue.

Questo conduce all'uso dell'arte nel promuovere il benessere e nel prevenire le malattie. La creatività è una grande medicina per il creatore e il risultato finale può essere una grande medicina per chiunque la sperimenti. Sono sicuro che, se mai qualcuno studiasse la creatività, riuscirebbe a dimostrare che è un grande stimolante per il sistema psiconeuroimmunologico di ogni persona. Creare insieme qualcosa unisce le persone e stimola una conversazione profonda e intima. Nel nostro ospedale, i membri dello staff sono incoraggiati a seguire tutti i loro interessi artistici, e questo vale anche per pazienti e ospiti. Questo condurrà verso la prevenzione dell'esaurimento e verso l'intensificazione dei rapporti personali. Gli ospiti e i pazienti saranno incoraggiati a seguire i loro interessi, a insegnare agli altri, a rendere piacevole la struttura e tutto l'ambiente. In questo modo possono sentire che stanno dando alla comunità e non solo ricevendo.

Sotto questa generica denominazione di "arte" includiamo la letteratura, le arti visive, le arti teatrali, dell'artigianato, l'architettura, la filosofia e la religione. Sono già presenti come terapia artistica lo psicodramma, la musicoterapia, la danza-terapia e la *pet-therapy.* Ma desideriamo evitare che queste definizioni ristrette limitino arbitrariamente il modo in cui queste attività possono essere impiegate nell'arte di curare. La nostra comunità ha dato feste da ballo per anni, durante le quali ho imparato molto della gente: quanto fossero in forma, o tesi o creativi. Si possono osservare inibizioni sessuali e danze di accoppiamento. Una festa danzante è un lubrificante sociale e un modo piacevole per favorire la comunicazione, i rapporti interpersonali e il senso dell'appartenenza. Una cosa affascinante che ho imparato è che quando danzano molte persone insieme, ogni singolo riesce a danzare molto più a lungo di quando a ballare sono solo poche persone. È un'espressione notevolissima di scambio di energia. Ho usato spesso libri d'arte per condurre un paziente ad aprirsi, cercando di pensare a quale artista nella storia potesse favorire una crescita o un'interazione importante. Ogni volta che realizzavamo un film o producevamo una recita, la discussione e il divertimento rafforzavano la pratica medica. L'idea che il nostro ospedale avrà un palcoscenico moderno mi entusiama quanto sapere che ci sarà un pronto soccorso. In entrambi i casi, saremo preparati ad affrontare qualsiasi cosa ci arrivi. I molti spettacoli teatrali che vertono sull'AIDS, per esempio, dimostrano come l'arte ci aiuti ad affrontare temi sociali e relativi alla salute.

L'arte ha il grande potere di elevare, di comunicare, di aumentare la comprensione reciproca, di educare e di infondere la bellezza. Ha sempre reso possibile un graduale cambiamento sociale: artisti da tutto il mondo ci hanno donato e continueranno a donare le loro opere per abbellire i nostri muri, i giardini e altri spazi in cui un oggetto, con la sua sola presenza, possa cambiare delle vite. Il nostro fumettista preferito ha accettato di creare dei buffi murales attenendosi al gusto della comicità che noi desideriamo. Crediamo che la bellezza guarisca, perciò l'architettura dei nostri edifici e del paesaggio circostante avrà un'estetica che lenisca e che stimoli. Sappiamo bene che l'ambiente architettonico possiede un grande impatto: non lo si può prendere alla leggera e non si può pensare che sia solo un modo di definire lo spazio. Ci saranno innumerevoli modi di stimolare tutti i sensi al Gesundheit.

La creatività e il gioco saranno le fondamenta della nostra capacità di trattenere con noi il vecchio personale e di attrarne del nuovo. L'arte ha sempre avuto un ruolo nell'organizzazione sociale. La creatività e il gioco, in modo analogo, saranno strumenti importanti per evidenziare il nostro messaggio di benessere, per servire l'umanità e la natura e per alleviare le sofferenze. L'arte e le sue innumerevoli espressioni non sono solo appendici, per quanto importanti, della medicina; sono il cuore di una pratica efficace.

Natura, giustamente chiamata madre

La Terra si riempie il grembo di piaceri propri;
Bramosie essa ha nella sua natural guisa;
E, eppure con qualcosa della mente di una madre,
E nessun fine senza importanza,
La nutrice fa tutto quel che può
Affinché il suo figlio adottivo, il suo Uomo naturale,
Dimentichi le glorie che egli ha conosciuto,
E quel palazzo imperiale dal quale venne una volta.

William Wordsworth, "Ode: Dichiarazioni
di immortalità da ricordi d'infanzia"

È con una saggezza profonda che le parole *Natura* e *Madre* sono state abbinate. La madre simboleggia il conforto, qualcuno da cercare quando si è in difficoltà. C'è sempre la possibilità di essere confortati e perdonati, dato che la natura è onnipresente. Intrinseca all'essere progenie della natura è la grandiosa opportunità di vivere un senso di appartenenza. Basterebbe questo per farci dire che è importante integrare la natura con l'attività di guarigione, per dare a Madre Natura lo spazio per contribuire al rilassamento e alla riduzione dello stress. Un semplice filo d'erba o una vista spettacolare, un luogo selvaggio e intatto o un giardino progettato fin nei minimi particolari possono paralizzare una persona. Una vita intera non è abbastanza per esplorare anche una piccola parte dell'estensione della natura.

Molte persone, sia giovani che vecchie, non hanno mai avuto un collegamento con la natura o l'hanno perso nel corso della loro vita. I bambini di oggi restano al chiuso così tanto tempo che molti di loro non hanno mai l'occasione di scoprire i tesori che stanno oltre la porta di casa. Perdersi nei boschi è più pauroso che divertente. L'ossessione per la pulizia crea delle fobie per lo sporco, per gli insetti e per il bagnarsi. La stimolazione multimediale moderna ha usurpato piaceri semplici come ossservare gli uccelli o fare una pas-seggiata. La natura può facilmente uguagliare o sorpassare i nostri "piaceri tecnici", ma non possiede abbastanza difensori per sostenere quest'etica. Si è creato un tale abisso tra gli esseri umani e la natura, che il loro collegamento viene largamente ignorato. Una filosofia dominante, nella sua presunzione, dice persino che la natura esiste per servire *noi*. Questo ci ha condotto a perpetrare abusi orrendi sulla natura, tanto da portarci sull'orlo di un potenziale olocausto ambientale.

Dobbiamo recuperare il nostro ruolo, essere uno fra i tanti attori nel cerchio della vita e smettere di essere parte del problema. Il fulcro di uno stile di vita orientato al benessere e alla prevenzione deve includere la prevenzione di disastri ecologici come la deforestazione, l'impoverimento degli acquiferi, la desertificazione, la perdita del terreno coltivabile, l'inquinamento dell'aria e delle acque e l'estinzione di molte specie animali e vegetali. A questo scopo, il Gesundheit Institute porrà l'enfasi sulle questioni naturali, con lo stesso impegno che profonde per le questioni sanitarie. La nostra sede nel West Virginia, con il torrente, il lago grande quattro acri, le cascate, la montagna con la sua foresta, le grotte naturali, acri di giardini ornamentali e orti medicinali e una grande varietà di sentieri, percorsi e luoghi di sosta, lascerà alla natura piena libertà espressiva in tutte le stagioni. I pazienti e il personale impareranno la conservazione, formalmente attraverso lezioni e informalmente attraverso il gioco e il lavoro comune sulla terra. Impareranno a tracciare paralleli tra la morte e la vita in natura e in loro stessi. Esperimenti di tecnologia, agricoltura e disegno del paesaggio appropriati riveleranno dei modi più sani di armonizzare gli esseri umani e la natura. Daremo sostegno ad altri esperimenti simili ed esploreremo modi più salutari di riciclare e di trattare i rifiuti.

Per quanto riguarda il benessere personale, useremo la natura per eliminare la noia e reintrodurre la meraviglia e la curiosità. Scalando la nostra montagna, pescando nel lago o studiando con un microscopio, i pazienti e lo staff troveranno del rapimento in seno alla natura. La natura insegna anche l'umiltà: in modo plateale, attraverso i terremoti e le inondazioni, e sottilmente con il suo influsso sul tempo e sull'appassire delle piante. È importante che gli esseri umani percepiscano la loro fragile vulnerabilità e riducano la loro insana arroganza.

La natura, medico curante, ci aiuterà a esplorare la bellezza e l'ispirazione. I giardini avranno una tavolozza di colori, suoni, odori e sensazioni tattili che scioglierà persino il cuore più duro. Ognuno avrà un ruolo nel creare i giardini. Per rafforzare i nostri messaggi in merito a un'alimentazione corretta, i pazienti aiuteranno a piantare, curare, raccogliere, conservare e preparare il cibo e di conseguenza avranno più interesse per quello che mangiano e per la provenienza dei loro alimenti.

Tra le potenzialità terapeutiche della natura, vi è la capacità di guarire le malattie mentali e le angosce, come solo pochissime altre forze riescono. Spesso sono uscito con una persona psicotica e abbiamo abbracciato un albero per molto tempo o ci siamo rotolati giù per una collina. La natura è in cima alla lista dei più potenti fra i tranquillanti e i riduttori di stress. È stato dimostrato che il semplice suono dell'acqua che scorre abbassa la pressione sanguigna. La natura, ho notato, è la medicina fondamentale per le persone gravemente ammalate e morenti, quando tutto il resto ha fallito. La natura è così utile, nel costruire una relazione terapeutica tra il paziente e il terapeuta, che una passeggiata di un'ora insieme nei boschi può avere un impatto molto più significativo che un'ora trascorsa seduti attorno a una scrivania.

Gesundheit sarà il luogo ideale per trovare "angoli del potere": luoghi speciali in cui le persone potranno esaminare se stesse, prendere decisioni importanti e rilassarsi. Quanti si sentono incerti avranno la possibilità di intraprendere una "ricerca visiva" per trovare una direzione salutare da percorrere. Manderemo circa una dozzina di persone in escursioni a piedi della durata di sette-dieci giorni in zone non abitate. Dovranno attraversare fiumi, costruire un campo per sostare, cucinare pasti e sperimentare i legami umani, la cooperazione, la cura di sé, il divertimento e molto altro, tutto grazie alla natura.

Infine vorrei sottolineare che gli esseri umani *sono* parte della natura. Le persone che amano la natura e non apprezzano la città spesso esaltano l'abbondanza della natura come se esistesse solo in campagna. Amo la città *a causa* della sua natura – cioè della *gente!* I centri commerciali affollati sono per me paradisiaci come una foresta, tutte quelle persone per me sono alberi. Gesundheit unisce le persone e insegna ad amarne la quantità, così come le qualità individuali. All'interno dei muri del Gesundheit, saremo un centro in miniatura, e la natura saremo noi. All'esterno, trarremo godimento dal resto del mondo naturale, trovando tanti modi di lavorare e giocare con le sue molteplici manifestazioni.

Immaginazione

Non c'è universo più grande dell'immaginazione. Tutto passa attraverso di essa: tutte le arti, le filosofie e le invenzioni, per esempio, e persino ogni modifica ed evoluzione. L'immaginazione è la migliore amica della mente cosciente, plasmatrice di sogni e gaia compagna di vita. In tutto il corso della storia, spesso abbiamo cessato le attività esteriori (o le abbiamo rese ripetitive), al fine di entrare nelle infinite regioni della mente, dai sogni a occhi aperti casuali alle meditazioni disciplinate.

Senza fine, senza limiti, colossale – non possiamo confinare l'immaginazione ai soli aggettivi, perché persino nelle nostre scelte descrittive l'immaginazione ha il controllo. Definisce se stessa. La spontaneità cerebrale pulsa come una nascita. Tuttavia, il genitore adottivo prende la sua creatura e agisce (o non agisce) come gli sembra opportuno. Da dove viene l'immaginazione? Il pensiero può provvedere solo i meccanismi di guida più rozzi, il resto è un oceano eclettico di memoria collettiva, cosciente e inconscia. Tutto quello che è la storia di una persona e ogni possibile permutazione e combinazione di input dei sensi comincia come un seme dell'immaginazione. Tre miliardi di anni di progettazione al computer non sarebbero sufficienti per comprendere o simulare l'immaginazione. Forse tra mille anni la scienza potrà cominciare ad analizzare la biochimica dell'immaginazione, ma nel frattempo preferisco pensare l'immaginazione come una marionetta con un milione di fili. Tutto quello che vediamo è il prodotto finale: il nostro prossimo momento immaginativo.

Tutte le culture esistite, ciascuna con i traguardi che ha raggiunto, rappresentano solamente le ampie pennellate dell'operato dell'immaginazione. All'interno dell'immaginazione proviamo a manipolare ogni singola questione della vita (e ogni possibile combinazione di questioni). Quando questo diventa più evidente, se non nel momento in cui ci innamoriamo? Le poesie e le canzoni ispirate dall'immaginazione protesa verso l'amore dominano la storia delle arti della parola. L'amore "inebria" l'immaginazione.

Per molte persone l'immaginazione raggiunge il culmine nell'età che va dai due ai cinque anni. Dopo questo periodo il suo uso diminuisce ed emerge la noia. Molte persone mettono a dormire la loro immaginazione, più che eliminarla del tutto. La noia è un insulto al miracolo della vita e una mancanza del senso di gratitudine; è al cuore della sofferenza umana. Poche forze hanno più potere di guarire la noia rispetto a un'immaginazione gioiosa. Come medico, considero un problema di salute grave il fatto che un adulto abbia permesso all'immaginazione di arrancare e alla noia di dominarlo. La noia può essere eliminata semplicemente alimentando l'immaginazione. Le persone che dicono: "Non ho immaginazione", proiettano, attraverso il linguaggio del corpo, l'essere morti. Tutto viene dall'immaginazione: le sue grazie sacre possono far scintillare la vita e mantenere giovani di spirito.

Tutti possono stimolare l'immaginazione; esiste in ogni persona. Come il fisico, l'immaginazione può fiaccarsi se non viene esercitata e apprezzata. Ecco alcune qualità che fanno esercitare l'immaginazione.

- Un grande senso della meraviglia, attraverso la contemplazione e lo studio nella natura, dell'umanità, delle arti e della vita stessa.
- La curiosità per tutto e tutti.
- L'esplorazione, per quanto rapida, di tutte le aree di interesse, e il dire sì a tutte le opportunità.
- La condivisione delle idee con ogni persona disponibile e lo studio delle idee completamente diverse dalle nostre.
- Il gusto del gioco e dell'improvvisazione, con la capacità di sperimentare liberamente, senza obiettivi specifici.
- La libera manipolazione con ogni mezzo artistico.

- La ristrutturazione del pensiero; il trascorrere del tempo lontano dai problemi di adattamento, dalle paure, dalle preoccupazioni e dal dubbio; far fare ginnastica all'immaginazione, per esempio immaginando un mondo in cui la clorofilla sia di un altro colore, invece che verde... magari anche di trenta sfumature diverse.
- La ristrutturazione della vita in direzione della felicità.

Portare l'immaginazione nell'ambito della pratica medica rende un medico non solo un dottore migliore, ma anche un essere umano migliore. Quali fondamenta più solide ci potrebbero essere per la medicina?

CAPITOLO 5

Ricostruire se stessi, la famiglia, la comunità, il mondo

Per molti il problema di salute più distruttivo è la combinazione di noia, paura e solitudine. I danni maggiori per la nostra salute vengono dalla solitudine e dalla mancanza d'amore. Se i rapporti con le nostre famiglie, con i nostri amici e con noi stessi non funzionano bene, non c'è livello di salute fisica che possa compensarli. Un numero enorme di persone, che godono di salute fisica, conduce una vita miserevole; viceversa, se i nostri rapporti con la famiglia, gli amici e noi stessi sono robusti e danno sostegno, allora anche una persona che sta morendo può godere della gioia immensa della comunità.

Il corrispettivo in medicina è la relazione fra guaritore e paziente. Nel corso degli anni in cui abbiamo visto pazienti al Gesundheit Institute, tutto quello che abbiamo fatto, come individui e come comunità, è stato orientato al costruire intimità e amicizia. Se arrivava qualcuno per lavorare nel nostro giardino o per assistere a una delle nostre produzioni teatrali, quello aiutava a costruire una relazione salutare. Attività di questo genere erano sananti in un senso anche più profondo, perché amare una persona e farne un amico favorisce la stima di sé. Per certe persone, sviluppare un'amicizia del genere può richiedere vent'anni; per altre invece le cose procedono più rapidamente. Giocare insieme, parlarsi e ascoltarsi, fare progetti insieme: tutto arricchisce la stima di sé.

L'intimità e l'amicizia non fanno parte della medicina convenzionale, dove il centro dell'attenzione è il rapporto uno-a-uno fra medico e paziente, santificato dalla confidenzialità. Alcuni professionisti della medicina (in particolare quelli delle specialità legate alla salute mentale) hanno cominciato a rendersi conto che il paziente fa parte di una unità familiare complessa. Io credo che, accettando la piccolezza del mondo, la densità della popolazione e la miriade di influenze che agiscono sugli individui e le famiglie, un giorno forse vedremo che il paziente è la comunità, addirittura la società nel suo complesso. Immaginatevi allora che cosa possa fare un "dottore della società", che tipi di malattie possa trattare! Parte dell'esperimento del Gesundheit Institute consiste proprio nell'essere un dottore a tutti e quattro i livelli (per l'individuo, per la famiglia, per la comunità e per la società) e vederli come intensamente interrelati.

La chiave per una vita felice

> Vedete, miei fratelli e sorelle? Non è caos o morte – è forma, unione, piano – è vita eterna – è Felicità.
>
> Walt Whitman, "Ode a me stesso"

L'azione più rivoluzionaria che chiunque possa compiere è essere felice. Mi riferisco non a un momento di gioia durante una delle esperienze più alte della vita, ma a uno schema di fondo di felicità costante. Essere felici ogni giorno non è più faticoso che essere miserevoli.

Ciascuno di noi sceglie le tonalità di fondo del proprio ritratto. Una persona può scegliere di essere felice o infelice. Purtroppo, negli ultimi cinquemila anni, sembra che la coscienza umana sia stata dominata da un paradigma di sofferenza e infelicità con un sentimento di base sottostante per cui la vita sarebbe una lotta. Ma questa situazione può cambiare e la felicità può diventare il fondamento da cui lanciare la vita. Possiamo *scegliere* un paradigma di felicità in cui tutti i nostri pensieri, i nostri sentimenti e le nostre azioni sono infusi di gioia.

La definizione che ne dà la nostra cultura ha fatto della gioia un obiettivo sfuggente, troppo legato a eventi di grande importanza come le nascite e i matrimoni. La maggior parte di noi è così abituata al dolore che l'idea di vivere felici *in ogni momento* può sembrare impossibile, addirittura innaturale.

Quando viviamo le nostre vite partendo da una base di felicità, possono comunque verificarsi eventi negativi. Non parlo di una vita senza problemi. Nel contesto più ampio di una vita splendida e felice ci saranno sentimenti di tristezza e di infelicità. La mia speranza è che ciascuno possa esprimere quei sentimenti in libertà, perché l'infelicità, una volta espressa, può allontanarsi in un paradigma di gioia.

Da quello che ho potuto vedere negli ultimi trent'anni, molte persone dicono di sentirsi "costantemente tristi". Ovviamente, non sono davvero tristi in ogni momento, ma a loro *sembra* di essere così. Lo stesso vale per chi è felice costantemente: si *sente* in quella condizione. Un atteggiamento disfattista è un componente importante del paradigma del dolore. Mozart non aveva un centesimo, non riusciva a trovare lavoro ed era malato, aveva perso i figli per inedia; però, mentre gli capitava tutto questo, scrisse alcune composizioni musicali fra le più belle che siano mai state create. Non era il suo genio che lo rendeva felice. Per Mozart, la felicità era una scelta individuale.

Nella nostra società gli "dei" del denaro e del potere hanno fanno della noia, della solitudine e della paura il contesto in cui molti di noi vivono. I mezzi di informazione, quotidiani, televisione e radio, urlano ogni giorno dolore nei loro titoli. Sono orientati a parlare di cose sgradevoli, tormentate, tragiche. La telecamera seziona ogni incidente automobilistico con precisione chirurgica, ma racconta le belle notizie solo nei quadretti aneddotici. Se dovessi pubblicare un quotidiano, stamperei soprattutto storie felici, relegando quelle tristi alle ultime pagine, in modo che chiunque voglia "finire in prima pagina" debba fare qualcosa di divertente. Immaginatevi un quotidiano che raccontasse estaticamente di una passeggiata nei boschi!

L'attenzione per la sofferenza permea anche la cultura popolare. Le produzioni televisive commerciali promuovono emozioni negative come il sospetto, l'invidia e l'infelicità. Siamo così abituati al dolore che molti di noi ormai pensano che un'esistenza felice sarebbe indesiderabile o addirittura noiosa. È un paradosso interessante. In anni di conversazioni approfondite, ho scoperto che la maggior parte delle persone cerca una vita più felice, si consuma addirittura per cercarla; ma molti non credono di poter essere felici continuamente.

In parte il problema sta nella limitata espressione di felicità nelle arti, in particolare nel ventesimo secolo. Nelle arti visive, per esempio, il mondo della pubblicità è diventato un ricettacolo di grandi talenti, soprattutto grazie alle ricompense finanziarie che promette. I pochi artisti che lavorano in modo indipendente e parlano dal cuore tendono a dipingere un'immagine triste. Vedo pochissime opere di arte visiva che celebrino la grandezza della vita. Ho maggiore familiarità con le arti della parola scritta, in particolare con i romanzi, la poesia e il teatro degli ultimi due secoli. Quello che si avvicina di più a una vita grande e felice, nella maggior parte delle opere letterarie, è la storia di un eroe che tenta con forza di superare le avversità con amore e dedizione. Questa, però, è una lotta. Sono davvero pochi gli autori che cantano la gioia di ogni giorno. Uno di questi è Walt Whitman, che nella "Ode a me stesso", ha scritto:

> Celebro me stesso e canto me stesso,
> e quello che io assumo tu devi assumere
> perché ogni atomo che appartiene a me appartiene anche a te.

Whitman esprimeva una visione universale in cui la vita in sé è grande.

Sono interessato alla felicità perché sono un medico. Nel corso degli anni, ho intervistato in profondità migliaia di persone. Quasi tutte dicono che la felicità è un bene raro nelle loro vite e possono elencare quelle poche, specifiche occasioni in cui sono state felici. Molte persone spesso si rifiutano di fare cose che le renderebbero felici. Un medico deve ignorare completamente aree enormi della vita di un paziente, perché questi non vuole cambiare il suo stile di vita. Con grande tristezza, prescriviamo dei trattamenti che sappiamo benissimo lo aiuteranno solo in parte.

La psichiatria è la scienza della mente, ma non sono riuscito a trovare nemmeno un capoverso dedicato alla felicità, in un manuale di psichiatria. Non mi capita mai di sentire qualche operatore del settore medico che prescriva la felicità a chi non gode di salute mentale (e cioè, secondo me, a tutti coloro che non sono felici). Sulle riviste, le pubblicità dei tranquillanti e le "terapie conversazionali" hanno il semplice obiettivo di far sì che i pazienti *convivano* con i loro problemi. Solo un paradigma di dolore accetterebbe degli obiettivi così lillipuziani.

Molti di noi fanno questa esperienza di dolore nei loro rapporti, con gli effetti negativi che ne risultano per la mente e il fisico. Più della metà di tutti i matrimoni finiscono con un divorzio. La tensione dovuta ai cattivi rapporti può far aumentare la pressione del sangue, aggravare ulcere, produrre dolori di schiena, portare all'abuso di farmaci e generare angoscia. Da dottore, sono convinto *che sia importante per la nostra salute essere felici*; può anzi essere il fattore più importante per la salute. Il collegamento è ben documentato nel libro di Norman Cousins, *Head First*. Trattare la malattia e non la sorgente del dolore (che è il rapporto stesso) è una trascuratezza grave. Affrontare il dolore è compito della psichiatria e della psicologia.

Gli psichiatri possono esplorare tutti gli aspetti e tutte le possibili cause del dolore ma, se non sono anche dei "felicitologi" non possono aiutare a promuovere la felicità, e di conseguenza migliori condizioni di salute.

Essere felici ha conseguenze politiche. La pace e la cooperazione mondiale appartengono al paradigma della felicità, mentre guerre e diatribe sui confini fanno parte del paradigma del dolore. È caratteristico della felicità aiutare gli altri, come è caratteristico del dolore essere soli. Se un numero sufficiente di persone raggiungesse la felicità, forse anche il mondo potrebbe diventare più pacifico. Divertimento è ciò che provano le persone quando sono felici. Un'esperienza singola può dare divertimento, ma quando la vita viene percepita come divertimento in tutti i suoi aspetti, il gioco della vita diventa un divertimento per sempre. Questo punto di vista non banalizza l'entusiasmo di ciascun momento, ma semplicemente pervade tutto di meraviglia, curiosità ed entusiasmo. Pensiamo ad alcune situazioni quotidiane che di solito sono considerate causa di abbattimento, come aspettare in coda. Nel paradigma della felicità una attesa in coda diventa una grande occasione per incontrare persone, sognare a occhi aperti o giocare. Lavare i piatti (attività che spesso viene vista come una seccatura) diventa un balletto eseguito per ringraziare chi ha cucinato. Alla noia si sostituisce l'esplorazione. I nostri sensi diventano i nostri servitori, che introducono una serie di viste, suoni e odori degni di interesse.

L'ingrediente più importante nella mia personale ricetta per la felicità sono gli amici. Tutti hanno bisogno di amici o compagni di giochi con cui divertirsi. Nel paradigma del dolore, spesso le persone dicono di essere fortunate ad avere qualche amico. Per chi è felice, invece, ogni essere vivente è un amico potenziale. L'unica relazione che dura una vita sancita totalmente dalla nostra società è il matrimonio, ma chi entra in questa relazione raramente vi conserva l'elemento ludico. Barzellette fin troppo serie parlano del matrimonio come perdita di libertà. Nel paradigma della felicità, il matrimonio è l'inizio della libertà. Una prospettiva limitata può impedire all'amore non solo di durare, ma anche di crescere di anno in anno.

Nulla nella vita può nemmeno avvicinarsi alla gioia stupefacente del viaggio condiviso verso l'essere genitori. Ci può essere un dono più grande per un bambino della felicità dei genitori durante gli anni del suo sviluppo? Oggi, troppo spesso nel matrimonio l'accento cade sulla lotta, mentre potrebbe cadere sulla gioia. La maggior parte delle relazioni comporta una buona dose dell'una e dell'altra, ma sentiamo parlare molto più spesso del dolore, perché sembra quasi associato alla maturità. La gioia piena di entusiasmo viene associata alla fanciullezza, come se dovesse essere qualcosa da perdere per diventare adulti. Quel che si applica agli amanti vale anche per gli amici. Il paradigma del dolore porta cautela e sospetto nell'amicizia, ma se si coltivano i semi della fiducia in un campo di felicità condivisa, fioriranno per sempre. In un mondo più felice, vedremmo una rinascita delle famiglie allargate, i cui membri convivono sostenendosi a vicenda. Ho vissuto in forme comunitarie con gruppi di persone felici per più di vent'anni e quest'esperienza ha arricchito la mia vita e potenziato i miei sogni in tutti i modi. Una cerchia ampia di amici può dare sicurezza e felicità come nessun'altra forma di assicurazione.

Anche gli hobby sono una chiave per una vita felice: molto semplicemente, sono felicità organizzata, una decisione personale di esplorare alcuni aspetti particolari della vita. Danno spazio alla meraviglia e alla curiosità e anche alla nostra parte più creativa. Nel paradigma della felicità, tutti gli interessi della vita (compresi il lavoro e la famiglia) diventano hobby. Robert Frost, in "Two Tramps in Mud-Time", diceva che il suo traguardo nella vita era fare della sua vocazione e della sua rinuncia una cosa sola.

Molti abbandonano i loro interessi quando si sentono tristi o angosciati, e invece è proprio quello il momento di chiamare a raccolta il valore terapeutico degli hobby. È importante rendersi conto di quanto valore abbiano per la salute i nostri interessi, sia quando siamo malati sia quando stiamo bene. Di solito, di quali hobby si tratti non ha molta importanza, purché non danneggino gli altri. Quasi tutti gli hobby non violenti hanno un valore positivo per la salute; sono i nostri amici quando siamo soli e un mezzo per sviluppare amicizie quando siamo con altri.

Nel paradigma del dolore, la natura diventa un servitore agli ordini dell'umanità e dei suoi capricci. Questo atteggiamento è una grande tragedia. Per chi è felice, invece, la natura è la protezione, la tutela della vita. Una giornata piovosa non è triste, ma un'occasione per celebrare, per sentirsi vicini alla natura. Poche cose nella vita sono paragonabili alla felicità senza timori che ci è offerta dalla contemplazione della natura. Camminare nell'erba, osservare una libellula in volo o una pianta che sta fiorendo è stupendo. La natura è ovunque ed è libera, gratuita. Per chi apre a essa il proprio cuore non c'è giorno che passi senza gioia estatica.

Il riso è il rumore bianco della felicità. Un risolino è come una sentinella per la nostra coscienza, pronto a scoppiare alla minima provocazione. Il sollievo della comicità, per le persone felici, è un modo eccellente per far svanire il dolore. In un mondo più sano, lo humour sarebbe uno stile di vita e le persone divertenti sarebbero una regola, non un'eccezione. Uno degli ausili migliori per il passaggio da un'esistenza "pesante" a un'esistenza "leggera" è aprire al commediante che c'è in noi. Tutti sono affamati di humour, perciò chi sa esercitare la propria vena di buontempone farà incetta di gratitudine.

Ci vuole uno sforzo notevole per rifiutare la gioia e la bellezza: non è un atto passivo. Con tutto il potenziale di felicità che si trova in questo mondo, è incredibile che ci possano essere persone annoiate e sole. Non voglio banalizzare la tristezza e l'angoscia, ma semplicemente dire che abbiamo scelto questi stili di vita. Chi si sente triste in genere dà la colpa a eventi esterni su cui non ha controllo, ma è una forma di irresponsabilità. Queste persone diventano complici del paradigma del dolore, interpretando il ruolo della vittima. Sì, succedono cose terribili e quando succedono *sono* dolorose. Se si sceglie di arrendersi, però, queste esperienze continuano a ferirci.

Viktor Frankl, un sopravvissuto dei campi di concentrazione nazisti, che sa benissimo quanto sia importante la libertà di scelta, ha scritto:

> Chiunque abbia vissuto in un campo di concentramento ricorda gli uomini che uscivano dalle loro baracche e si confortavano a vicenda, donando il loro ultimo pezzo di pane. Saranno stati pochi di numero, ma sono sufficienti a dimostrare che a un uomo si può togliere tutto, tranne una cosa: l'ultima delle libertà umane, la possibilità di scegliere il proprio atteggiamento in ogni circostanza data, di scegliere il proprio modo.
>
> Viktor E. Frankl, *Man's Search for Meaning*

Voglio dire che, anche se il dolore del mondo ci fa male, dobbiamo mantenere l'amore e la pace nelle nostre vite. Dobbiamo cogliere ogni opportunità per gridare il nostro entusiasmo. Siate esempio di gioia!

Amicizia

In oltre vent'anni di esercizio della medicina, non ho mai incontrato sofferenza che assomigli neppure vagamente all'orrore della solitudine. Le urla di questa condizione prendono proprio allo stomaco e solo l'amicizia può alleviare davvero il dolore. Parlando con persone di ogni tipo, mi sono reso conto che la grande maggioranza è colpita dalla solitudine e per molti è una cosa così paralizzante da costituire un forte deterrente all'apertura. La solitudine è diventata un inferno privato che chi ne è colpito non rivela, a meno che non venga sondato in profondità. Una breve visita dal dottore o una conversazione superficiale non permettono di capire la loro sofferenza: ammettere il loro vuoto è una vulnerabilità troppo dolorosa da esporre. Per qualcuno la solitudine si manifesta come immobilità, per altri come rabbia senza freni, per tutti però è una malattia terribile e l'amicizia è la medicina migliore.

> Per un essere umano, amarne un altro: questo è forse il più terribile dei nostri compiti, la verifica e la prova definitive e ultime, l'opera lavoro per cui ogni altra opera è solo una preparazione.
>
> Rainer Maria Rilke, *Lettere a un giovane poeta*

Molto spesso i nostri genitori e la società fanno sembrare *difficile* l'amicizia. Negli anni della nostra formazione sentiamo spesso ripetere "Puoi contare solo su te stesso" e "Non ci si può fidare degli altri". L'innocenza della giovinezza si apre a molte amicizie, ma quello che succede negli anni seguenti uccide l'innocenza e la capacità di contrarre amicizie. Forzati a credere che "sei fortunato ad avere uno o due amici stretti", raramente riusciamo a immaginare la possibilità di averne centinaia. Il deterioramento della famiglia, della chiesa, della vita tribale ha peggiorato di molto la crisi dell'alienazione, ma quando chiedo alle persone più anziane che cosa sia importante nella vita, mettono sempre l'amicizia al di sopra di tutti gli altri fattori.

Che cos'è un amico? Può essere un compagno di giochi per la vita, certo per un momento. Qualunque cosa si faccia, la si gusta di più con gli amici. Non bisogna confondere il conoscente con l'amico: l'amicizia è il rapporto benedetto dopo la resa. Un amico o un'amica possono essere a tal punto una benedizione che basta ricordarsi di lui o di lei per sentire la voglia di sorridere e la pace nel cuore. Gli amici partecipano alla vita l'uno dell'altro; un amico molto speciale può diventare un partner e associarsi per espandere il cerchio degli amici con bambini. Un amico è una consolazione, un confidente, un compagno di vagabondaggio, una persona con cui stare. Fa svanire il dolore e la paura. Un amico lancia "sì" o "no" come se fossero palline, dando loro lo stesso peso, per trovare la verità e non solo per far piacere. Un amico dice "sì" e i tuoi sogni diventano più vicini alla realtà.

Non è comune che un partner o un amico soddisfino tutte le esigenze di una persona e condividano tutti gli interessi fisici, intellettuali o d'altro genere. E non si deve pretendere che sia così. Molte amicizie diverse si rafforzano fra loro e rafforzano il rapporto primario partner/amico.

Come si fa a diventare un amico o come ci si prepara a ricevere amicizia? Il desiderio di amicizia deve essere intenso. Se i tuoi amici vengono prima, le tue azioni debbono dimostrarlo. Toccali con gli occhi e con il corpo in ogni possibile occasione. Pensa ai tuoi amici ogni giorno ed esprimi loro il tuo amore e il tuo apprezzamento. Rispetta fin nel più profondo il fatto che ne hai bisogno. Non dubitare mai delle tue amicizie e non nascondere loro nulla. Non giocare mai il gioco dei debiti e dei crediti. Il valore di un dono non può mai superare il dono definitivo dell'amicizia: libertà al posto della solitudine. Per conservare le amicizie:

- Circondati di immagini e di ricordi dei tuoi amici, a casa e al lavoro. Sono icone per l'anima.
- Ascolta i sogni dei tuoi amici e falli tuoi in tutti i modi.
- Devi avere sempre la sensazione di fare del tuo meglio. Il senso di colpa non ha posto nell'amicizia.
- Se un amico potenziale ha un interesse, dì "Sì, ci proverò". Poche cose possono iniziare un'amicizia più rapidamente dell'adottare l'interesse di un altro.
- Penetra nelle loro vite ed esprimi liberamente i tuoi sentimenti più profondi. Esprimi un desiderio di conforto.
- Mantiene vive le amicizie con cartoline, lettere, telefonate. I rapporti a distanza si mantengono con facilità. Sii aggressivo.
- Dai asilo e sostegno agli amici. Passa dall'assicurazione del danaro a quella del clan.
- Giocate, tutte le volte che vi trovate insieme.
- Devi aver bisogno dei tuoi amici non per disperazione ma per anticipazione.

Non è difficile farsi degli amici. Ci sono tantissime persone, di ogni tipo immaginabile. Cercate senza inibizioni. Chi irradia gioia, gentilezza di spirito e l'umiltà del bisogno riuscirà a coltivare solo una parte delle grandi amicizie che potrà incontrare.

> Essere il destinatario dell'affetto è una causa potente di felicità, ma chi chiede affetto non è colui a cui viene offerto. L'uomo che riceve affetto è, in generale, colui che ne dà.
>
> Bertrand Russell, *La conquista della felicità*

L'amicizia dà molto di più della felicità: è la migliore medicina mai scoperta! Fate tesoro dell'amicizia, celebratela, fatene il centro della vostra vita e godetevi la più sicura tra le forme di assicurazione contro le malattie.

Io cedo: arrendersi può rendere liberi

Quando ero un bambino spesso tra maschi lottavamo e combattevamo, qualche volta per gioco, qualche volta in modo doloroso. In ogni caso, quando mi sentivo sopraffatto, dicevo "Io cedo". Era un modo per esprimere sottomissione. Nel "cedere", sottomettevo la mia volontà al potere di chi aveva vinto. Rilassavo i miei muscoli e mi sentivo molto più calmo. Avrebbe avuto molto senso non combattere di nuovo, o almeno tentare di non farlo. Mi chiedevo come diminuire il numero dei confronti fisici fra me e altri. Mi arrendevo alla forza e all'abilità del vincitore; sapevo che avrei potuto conservare quella calma se non avessi pensato di poter vincere un confronto e avessi "ceduto" prima ancora di cominciare. La resa mi dava gioia, mi faceva sentire più in sintonia con me stesso.

Da adulto, ho imparato che tutti quelli che sembravano confronti "all'esterno" avvenivano in realtà all'interno della mia testa, ma erano in realtà molto più complessi. C'erano troppi combattenti, in effetti, per contarne anche solo una piccola parte. Sono sicuro che furono quelle lotte interne a provocarmi le due ulcere duodenali che ebbi a diciassette anni e alla fine portarono ai tentativi di suicidio e al ricovero. Per molti anni, non sono riuscito a rispondere "Cedo" a quelle battaglie interne. In ospedale, gli amici venivano a visitarmi e alla fine mi resi conto che solo cedendo alle profondità dell'amicizia avrei potuto trovare la calma che cercavo. Avevo bisogno di amici! Alla fine, scoprii la mia anima nelle loro mani. Fu una sensazione stupenda.

> Nessun uomo è un'isola, completo in se stesso; ogni uomo è un pezzo del Continente, una parte della terraferma, se una zolla fosse strappata dal mare, l'Europa ne sarebbe diminuita come se fosse strappato un promontorio, come se fosse strappata la casa dei tuoi amici o la tua

stessa casa; la morte di qualsiasi uomo diminuisce me, perché sono coinvolto nell'Umanità, e perciò non mandare mai a vedere per chi suona la campana; suona per te.

John Donne, *Devotions*

Il processo di resa mi sembrò più facile dopo che imparai che cosa è essenziale per la mia vita e prestai tutta la mia attenzione a questo aspetto. Per essenziale intendo qualsiasi cosa sia completamente libera dal dubbio. La resa non è un fenomeno "tutto o nulla", ma una relazione dinamica con un numero infinito di fattori. Si può avere un'influenza fortissima su molti di questi fattori e avere una parte attiva nel raggiungere la calma.

La maggior parte degli adulti che ho incontrato nasconde una gran quantità di dubbi ed è incapace di arrendersi. Un numero davvero grande di persone ha l'impressione che non ci sia nulla a cui doversi arrendere, che non ci sia un riparo fatto di credenze. Raramente la vita è una gioia vibrante. Paradossalmente, si sono arresi invece alla disperazione, alla solitudine e alla paura. Questo tipo di resa negativa è diffuso e profondo in modo allarmante.

"La donna allo Zoo di Washington"

I sari mi passano accanto dalle ambasciate.
Abiti dalla luna. Abiti di un altro pianeta.
Si girano a guardare il leopardo come il leopardo.
E io...
questo mio tessuto stampato, che ha conservato vivi i suoi colori
nonostante i tanti lavaggi; questo spento
vestito da marinaio che indosso andando a lavorare, e indosso quando
[torno dal lavoro
e così quando vado a letto, e così fino alla mia tomba, senza
lamenti, senza commento: né da parte del mio capo,
il Deputy Chief Assistant, né il suo capo –
solo mi rammarico... questo utile
corpo che la luce del sole non colora, nessuna mano colora
[delicatamente,
ma, all'ombra di una cupola, avvizzisce fra le colonne,
ondulato sotto le fontane – piccolo, risplendente lontano
negli occhi degli animali, questi esseri intrappolati
come sono intrappolato io, ma non loro, la trappola,
che invecchiano, ma senza sapere la loro età,
tenuti qui al sicuro, senza sapere della morte, per la morte –

Oh, sbarre del mio stesso corpo, apritevi, apritevi!
Il mondo passa davanti alla mia gabbia e non mi vede mai.
E non vengono a vedere me come a vedere queste,
le bestie selvagge, i passeri che beccano il grano dei lama,
i piccoli che si insediano sul pane degli orsi, poiane
che fanno a pezzi la carne che le mosche hanno coperto come nubi...

Avvoltoio,
quando vieni per il topo bianco che hanno lasciato le volpi,
togliti dalla testa l'elmo rosso, le nere
ali che mi hanno coperto con la loro ombra, e vieni da me da uomo;
il fratello selvaggio ai cui piedi i lupi bianchi fanno festa,
alla cui mano potente la grande leonessa
si avvicina furtivamente facendo le fusa...

Tu sai chi ero,
vedi che cosa sono: cambiami, cambiami!

Randall Jarrell

Purtroppo, la resa può servire la disperazione e il male con lo stesso entusiasmo con cui serve il bene. La storia ci ricorda costantemente quelli che cedono alla guerra come un piacere. La Guerra del Golfo del 1991 è un triste esempio. Come si fa ad arrendersi all'assassinio? Dove sta la creatività nella soluzione di problemi complessi? Questa guerra mi ha fatto piangere. Prima che il conflitto scoppiasse le persone sembravano caute: non era affatto una guerra popolare. Ma, dopo la prima esaltante notte di bombardamenti, raccontata con tutto il gergo sportivo come fosse il Superbowl, il 17 gennaio 1991 è diventato un giorno di gioia. È fiorito un senso glorioso di superiorità, con il sapore del nazionalismo, con una diffusa resa all'idea della guerra. L'unica occasione in cui la televisione sconvolge la programmazione normale è per quel grande collante televisivo che è l'orrore. Che genere di evento positivo, quale favolosa cornucopia di gioia e amore deve verificarsi per sconvolgere per 48 ore il normale palinsesto dei programmi TV?

Con il passare del tempo, la resa è diventata parte della mia vita: mi sono arreso agli hobby semplici, la musica, gli animali, o i passatempi deliziosi del divertimento e del gioco. Quanto più mi arrendo al divertimento e al gioco, tanto più diventano importanti come l'amore per creare la mia calma personale. Paradossalmente, quanto più mi arrendo e tanto più forte mi sento. La resa non significa più essere indifeso, ma è diventata saggezza di sopravvivenza. Credo che la fede sia il fattore più importante per il benessere di una persona. In questo contesto la natura della fede non ha alcuna importanza; la chiave è il grado di resa e di impegno a credere. Una volta raggiunta quella profondità, libera da dubbi e piena di festività, le possibilità di gioia sono immense. Avvicinarsi a una persona con una fede di questo genere è come tuffarsi nell'oceano. La resa rende possibile l'azione in qualsiasi direzione il credo religioso la porti. L'espressione *Io cedo* comporta la resa, e l'azione che viene di conseguenza alla resa: il servizio.

Comunità: medicina per la vita

Da oltre un milione di anni i primati umani vivono in tribù. Sono sicuro che ci siamo riuniti per la reciproca interdipendenza nell'allevare i piccoli, per la sicurezza, per la raccolta del cibo. Il piacere di far parte di un collettivo è venuto con vantaggio derivato, ma potente. Questa spinta a riunirsi, sono sicuro, è entrata a far parte del nostro codice genetico. Quando ci siamo trasformati da cacciatori-raccoglitori a società agricola, la banda in continuo movimento si è divisa per prendere possesso di singoli appezzamenti di terra e ha cominciato a raccogliersi in gruppi di case e villaggi. I villaggi sono diventati città e le comunità sono diventate quartieri. Andando avanti ancora, le comunità si sono ridotte ulteriormente per diventare famiglie estese, poi famiglie nucleari e infine abitazioni solitarie. Le arti, la psicologia e la sociologia danno un nome a questa progressione: alienazione della società.

Nel corso dei molti anni di pratica della medicina, ho trovato poche persone con una cerchia di amici profondamente legati; la maggior parte delle persone, anzi, si reputa fortunata di avere poche "conoscenze strette". In fin dei conti, la vita va meglio con una cerchia di amici. Senza questo cerchio di sicurezza, è estremamente difficile cancellare la paura che pervade l'economia, il sistema sanitario, i rapporti personali e altri aspetti della vita. Questa paura deve essere messa da parte, per favorire la resa che è necessaria per formare una comunità.

La comunità si può trovare in molte forme. Non parlo di tessere d'iscrizione o di annotazioni su un curriculum, ma di impegno nei confronti degli individui attraverso l'azione. La forma di comunità che amo con tutto il cuore, in cui ho vissuto per oltre vent'anni, è stata il fattore più significativo nel portare avanti i miei sogni, personali e professionali.

Vivere in una comunità può aiutare a mantenere vibranti e forti i rapporti personali. Se siete circondati da amici, avete molte possibilità quando volete qualcuno con cui giocare o una conversazione profonda oppure un aiuto nello svolgimento dei vostri doveri. Se il vostro partner è impegnato in un progetto, potete semplicemente invitare a stare con voi un compagno di casa. Ogni pasto comune può essere una festa spumeggiante di conversazioni. Quando si condivide il lavoro, ciascuno può cucinare una sera alla settimana, abbastanza di rado da poter mettere il cuore e l'anima nella preparazione del pasto. Anche le pulizie domestiche, quando sono condivise, diventano abbastanza infrequenti da diventare piacevoli. Tirar su i bambini è la cosa più bella di tutte. In una comunità, i bambini hanno un input magico da molte persone che condividono non solo il loro tempo ma anche i loro talenti, le personalità e la saggezza.

Dal punto di vista professionale, la vita in comune mi ha consentito di inseguire molti traguardi. Il Gesundheit Institute non avrebbe potuto andare così avanti, se fosse stato l'impresa di un solo uomo; con la vita in gruppo, invece, è il sottoprodotto dell'impegno di molti amici. Non si può pensare di praticare la medicina da soli nel contesto di oggi e solo la grazia della comunità mi consente di vivere come faccio. Condividendo costi e proprietà, siamo stati in grado di fare grandi cose per poco. Per otto anni, tutti i costi di esercizio del sito di costruzione nel West Virginia sono stati pagati da donazioni. Stiamo lentamente costruendo in tutti gli Stati Uniti una comunità di sostenitori, che ci inviano quello che possono, per la costruzione del nostro ospedale.

Anche la mia crescita personale è stata potenziata dalla comunità. Mi sono laureato in medicina. Vivendo in comunità, però, ho costruito edifici, coltivato, allevato capre, prodotto film e ho imparato a camminare sulla fune e ad andare sul monociclo. Anche questi risultati però sembrano niente in confronto alla felicità che sento in mezzo a tanti amici. Questa sicurezza trascende l'economia.

Come si fa a fare i primi passi verso la comunità? Innanzitutto, bisogna essere pronti ad appartenere con tutto il cuore e tutta l'anima. Esaminate i vostri attuali rapporti personali e osate sognare quale potrebbe essere il loro potenziale. Quanto meglio sono definiti i sogni, tanto più lieto è il viaggio. Quelli che vedono il sogno come un viaggio e non come un prodotto finale possono realizzarlo nel presente e non nel futuro.

La comunità non si sosterrà per caso: richiede pazienza e flessibilità, virtù che eliminano molti ostacoli. Per esempio, se un gruppo definisce regole per cui non tutti hanno votato a favore, i dissenzienti debbono dare il loro sostegno attivo senza lamentarsi. Pazienza e flessibilità, rafforzate da obiettivi simili, possono far funzionare un matrimonio o una comunità. Pensate a raggiungere questo livello di impegno. Può spaventare, ma un impegno profondo renderà raggiungibili la comunità e l'amicizia.

Questo matrimonio di amici in comunità sarà la cosa più complessa e più difficile che la maggior parte delle persone farà in tutta la vita. Studiate il campo; sono disponibili molte informazioni pratiche sulle relazioni e la vita in comunità. Tentate anche di analizzare i rapporti personali per capire che cosa funziona e che cosa no. Come vengono lavati i piatti? Come fa il martello a tornare al posto giusto? Con il crescere dell'impegno il compito diventa più facile. Siate di quelli che iniziano da soli e prendete la gioia della fatica come ricompensa di se stessa. Fate il lavoro di due o tre persone, non per competere ma per l'entusiasmo del servire la famiglia estesa. Trovate modi per amare i compiti che altri odiano: siate risolutori dei problemi della famiglia. Giocate con tutti i membri della comunità: con l'ampliarsi dei contatti all'interno del gruppo, la coperta della sicurezza diventa più calda. Quando ogni membro del gruppo diventa un compagno di giochi, i problemi di uno diventano problemi di tutti. Molte comunità finiscono nei guai perché non danno al gioco di gruppo lo stesso valore che danno al lavoro di gruppo.

Nel creare una vita comunitaria felice si debbono prendere in considerazione altri fattori importanti, e ogni gruppo li deve far emergere e affrontare a modo proprio. Mi hanno scritto molte persone interessate e io prometto di fare da risorsa e di condividere idee o informazioni su tutti i lavori di riferimento, al di là di quanto è riportato in bibliografia.

Siamo tutti una famiglia

Nella nostra società una piaga ha colpito tutti, a qualsiasi livello di reddito e di qualsiasi classe sociale, e minaccia la nostra sicurezza futura. Non c'è cura medica che la possa far scomparire, non ci sono vaccini o immunizzazioni che la possano prevenire. Questa piaga, la distruzione della famiglia, è sintomatica di una società non sana; può essere arrestata solo mediante sforzi aggressivi di modificare le tendenze sociali.

Allevare figli è una delle maggiori sfide della vita. Anche nei matrimoni più saldi è il compito che porta via più tempo e dà più preoccupazioni fra tutti quelli che una persona può intraprendere.

Non sorprende che le tribù e le famiglie estese abbiano trasformato la cura dei bambini in un impegno di gruppo. Negli Stati Uniti la famiglia nucleare non ha saputo assolvere questa responsabilità. Più della metà dei matrimoni finiscono con un divorzio e molti di quelli che sopravvivono non sono fonte di realizzazione reciproca. Questa situazione ha creato legioni di ambienti familiari con un solo genitore.

È inconcepibile che così tante persone tentino di allevare i figli da sole. I genitori "single" sono davvero gli eroi più grandi del nostro tempo. Applaudo ai loro sforzi: debbono essere madre, padre, sostegno economico, sociale e guida del tempo libero tutto in una volta. Molti finiscono per dover ricorrere alle cure mediche, in conseguenza delle tensioni prodotte da un compito così arduo.

Un modo per sostenere i loro sforzi è quello di aiutarli a ricreare una "famiglia" estesa. Molti genitori singoli (e anche altri) potrebbero sfuggire alla loro solitudine con coinquilini compatibili. Se riusciamo a conoscere intimamente tutti i nostri pazienti, possiamo trovarne molti che hanno stanze in più nelle loro case. Se un genitore e dei figli vanno a vivere con loro, queste persone generose possono avere le loro vite arricchite dalla compagnia, dallo stimolo ambientale e soprattutto dalla gioia del servizio verso l'umanità. Associatevi!

Sul lungo periodo, per risolvere il problema dei genitori "single" dobbiamo spingere il nostro sistema educativo a parlare agli studenti di rapporti personali e di comunicazione. Se la vita di famiglia è uno dei viaggi più importanti della nostra vita, sembrerebbe saggio insegnare ai giovani come aumentare le probabilità di avere una famiglia felice. Come medici olistici, dobbiamo attribuire un grande valore alle relazioni umane e alla vita in comunità indipendenti, che sono essenziali per la salute di tutta la persona e sono fattori che possiamo modificare.

Non voglio dire con questo che ci sia qualcosa di sbagliato nel genitore single. Molte donne, insoddisfatte dei loro rapporti con gli uomini, scelgono di avere figli senza un padre; le gravidanze di altre donne sono meno volontarie. Una persona non deve mantenere per forza un rapporto personale non sano, a meno che non stia cercando di migliorarlo. Voglio dire che sia il genitore sia il figlio hanno bisogno di sostegno, non importa che la fonte di quel sostegno sia un singolo o una coppia, che sia maschio, femmina o basato sulla comunità. Voglio dire che i singoli e i gruppi che vogliono essere di servizio non possono dare un contributo maggiore a quello di aiutare un genitore single.

Scegliere il benessere

> L'esercizio fisico e lo svago... sono necessari quanto la lettura; direi addirittura più necessari, perché la salute vale più dell'istruzione.
>
> Thomas Jefferson, lettera a John Garland Jefferson, 1790

Costruire una vita felice e legata può avere dei vantaggi meravigliosi per le possibilità dei singoli. Come possiamo scegliere di essere felici o di rivolgerci agli altri, possiamo scegliere di essere sani. All'università, la salute era definita come assenza di malattie, perciò le persone che non accusavano sintomi erano ritenute "sane". Poche persone adulte fra le molte con cui ho parlato descriverebbero però la vita come un viaggio meraviglioso, gustoso. La maggior parte delle infermità che vede un medico di famiglia hanno una componente preponderante legata allo stile di vita. Questo frustra il medico, perché quelle infermità potevano essere prevenute con un po' di cura di se stessi.

Ovviamente, la salute è molto di più di un interludio libero da malattie. Essere in salute vuol dire avere un corpo che esprime il suo potenziale massimo di prestazioni, una mente chiara che esplode di meraviglia e curiosità e uno spirito in pace con il mondo. La maggior parte degli adulti, invece, si trova in una zona grigia a metà fra salute e malattia: quando si chiede loro come si sente, rispondono semplicemente "sto bene", ma quel "bene" può coprire qualsiasi tipo di malessere: la stanchezza e il senso di affaticamento che provano quelli che sono sensibili alle fluttuazioni degli zuccheri nel sangue, in conseguenza di una dieta ricca di zuccheri; i problemi ai piedi che derivano dall'indossare scarpe scelte per essere alla moda e non per il benessere, la distrazione e l'irritazione che derivano dalla poca comunicazione con il partner o con un amico. In effetti, il nostro stile di vita ci può colpire in centinaia di modi silenziosi, che poi finiscono per esprimersi in qualche malattia.

In futuro prevedo che per la salute non sarà più soddisfacente limitarsi semplicemente a sopportare la vita e a sentirsi "bene". Come Walt Whitman, "canteremo il corpo elettrico". Si sta sviluppando un movimento, all'interno delle arti mediche e dell'educazione, per riempire il grande vuoto della cura della salute. I membri di questo movimento dicono che la vita è estremamente complessa e che il modo in cui ne facciamo esperienza è strettamente legato ai nostri stili di vita. In altre parole, il modo in cui viviamo determina quanto siamo sani. Molti fattori legati allo stile di vita sono così potenti che basta prestare attenzione ad alcuni per sentire ondate di salute. Il termine *benessere* racchiude tutto ciò che influenza il modo in cui ci sentiamo, l'interrelazione di questi fattori e tutti gli sforzi per tradurli in azione.

Il benessere è la somma di tutte le cose che ci fanno più sani. Nel modello del benessere, i pazienti diventano responsabili della loro stessa salute. Il ruolo dei professionisti delle cure sanitarie si trasforma: non è più quello del meccanico che deve aggiustare qualcosa che si è rotto, ma quello del giardiniere che favorisce la crescita, perché il benessere è il risultato della partecipazione attiva che solo il diretto interessato può dare.

Il benessere è un investimento con molti ritorni. Un impegno di lungo periodo nei confronti di una buona salute porta a una esistenza di qualità elevata per l'investitore. Un corpo a tono e di peso giusto consente a una persona di indulgere a ogni desiderio di attività, senza doversi limitare perché è fuori forma. I vantaggi del benessere però si estendono molto oltre il singolo e influenzano anche la famiglia e il lavoro.

La vita familiare può diventare creativa e ricca di comunicazione e cooperazione. Le persone sane al massimo grado possono essere più felici e mettere più amore in tutti i loro rapporti personali. Il posto di lavoro può diventare più piacevole se l'attenzione e la curiosità aiutano a fare di ogni lavoratore il membro di un gruppo e di ogni compito un piacere. Il singolo che si impegna per essere pieno di salute porta una gestione e una creatività amorevoli sul posto di lavoro. È stato dimostrato che il mettere l'accento su un posto di lavoro centrato sulle persone, sano, e il fornire lo spazio e il tempo per l'esercizio fisico riduce l'assenteismo e la mobilità e aumenta la produttività. Essere sani, perciò, è addirittura fonte di profitto economico!

Purtroppo, è una delle ironie della vita che questa saggezza venga soprattutto con l'età. Nel momento in cui ci rendiamo conto che un'abitudine ci ha profondamente danneggiati, ci sentiamo inadeguati a cambiarla. Possiamo addirittura tentare di giustificarla dicendo che è intrinseca alla nostra natura. Per fortuna, l'organismo umano è organizzato così bene da essere in grado di riprendersi notevolmente bene; in effetti, comincia a riparare se stesso non appena modifichiamo un'abitudine dannosa.

La vita è una catena di scelte e noi siamo espressione sia delle scelte di breve termine sia di quelle di lungo termine che abbiamo fatto. Per ridurre il numero delle decisioni che dobbiamo prendere ogni giorno, ci adattiamo ad abitudini grazie alle quali la routine sostituisce la scelta. Un'abitudine può essere comunque una lama a doppio taglio, perché, una volta che si è radicata, è estremamente difficile combatterla, specialmente quando è dannosa. Il benessere, in un certo senso, è un sistema che aiuta le persone a ristrutturare le abitudini in modo da rendere più sani gli stili di vita, non facendo grandi sforzi ma semplicemente adottando abitudini positive e intenzionali.

Prendiamo per esempio l'*alimentazione*. Per semplificare la fisiologia umana, siamo un sacco di acqua che contiene in soluzione varie sostanze chimiche. Il modo in cui queste sostanze interagiscono fra loro determina quello che siamo. In molte interazioni, però, quelle sostanze chimiche vengono consumate o modificate e debbono essere rifornite. L'alimentazione consiste nel consumo e nell'assimilazione opportune di cibi che contengono le sostanze chimiche di cui l'organismo ha bisogno. Dato che pochi cibi contengono tutti o la maggior parte di quei nutrienti, dobbiamo ottenerli da una varietà di alimenti.

Da quando ci siamo ulteriormente allontanati dalle fonti di cibo e le aziende alimentari hanno elaborato i loro prodotti perché potessero avere una vita più lunga, la nostra dieta è cambiata drasticamente. Negli ultimi 100 anni o più, sostanze chimiche, cibi raffinati, zucchero e sale hanno sostituito molti degli alimenti che i nostri antenati consumavano. I topi di laboratorio, che sarebbero prosperati con il pane nero dei nostri antenati, oggi muoiono se alimentati con il pane commerciale. Zuccheri semplici raffinati sono onnipresenti nella nostra vita quotidiana. All'inizio del ventesimo secolo, si consumavano tre libbre di zucchero per persona all'anno; ora se ne consumano più di 125 libbre per persona all'anno. Molti scienziati dicono che il consumo di zuccheri ha avuto un effetto profondo sulla nostra salute; certo, ha avuto un ruolo importante nella diffusione di una delle malattie più devastanti, l'obesità. Il governo federale americano si è mosso per favorire nuove abitudini alimentari, fra cui una drastica riduzione dell'assunzione di zuccheri e sale e un aumento dei cibi contenenti fibre, un'ampia diminuzione del consumo di latte e di altri prodotti contenenti grassi animali. Aggiungerei queste indicazioni: mangiate soprattutto cereali integrali, frutta e verdura fresca e, se non siete vegetariani, pesce e pollame anziché carne rossa. Altre cose che possono favorire una buona alimentazione sono imparare a cucinare cibi sani, coltivare verdura per provare l'esperienza della fatica e del piacere dei prodotti freschi, imparare a leggere le etichette sulle confezioni alimentari per evitare i prodotti che contengono sostanze chimiche che possono essere dannose per i nostri geni.

Se l'alimentazione è il combustibile, l'*attività fisica* è il tonificante dell'organismo. La civiltà moderna ha cambiato poche cose così drasticamente come la quantità di attività fisica che ciascuno di noi svolge. Non siamo mai stati così sedentari e questo, combinato con l'assunzione di alimenti ricchi di zuccheri e grassi con elevato tenore calorico, ha portato gran parte della popolazione adulta a diventare sovrappeso e flaccida. Una legge biologica dice "o lo usi o lo perdi". L'interazione di muscoli, ossa, tendini, legamenti e articolazioni richiede uno stimolo costante, per non perdere il tono. Essere in forma non significa semplicemente essere magri, ma anche avere tutti i muscoli ben esercitati.

Ci sono quattro tipi di attività fisica da prendere in considerazione. Il tonificatore interno dell'organismo è l'*attività cuore-polmone* (*aerobica*), che rafforza il cuore, esercita i polmoni (che devono fornire ossigeno ed eliminare dall'organismo l'anidride carbonica) e tonifica i muscoli utilizzati nell'attività fisica. Lo *stretching* o gli *esercizi in stile yoga* mantengono più mobili e rilassate le articolazioni e i muscoli. Gli *esercizi di forza* sono importanti per mantenere in tono i muscoli che non sono toccati dagli esercizi per cuore e polmoni. Gli *esercizi di equilibrio* come danza, ginnastica o le abilità da circo aggiungono un'altra dimensione ancora alle prestazioni massime. Essere in forma porta anche alcuni benefici nascosti. L'attività fisica può abbassare la pressione sanguigna, aumentare la salute mentale, diminuire le reazioni negative alla tensione e favorire la digestione. Io credo che l'esercizio fisico regolare possa rallentare anche il processo di invecchiamento.

Come esercitiamo il nostro corpo perché resti in forma, dobbiamo esercitare la nostra mente perché rimanga sveglia. Gli strumenti più importanti per stimolare la mente sono la *meraviglia* e la *curiosità*. La noia è una malattia grave, che erode la salute di molti adulti i quali, con il passare del tempo, riducono la sfera dei loro interessi. Meraviglia e curiosità sono strumenti che tutti i bambini possiedono. In effetti sono ciò che fa sembrare così vivi i bambini. Per molti adulti, i tramonti sono diventati routine e il ritmo della vita troppo frenetico. Ma la capacità di meravigliarsi e la curiosità si possono ravvivare! Nessuno stimolante può tenere sveglia una persona come un nuovo interesse, che cattura l'attenzione, o una esplorazione in corso. La prossima volta che un amico o un famigliare si entusiasmano per qualcosa, buttatevi e condividete quell'interesse. Portate con voi meraviglia e curiosità fino alla vecchiaia, e conserveranno la vostra giovinezza. Spesso un interesse vibrante è un motivo importante per rimanere sani, perché la buona salute consente di continuare l'esplorazione.

L'*amore* è il modo più importante per sostenere una vita sana e felice. Questa astrazione appassionata ha catturato gli artisti, che hanno tentato di definirla e di chiarirla. In genere esprimiamo amore verso la famiglia, gli amici, Dio, noi stessi, gli amanti, gli animali domestici, la natura o gli hobby. L'amore è resa incondizionata alla sensazione travolgente che si prova quando lo si dà o lo si riceve. Per resa, intendo il perdere se stessi in meraviglia, fiducia, rispetto, gioia e tenerezza nei confronti dell'oggetto a cui ci si arrende. Quanto più ci si sottomette a un amore incondizionato nei confronti di un oggetto, tanto più facile diventa sottomettersi a un amore incondizionato per altri. L'essere incondizionato è di importanza vitale: in caso contrario l'amore viene spesso ucciso dalle aspettative, dai dubbi e dalle paure.

Lo studio dell'amore non è più dominio esclusivo dell'artista. Anche gli scienziati oggi hanno raccolto prove conclusive che si tratti della più importante fra le forze note in grado di ridurre lo stress, così come la perdita o la mancanza di amore è la più importante fra le forze che promuovono le malattie. Questi studi sono esposti nel libro *Love, Medicine & Miracles* di Bernie Siegel, un chirurgo di Yale. Se l'amore è il fondamento della felicità, allora divertimento, gioco e riso sono i mezzi della sua espressione. Il grande medico Sir William Osler ha detto che il riso è la "musica della vita" e una delle funzioni psicologiche più importanti dello humour è quella di trasformare vecchie abitudini in nuove prospettive e nuovi comportamenti.

La *fede* è la pietra angolare della nostra forza interna, la credenza personale e ricca di passione in qualcosa di potenza e mistero inesauribili. Ogni volta che dobbiamo affrontare un cambiamento importante privi di qualche tipo di convinzione robusta cadiamo preda della confusione, della paura e del panico. Spesso queste crisi sollevano domande che non hanno risposta. Il dolore che deriva da questa incertezza è sanato dalle nostre convinzioni. La fede non ha caratteristiche fisiche, non ha requisiti esterni. Non è un bene di consumo. Per acquistare una credenza, bisogna semplicemente avere l'interesse e la disponibilità a sottomettersi al suo mistero. Anche se molte religioni favoriscono una interpretazione comune delle credenze, penso che ognuno debba trovare una fede individuale, ricca di significato. La fede non è un'etichetta ma un'esperienza interiore di forza che vive in ogni persona, giorno dopo giorno. Scott Peck ha esplorato in profondità la relazione fra fede e salute nel suo libro *The Road Less Traveled* (La via meno percorsa).

Mentre la fede è intangibile, la *natura* è una cosa fisica, sensuale. La nostra relazione con la natura nel corso della storia è stata una componente di una vita sana. Non sorprende che la maggior parte dei simboli nelle religioni antiche derivasse dalla natura. Anche i nostri stati d'animo sono descritti spesso in termini di oggetti o fenomeni naturali. Un sorriso può essere radioso, si dice di una persona sempre allegra che ha un carattere "solare". Il primo giorno caldo e luminoso dopo l'inverno solleva lo spirito come pochi altri giorni dell'anno. Analogamente c'è un collegamento metaforico fra amore e luna. Quasi tutte le nostre feste più antiche hanno le loro radici nelle stagioni. Abbiamo un bisogno così intenso di collegarci alla natura che spendiamo miliardi per portarcela a casa sotto forma di animali domestici e piante coltivate. La letteratura medica è piena di resoconti dei pregi terapeutici degli animali domestici per gli anziani e per persone con disturbi mentali. I fiori costituiscono universalmente un modo per comunicare amore a chi è malato, in occasione di una morte, ai matrimoni, alle nascite e per altri eventi particolari. Le poche settimane di vacanza ogni anno vengono trascorse per lo più su una spiaggia, in montagna o in altri ambienti naturali. La natura, alla fin dei conti, è la madre della meraviglia. Per essere in buona salute, abbiamo bisogno di una comunione quotidiana sia con lo spettacolo del tramonto sia con gli steli duri dell'erba che spunta nel vialetto di casa.

Un altro fattore importante per il benessere è la *creatività*. La vita è come un viaggio avventuroso se la nostra immaginazione, le nostre mani e i nostri sensi sono strumenti per creare. La creatività non si esprime semplicemente attraverso gli hobby e le forme artistiche ma anche attraverso il lavoro, la famiglia e anche nel modo in cui facciamo la coda. Il processo è più importante del prodotto finale. La creatività è un po' come i muscoli: quanto più la si esercita, tanto più forte è il suo tono. Come stare seduti davanti al televisore tutto il giorno atrofizza i muscoli mentali e fisici, un divertimento sempre passivo uccide la creatività. Si può contrastare la passività esplorando nuove idee e nuove attività, non fermandosi mai a un solo punto di vista. La chiave è essere aperti e spontanei. Non pensate che gli hobby e gli interessi siano debolezze, ma rispettateli come medicine importanti.

Non appena una persona si rende conto di quanto sia fortunata a stare bene, ne nasce una grande spinta al rendere grazie. Il modo salutare di esprimere la propria gratitudine è il *servizio*. Se un singolo non ha mai prestato qualche forma di servizio, credo gli sia difficile avere la sensazione che la vita in definitiva sia una realizzazione piena. John Donne scriveva che "nessun uomo è un'isola" per dire che noi tutti, in qualche modo, siamo collegati. Solo aiutando gli altri possiamo scoprire questa profonda interdipendenza. È fondamentale che il servizio sia reso per gratitudine e per la gioia di dare, perché altrimenti può far nascere una mentalità imperniata sulle idee di debito e credito. Il servizio può assumere molte forme: può voler dire essere un amico affettuoso, aiutare un estraneo nel bisogno, rafforzare la comunità in cui si vive.

Il mondo è diventato molto più piccolo e le nostre azioni influenzano gli altri anche a grandi distanze. È impossibile separare il benessere del singolo da quello della nostra società o di tutto il pianeta. Per essere davvero sani, dobbiamo usare i nostri talenti creativi per raggiungere un cambiamento sociale e globale. È indispensabile che consideriamo raggiungibile la pace mondiale e lavoriamo per ottenerla. Dobbiamo lasciare da parte paure e dubbi e imparare ad amare e a preoccuparci per tutte le persone senza aspettare che siano gli altri a fare il primo passo. Dobbiamo avere un ruolo attivo nella politica locale, regionale e nazionale, sostenendo i candidati che aiutino a creare una società e un mondo sani. Il punto è agire.

Ho toccato brevemente alcuni aspetti importanti di una vita sana, ma ce ne sono molti di più. Il benessere non è un capriccio passeggero, ma un'assicurazione sulla vita nel senso più vero della parola. Vivere una vita sana significa vivere al massimo delle proprie potenzialità a vantaggio di se stessi, del proprio lavoro, della famiglia e della società. La salute è il più grande dei nostri beni, ma non si può acquistare e non se ne può fare scorta. Il benessere è un processo, un viaggio nel corso del quale scegliamo il percorso da seguire. Non possiamo dipendere dalla salute guadagnata nel passato: dobbiamo rinnovarla ogni giorno.

Enorme. Che cosa succede a un sogno senza remore?

Innanzitutto, vorrei presentarvi alcuni dei miei amici: immenso, vasto, enorme, astronomico, tremendo, prodigioso, stupendo, più grande della vita, infinito, mastodontico, gigantesco, erculeo, jumbo, mostruoso, colossale, straordinario, strepitoso e GRANDE!

Sto parlando di una parola così ricca di vitalità che i grammatici le attribuiscono un suo segno di interpunzione – il punto esclamativo. Provate a domarla: ENORME! Non si può pensare che qualcosa sia "più enorme". Nel mondo inanimato, "enorme" è semplicemente la cosa più grande. Nel mondo animato, si esprime come passione. Per me, enorme significa una visione che inebria, osare guardare il miracolo della vita e sognare senza inibizioni. Vuol dire guardare se stessi e decidere che la morte è l'unico fattore limitante, e che magari persino la morte può essere usata a buon fine. Enorme significa spendere ogni giorno nell'espressione più ricca del proprio sé più alto. Sia dannato lo scetticismo! I fallimenti diventano i mattoni da costruzione per il passo successivo. Il risultato finale può sembrare grande, ma la vera grandezza sta nell'impegno formidabile che si è dedicato ad arrivarci.

> Questa è la mia ricerca, seguire quella stella
> Per quanto sia senza speranza, non importa fin dove
> Combattere per il giusto, senza domande e senza interruzione
> Essere disposti a marciare fino all'inferno per una causa celeste.
>
> Dale Wasserman, *Man of La Mancha*

"Enorme" si può dire di ogni parte della vita. La più personale è l'amicizia: sognare e creare i rapporti più arricchenti con le persone che si incontrano. Fondamentale per raggiungere l'amicizia è sentire l'enormità in se stessi e amare il proprio essere. Non sono sicuro che si possa arrivare all'enormità se non si sviluppa questo sentimento. L'enormità delle altre persone mi fa amare le città, perché lì vive la maggior parte della gente. Le strade affollate e le code di persone diventano collane di perle. Posso immaginare quanto sia unica ogni persona e come conoscerla arricchirebbe la mia vita. Enorme è tentare di sentire un senso di amicizia per tutti quelli che viaggiano con noi su questo pianeta.

Devi avere un sogno, se non hai un sogno
Come fai a realizzarlo?

Oscar Hammerstein II, *South Pacific*

Mi crogiolo nell'enormità dei miei interessi personali, dei miei hobby. La vita offre infinite scelte. Stanno nei giardini, nelle partite di bowling. E che dire dei voluminosi scritti di Darwin sui cirripedi? Il *Guinness dei primati*, punta dell'iceberg, diverte un gran numero di osservatori che esaminano le enormi abilità di altri. Amo queste espressioni individuali della varietà umana: stimolano la mia. Uno dei miei traguardi è giocare con il fuoco mentre guido un monociclo con il mio costume da gorilla su una corda da acrobata. Ho già pronti quasi tutti i pezzi: devo solo metterli insieme. Certi sogni, magari anche molti, non si realizzeranno mai completamente. Per esempio, mi piacerebbe incontrare e giocare con tutti in questo mondo. Vorrei leggere tutti i libri che siano mai stati scritti. Ma che cosa importa se non ci riuscirò? È il tentativo che mi dà soddisfazione.

Quando il tuo cuore è nei tuoi sogni,
nessuna richiesta è eccessiva...
quando esprimi un desiderio guardando una stella,
i tuoi sogni si avverano.

Ned Washington e Leigh Harline, *Pinocchio*

Una enormità importante è il modo in cui una persona esprime la sua gratitudine per essere vivo. Chi lo fa attraverso il servizio ne avrà un grande conforto per tutta la vita. L'enormità comprende la pace mondiale, la fine della fame, l'armonia con la natura. Dobbiamo cercare di realizzare questi sogni insieme con tutti gli altri al mondo, solo un collettivo enorme può far sì che si realizzino. In questo quadro, tutto è possibile. Jean Giano ha scritto *The Man*

Who Planted Trees (L'uomo che piantava alberi), storia di un uomo tranquillo e gentile che nel corso della sua vita, da solo, pianta chilometri quadrati di alberi, a sue spese, su terra che non è di sua proprietà. Penso che un impegno di questo tipo rappresenti la sorgente della giovinezza che così tanti cercano. Il servizio è una delle medicine più grandi che siano mai state scoperte. È un grande killer della stanchezza, distruttore di depressione e noia, il modo per porre fine all'immobilità provocata dalla paura. Come ha scritto H. D. Thoreau in *Walden*: "Se hai costruito castelli in aria, non è detto che il tuo lavoro vada perduto; è il posto in cui dovrebbero stare".

L'enormità non è per chi piagnucola e per chi è impaziente. Non appartiene alla persona qualunque che si lascia portare dalla corrente. L'enormità è la corrente. Ha grande rispetto per *essere qui ora*, ma sa che i grandi eventi sono formati da piccoli dettagli. Non si vince né si eredita l'enormità; chiunque può averla. È una dipendenza favolosa o una co-dipendenza celeste. L'enormità è storia d'amore nel suo senso più pieno.

Estendo il mio apprezzamento a tutti quelli che seguono i loro sogni, quali che siano, nelle arti della guarigione o in altre imprese. Tutti i pazienti che ho incontrato e che hanno trasceso la sofferenza (nonostante malattie croniche gravi, dolori non trattabili o alla soglia della morte) hanno avuto qualcosa di "enorme" – molti anzi hanno avuto molte "enormità".

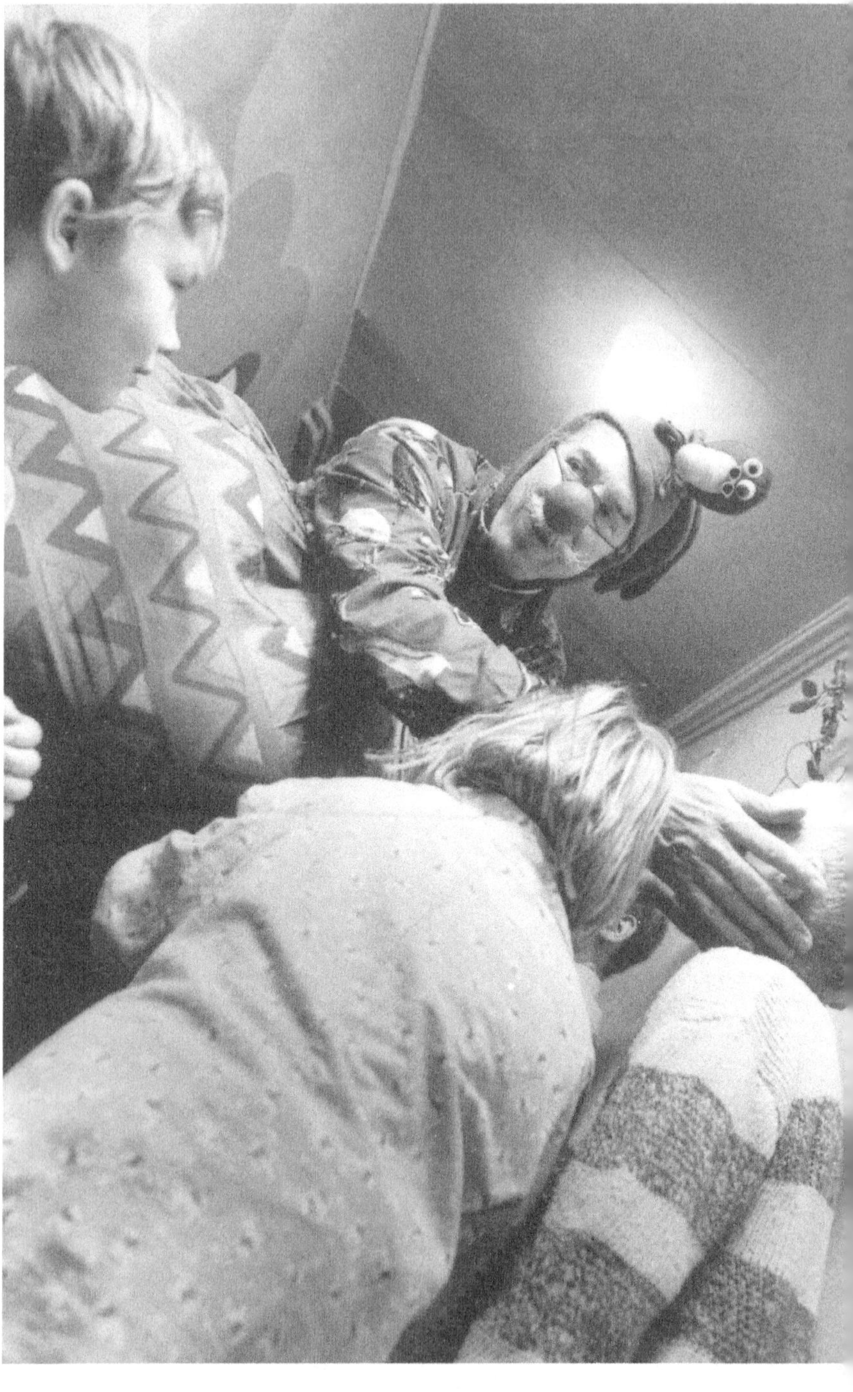

Parte seconda
Una prescrizione per la cura e la guarigione

La sanità negli Stati Uniti è malata e in pericolo di morte. Lo sappiamo tutti. Riviste mediche di primo piano dedicano editoriali e articoli a come aggiustare il sistema o a come trovare alternative; i politici basano le loro campagne sui temi inerenti la cura della salute. I poveri soffrono più di tutti. Ma le discussioni sulle "soluzioni" non giungono alla radice del problema: il sistema attuale si concentra sullo stare male, non sul benessere, e la cura della salute costa troppo ed è accessibile a troppo poche persone.

Ciò che serve è un ripensamento drastico del problema. Piuttosto che cercare di aggiustare velocemente un sistema sanitario in disfacimento, dobbiamo creare soluzioni che entusiasmino sia i pazienti che gli addetti ai lavori. In un mutuo sforzo multidisciplinare, dobbiamo smantellare ciò che ci fa male e poi guarire la professione dei guaritori. Dobbiamo tirare fuori la medicina dal campo degli affari e riconoscere che egoismo e avidità hanno portato la società – e il suo sistema sanitario – in una situazione di grande pericolo. I nostri cittadini hanno bisogno di percepire un senso di appartenenza e di comunità. Occupandosi di ogni membro della società, una cura della salute migliorata potrebbe contribuire all'unità della società.

Il Gesundheit Institute è la visione di un gruppo su come si può arrivare a questo traguardo. Abbiamo fatto molta strada dall'idea di partenza, che risale ai primi anni Settanta, quando volevamo amare i pazienti. Ora, con i nostri piani operativi per un nuovo divertente "ospedale-casa", stiamo mettendo a fuoco più seriamente il problema. Siamo impegnati a costruire una comunità che incarni fino in fondo la filosofia per cui l'arte, il divertimento e l'essere in rapporto reciproco sono importanti per la salute tanto quanto le lastre e gli encefalogrammi. Vogliamo agire da stimolo affinché gli altri creino la loro comunità medica ideale e desideriamo costituire un esempio che altri possano seguire, almeno in piccola parte.

Lungo tutto il nostro percorso evolutivo non abbiamo mai separato il livello individuale da quello globale e della comunità. Lo scopo finale del Gesundheit Institute è affrontare il tema della salute più importante di questi tempi: la pace nel mondo. Siamo convinti che i cambiamenti che le persone fanno verso una salute migliore siano anche passi verso l'armonia nel mondo. Il nostro progresso collettivo fatto fino a ora con lo smettere di fumare e l'uso delle cinture di sicurezza è solo un riscaldamento in vista del disarmo. Che cosa succederebbe se ci fosse una pace duratura sulla terra? Quali sono gli effetti collaterali di un'abbondanza di divertimento? Le nostre ambizioni sono illimitate, mentre esploriamo nuove vie per abbracciare la salute.

Questa sezione del libro segue l'evoluzione del sogno Gesundheit dai primi tempi quando, alla ricerca di un nome migliore, la gente ci chiamava "i buffoni" (il nome "Gesundheit Institute" fu coniato solo nel 1979), fino a oggi che stiamo lavorando per costruire un centro modello in West Virginia. Data la natura comune di questo progetto, sono riportate qui anche le voci delle poche persone che hanno portato il Gesundheit Institute allo stato attuale.

Una cronologia del Gesundheit Institute

- 1971: la nostra prima casa al 118 N di George Mason Drive. Periodo di internato – inizio a sperimentare l'amore per i pazienti in modo terapeutico, usando l'umorismo e il divertimento. Io decido di diventare medico generico.
- 1972-1973: 1202 N. Danville, Arlington, Virginia. Primo giardino; esplorazione profonda delle "arti dello spettacolo"; primo centro a tempo pieno. Io sto a casa in un turbinio stordente di attività. Prima occasione reale di essere un medico di famiglia. Prevenire è meglio che curare. Primi incontri con terapie alternative. Agopuntura nel seminterrato.
- 1973-1974: viaggio in Europa – un libro a parte. Quindici persone vivono insieme per undici mesi su un grande autobus in giro per l'Europa, la Russia e l'Africa. Volevamo stringere relazioni così forti da potere reggere il passo successivo.
- 1974-1977: 3661 West Oax Road, il nostro progetto pilota più preciso. Le stesse quindici persone (meno qualcuno) più altre venti vivono su venti acri di terra. Noi dottori visitiamo a

casa dai cinquecento ai mille pazienti al mese. Viviamo in una casa con sei stanze da letto, con una fattoria di due acri e un palco all'aperto: una bizzarra stravaganza. Il mio primo figlio viene partorito a casa.

- 1977-1979: The Rocks, West Virginia. Compriamo una fattoria con ottanta acri. Ultimo anno di attività. Si incontra gente proveniente da quaranta stati e da diciotto paesi stranieri. Posto idilliaco, ma lo staff di supporto mostra lentamente segni di esaurimento per la mancanza di privacy; nessun centro. Alla fine io devo decidere di abbandonare (o combattere, ma questo non è nella mia indole). Siamo stati insieme dal 1971 al 1979 ma ci rendiamo conto che per continuare abbiamo bisogno di un centro.
- 1979-1981: Herndon, Virginia. Mentre James "J.J." Johnson, il dottore che è stato con me fin dall'inizio, aiuta a rimettere in sesto The Rocks, io mi trasferisco più vicino a Washington per dedicare più tempo alla raccolta di fondi. Mi riorganizzo. Molti dottori e molti infermieri sono pronti a prendere parte al progetto. Ho tempo per ulteriori contatti. Io e Linda abbiamo una fattoria con venti capre. Acquistiamo una fattoria con 10 acri nella contea di Pocahontas, West Virginia.
- 1981-oggi: Arlington, Virginia. Decido di avvicinarmi ancora un po' di più a Washington. Gareth Branwyn e Pam Bricker si trasferiscono per dedicare più tempo alla raccolta di fondi e per pubblicare un bollettino. Gradualmente smetto di ricevere pazienti e scelgo di accettare la pubblicità; comincio a tenere conferenze e seminari. Ricevo più di un milione di dollari da fondazioni e da persone ricche, ma per la maggior parte i fondi vengono da gente comune. Si comincia a costruire il centro in West Virginia e alcune persone cominciano a viverci.

Capitolo 6

Il periodo pilota

Per periodo pilota intendiamo gli anni dal 1971 al 1978. Per tutto questo tempo non abbiamo sperimentato solo modi di praticare la medicina ma anche la vita in comunità e abbiamo imparato a godere la vita e a gioire l'uno dell'altro. Dopo aver vissuto per poco da solo, organizzai un ambulatorio nella casa che condividevo con tre o quattro amici ad Arlington, West Virginia. Sembrava che avere degli ospiti a dormire favorisse la crescita dei legami fra le persone, perciò incoraggiavamo la gente a rimanere e avevamo sempre la casa piena. Anche ballare insieme sembrava unire le persone, quindi facevamo anche quello. Era il nostro primo esperimento comunitario. L'anno dopo sei o otto di noi si trasferirono al 1202 di North Danville Street ad Arlington. Le stanze da letto erano piccole ma avevamo un grande giardino e molti ospiti. Qui realizzammo il nostro primo ambulatorio a tempo pieno e cominciammo a non fare pagare i nostri pazienti o ad accettare solo il rimborso per l'assicurazione civile, rifiutando di avere un'assicurazione contro le negligenze e mettendo l'accento sulla medicina preventiva e le terapie alternative. Andò a finire che continuammo con queste pratiche.

In questo periodo incontrai un altro dottore, James "J.J." Johnson, che è ancora oggi un compagno di strada e un componente vitale del Gesundheit Institute. Aveva appena concluso un anno da medico internista e da medico di famiglia e aveva smesso disgustato. Poi fece il servizio civile all'ospedale pubblico St. Elizabeth a Washington, invece di fare il militare. Un giorno un mio compagno di classe, che stava facendo il servizio civile al St. Elizabeth a sua volta, ci presentò J.J. pensando che ci sarebbe piaciuto. Mi andò subito a genio. Iniziammo immediatamente a lavorare insieme e da allora è stato parte integrante del Gesundheit Institute.

A due anni dalla fine della scuola di medicina avevo già avuto centinaia di pazienti, per la maggior parte gente giovane interessata a stili di vita alternativi. Chi altro sarebbe andato da un dottore con i capelli lunghi nel 1971? In quegli anni la controcultura era molto vivace e molte persone si presentavano da noi. Il loro numero divenne rapidamente eccessivo per la nostra piccola casa.

Venne il tempo di cambiare. Nel settembre 1977 quindici di noi, tra cui Linda e J.J., iniziarono un viaggio di undici mesi in Europa, Russia e Africa del nord. Quando tornammo ci trasferimmo in una casa con sei camere da letto che si trovava su un terreno di dodici acri nella contea di Fairfax in Virginia. Fu una questione di tempismo – il posto trovato arrivò esattamente quando ne avevamo bisogno ed era proprio ciò di cui avevamo bisogno. Per tre anni fu il modello di ciò che volevamo per il resto del nostre vite personali e professionali. Venti di noi (J.J., un altro dottore, mio fratello, il fratello di Linda, un avvocato, un insegnante, un agricoltore, alcuni costruttori, Linda e io) vivemmo e lavorammo insieme. Oltre a praticare la medicina gratuitamente, ci concentrammo su come sviluppare modi per creare intimità e apertura, un po' come avevamo sperimentato durante il nostro viaggio. Io e Linda ci sposammo lì e il nostro primo figlio, Zag, nacque in casa alla presenza di tutti i nostri amici.

Lo spazio e la bellezza del luogo furono molto importanti poiché la natura è una parte fondamentale per la nostra medicina. Due acri di terra furono lasciati per gli animali e i giardini di piante. Costruimmo una casa su un albero e un palco all'aperto su cui facevamo spettacoli di ogni tipo. Facevamo tranquille camminate alla sera e avevamo tutta la privacy che volevamo per fare qualsiasi cosa volessimo. Facevamo feste dell'artigianato, giravamo film ed esploravamo diverse forme di teatro.

Ogni mese venivano da noi tra le cento e le mille persone; qualcuno si fermava per un'ora e altri per qualche giorno. *Ogni notte* ospitavamo da uno a cinquanta ospiti. Venivano perché avevano sentito che offrivamo gratuitamente trattamenti alternativi e ci divertivamo. Eravamo come un medico condotto che si prende cura di ogni questione medica dalla nascita alla morte. Ricevevamo gente che si voleva suicidare, che stava litigando con i propri amanti o che aveva quel tipo di problemi che solitamente vengono trattati dalle linee dirette telefoniche. Venivano per ogni ragione, dalle visite mediche per la scuola a essere aiutati a morire. Alcuni sostenevano di venire per un problema particolare, ma appena prima di andarsene dicevano "A proposito..." e *quella* era la vera ragione per cui erano venuti. Alcuni di loro oggi direbbero che non sono mai stati veri e propri pazienti. Indipendentemente da come si presentavano, io cercavo di essere amico di quasi ogni persona che arrivava. Camminavamo insieme nei boschi, guardavamo il tramonto, lavavamo i piatti e lavoravamo in giardino. Questi incontri personali erano la parte più importante del mio esperimento sul guarire.

Una persona che venne come paziente vive ancora oggi con noi. Gareth Branwyn è il mio paziente ideale: una persona che si avvicina per delle cure mediche e con cui formo un'amicizia al primo incontro. Gareth venne da noi nel 1977 per una profonda forma di artrite che aveva contratto fin dall'età di tredici anni. Norman Cousins soffriva di una forma molto più lieve della stessa condizione, spondilite anchilosante. Gareth era giovane, aveva più o meno diciannove anni ed era molto depresso per la sua artrite, ma lo aiutammo a vedere un quadro più ampio. Oggi, quando parli a Gareth, ha molto altro di cui discorrere oltre alla sua artrite. Egli rimase con noi per sette, dieci giorni e ciò stabilizzò la nostra amicizia.

La gente veniva anche per ragioni non mediche come il fascino della vita comunitaria. E veniva da noi per divertirsi. Un giorno un insegnante che viveva nelle vicinanze e aveva sentito parlare di noi venne a trovarci. Era il suo compleanno ed era solo e depresso per il fatto di trovarsi da solo. Così uscì, andò a comprare una torta e si presentò a casa nostra dicendo: "Ho sentito che siete gente simpatica e volevo passare il mio compleanno con qualcuno". Tutti smisero di fare ciò che stavano facendo e improvvisammo una festa di compleanno. Fu divertente. Non l'abbiamo più visto, ma sono sicuro che ricorda quel compleanno con piacere tanto quanto me.

Molti visitatori che condividevano qualche attività con noi tornavano quando erano malati. Il fatto di aver già avuto dei rapporti in precedenza aveva un impatto positivo, ne sono sicuro. In questo senso tutti erano pazienti: visitatori, amici e membri dello staff. Stavamo inoltre costruendo rapporti personali che ci avrebbero protetti contro i disastri come le denunce per negligenza. Come puoi querelare qualcuno che ti piace veramente?

Quando fai attività stravaganti giorno dopo giorno, inevitabilmente fra le persone si genera della tensione. Ci preoccupammo di diffondere la medicina preventiva nelle nostre relazioni interpersonali. Non avendo mai ricevuto lezioni su come andare d'accordo con una moglie o con un amico, tanto meno con una comunità, procedevamo a partire dalla nostra esperienza.

Gli amici furono la chiave numero uno del nostro successo. Ci amavamo a vicenda e l'amore perdona molte cose. In un matrimonio i partner scendono a compromessi e quello era un grande matrimonio. Così, se una persona è confusionaria e un'altra è ordinata, se si sposano la prima diventerà più ordinata e la seconda più confusionaria. E questo è ciò che successe, in sostanza, a noi. Le persone ordinatissime (fra le quali anch'io) fecero più di quanto dovessero nel campo dell'ordine e della pulizia. Le persone disordinate fecero di più in qualche altro campo. In una comunità in cui c'è amore reciproco, il perdono e il compromesso diventano parte della vita. Cercavamo di accettarci l'un l'altro e riuscivamo anche a scherzarci sopra.

Avevamo iniziato a vivere insieme come bambini nel Paese dei Balocchi: ingenui, innocenti, ignoranti. Non avevamo alcuna idea che le grandi discussioni sarebbero state su cose come il silenzio e il rumore, la pulizia e il disordine e così via. A volte, quando sentivamo che qualcuno non era corretto, lo facevamo presente e ne parlavamo con spirito costruttivo. Fortunatamente eravamo un gruppo di persone estremamente aperte ma non tutti erano capaci di comunicare con le parole come me. Alcuni comunicano con le parole, altri con i fatti. Così dovevamo sperimentare diversi modi di risolvere i conflitti, a volte facendo lunghe discussioni, a volte dicendo semplicemente sì. In un certo senso essere aperti faceva parte della terapia; non tutti erano aperti, ma eravamo tutti aperti al massimo delle nostre capacità.

L'altra chiave del nostro successo fu il divertimento. Dall'inizio fu chiaro che dovevamo divertirci, altrimenti lo staff si sarebbe sciolto entro una settimana. (Per esempio, un giorno tutti mi sorpresero in una vasca piena di spaghetti e olio. Io mi feci un bagno in quella vasca mentre gli altri facevano il Balletto degli Spaghetti[8]). Il divertimento non fu solamente un collante per la nostra comunità, ma ebbe anche effetti benefici eccezionali sui nostri pazienti, che ebbero meno bisogno di medicine. Tenevamo un ambulatorio medico alla Monty Python, condito da un misto di compassione e umorismo. Facevamo tantissime celebrazioni e feste speciali per i compleanni di tutti. Gli ospiti aggiunsero ricchezza ulteriore condividendo i loro interessi. Ballavamo due o tre sere alla settimana. Facevamo rappresentazioni di ogni tipo e creavamo storie per i bambini. Abbiamo filmato circa settanta ore in Super-8 che documentano il nostro divertimento: cucinare, curare il giardino,

8. "Noodles" significa spaghetti ma viene anche usato popolarmente negli USA per indicare delle persone stupide, degli "zucconi".

giocare nel fango, giocare con i nostri bambini e visitare i pazienti.

La gente ci chiede spesso: "Come vi guadagnavate da vivere se non facevate pagare i vostri pazienti?". All'inizio la risposta fu che vivevamo in comunità per mantenere basse le spese e svolgevamo dei lavori part-time. A Danville Street eravamo piuttosto poveri e ognuno doveva contribuire con 19 dollari al mese per l'affitto. Facevamo diversi lavori part-time per pagare il cibo e le medicine. Il terzo anno, quando vivevamo in West Ox Road, io lavoravo come archivista a tre dollari e venticinque all'ora alla Planning Research Corporation di Arlington. Dopo nove mesi , iniziai a lavorare per un nutrizionista e facevo le biopsie dei muscoli. Lo stipendio era buono: guadagnai tra i ventimila e i trentamila dollari all'anno per i due anni seguenti, lavorando solo dodici ore alla settimana.

Allo stesso tempo, J.J. faceva il turno di notte al pronto soccorso del St. Elizabeth: si occupava dell'accettazione, lo stesso lavoro che feci io quando egli smise. Uno psichiatra certificava che i nuovi pazienti erano malati mentalmente, quindi io ricostruivo la loro storia clinica per capire se avessero immediato bisogno di cure mediche. Probabilmente trattai tra le 6000 e le 8000 persone. Spesso passavo anche più di un'ora con un solo paziente, e a quelli che sembravano più aperti dicevo che ero convinto fossero in grado di vivere vite mentalmente più sane. Il mio turno era di quattro notti di fila, sedici ore a notte. Poi avevo dieci giorni liberi. Lavorando l'equivalente di otto giorni al mese, guadagnavo tra i 45.000 e i 50.000 dollari all'anno. Era un buon lavoro. Mi permise di fare molta esperienza, di guadagnare molto e allo stesso tempo avevo l'opportunità di aiutare delle persone angosciate, avendo anche il tempo per i miei interessi. Lavorai al St. Elizabeth per otto anni dal 1978 al 1986.

Avevamo anche il sostegno delle donazioni di alcuni amici. La gente ci portava il cibo e cucinava per noi. Ricevevamo cibo, vestiti, posate, piatti, mobili, attrezzi per il giardino, auto usate, perfino animali. Il dono più esotico fu probabilmente un gregge di sei capre, incroci di Nubiane e LaMancha.

Il nostro allevamento di capre iniziò a The Rocks, una fattoria di ottanta acri nella contea di Jefferson in West Virginia, dove ci trasferimmo nel 1977. The Rocks era un luogo idilliaco costeggiato per circa un chilometro dal fiume Shenandoah; fu anche il primo terreno di proprietà della nostra comune. Ci costò 240.000 dollari, che pagammo con un anticipo di 40.000 dollari e il resto a rate. Fu molto difficile, essendo una comune, ottenere un prestito da una banca commerciale.

Io e Linda ci occupammo delle capre per i cinque anni seguenti. All'inizio non avevamo alcuna idea su come si allevassero le capre. Imparammo facendo errori, parlando con gli amici che ne sapevano di più e leggendo libri e riviste. Quando il gregge raggiunse le due dozzine di unità, imparammo a mungere e a fare il formaggio. Cominciammo a prendere familiarità con le questioni veterinarie e incidemmo molti ascessi, il che rappresenta un problema ricorrente per le capre. Avevamo problemi a mantenere le capre all'interno di zone confinate; erano capaci di saltare recinzioni di quasi due metri e a volte scappavano nel mezzo della notte. Io e Linda condividevamo l'avventura di rincorrerle, ma ero io quello che doveva ucciderle e scuoiare i maschi. Vendevamo il latte, il formaggio, la pelle e a volte l'intera capra, poiché la carne piace molto a molti africani.

A The Rocks il nostro carico di pazienti aumentava; venne gente da quaranta stati e da diciotto paesi. Nonostante il posto fosse idilliaco e ci fossimo votati a fornire delle cure mediche gratuite, lo staff di supporto cominciò lentamente a mostrare segni di cedimento. Per anni le nostre case erano state invase da orde di persone; in un certo senso si può dire che non solo non facevamo pagare, ma addirittura pagavamo noi per visitare i pazienti. Inoltre non avevamo letti per la maggior parte di loro. Si accampavano sui pavimenti, nelle nostre stanze da letto e nei corridoi. Era caotico. Non avere una camera da letto, non avere privacy e non avere un numero di letti sufficiente per i pazienti causò alla lunga una tensione terribile. La maggior parte della gente non avrebbe resistito un mese in quelle condizioni, ma i miei amici resistettero per otto anni.

Durante tutti quegli anni io parlavo di come saremmo arrivati ad avere un ospedale, ma non ci avvicinavamo mai alla meta. I membri dello staff erano andati avanti per tutti quegli anni sull'onda dell'entusiasmo, dell'amicizia e della voglia di prendersi cura degli altri, ma erano stanchi di non vedere progressi nel loro progetto. Volevano ridurre il loro apporto nel prestare cure mediche e portare un po' più di ordine nelle loro vite. Io non mi sono mai sentito esaurito e credo che anche J.J. abbia vissuto molto raramente questa mancanza di entusiasmo in prima persona, ma capivo quanto potesse essere duro per gli altri. Avrei potuto lottare con loro per mantenere in vita il nostro centro, ma la lotta non faceva per me. Riluttante, decisi che era necessario dividere quelli che volevano tirarsi un po' da parte da quelli che volevano procedere.

L'abbandono di The Rocks fu il momento più triste di tutta la mia vita ma fu un evento molto importante. In retrospettiva, fu necessario permettere agli altri di prendersi una pausa e allo stesso tempo mostrare al resto di noi che eravamo molto seri riguardo al progetto. Noi saremmo andati avanti. J.J. rimase a The Rocks per un altro anno e mezzo per prendersi cura dei pazienti che venivano ancora per le cure mediche. Poi andò in India per un anno e mezzo per un pellegrinaggio spirituale prima di tornare da noi.

The Rocks è ancora oggi una comune e siamo ancora amici. Con ognuno di loro condivido un'amicizia più che ventennale: non c'è male se penso che la maggior parte della gente non ha più di un paio di amicizie di così lunga data in tutta la vita e alcuni non hanno neppure quelle. Quando vado a The Rocks, trovo sicuramente una quindicina di amici.

Linda e io ci trasferimmo vicino a Washington D.C. per riorganizzare i nostri sforzi e dedicare più tempo alla raccolta di fondi. Prendemmo in affitto un posto in Centreville Road a Herndon in Virginia con 100 acri di terra – più di quanto ci servisse per allevare la nostra mandria di capre. Nel febbraio del 1980 un ospite gettò degli stracci impregnati di seme di lino nella spazzatura, senza sapere che l'olio di lino si incendia da solo negli spazi ristretti. Quella notte divampò un incendio. Nella confusione Linda e Zag per poco non persero la vita. In seguito io continuai a stare nella casa bruciata, mentre essi trascorsero un periodo di convalescenza a casa dei genitori di Linda. Un giorno, mentre stavo facendo del mio meglio per mandare avanti la casa, l'allevamento e la mia vita, suonò il telefono. Un amico mi lesse un annuncio trovato su un giornale locale, in cui si offriva in vendita un terreno di 310 acri nella contea di Pocahontas in West Virginia. Cercavamo da anni un terreno e avevamo una rete di amici che sapeva della nostra ricerca.

Nonostante ci fosse un vento freddo che soffiava da Washington verso la West Virginia, non appena sentita la descrizione chiamai un amico che aveva una jeep a trazione integrale e gli dissi: "Frank, forse ci siamo. Perché non mi porti a vedere questo posto in West Virginia? Potrebbe essere quello che stiamo cercando". Guidammo per sei ore in mezzo a un vento fortissimo e per gli ultimi quaranta chilometri attraverso uno scenario da favola. Incontrammo l'agente immobiliare e camminammo in mezzo agli alberi coperti di neve e ai costoni delle montagne. Mi sedetti su una roccia dietro una cascata, guardando lo scenario circostante attraverso un velo scintillante. Tutto mi gridava: "Questo siamo noi!". Il prezzo, sessanta-settemila dollari, era giusto; decisi e dissi all'agente: "Lo prendo".

In un certo senso trovare il terreno fu come raggiungere la Terra Promessa. Rinnovò il nostro slancio. I nostri sforzi nella raccolta di fondi, iniziati da poco, si moltiplicarono. Decidemmo di trasferirci ancora un po' più vicino a Washington e nel 1981 prendemmo in affitto una piccola casa in Fillmore Street ad Arlington in Virginia. Gareth Branwyn e sua moglie, Pam Bricker, vennero a vivere con Linda, Zag e me. Avevano vissuto nella comunità di Twin Oaks e Gareth decise di avvicinarsi a noi per offrirci il contributo delle sue abilità organizzative, editoriali e filosofiche. Da quando era venuto da noi come paziente cinque anni prima, Gareth era diventato un volontario molto attivo perché lo avevamo aiutato molto. Ora poteva offrire le sue conoscenze e le sue capacità a tempo pieno.

In un certo senso, stavamo entrando nella seconda delle tre fasi del Gesundheit Institute. Nella fase uno, il progetto pilota, la gente veniva da noi in cerca di assistenza. Durante la fase due, che io chiamo la fase della raccolta dei fondi e della crescita dell'entusiasmo, ci siamo rivolti all'esterno in cerca di aiuto. In questo periodo, incontrai molta della gente che, pur svolgendo professioni diverse, mi ha incuriosito: medici, curatori, artisti, architetti, costruttori e tanti altri. Li vedo tuttora e non solo per raccogliere fondi, ma anche per mantenere una sorta di connessione globale. La terza fase sarà la realizzazione del nostro sogno: costruire un ospedale in West Virginia, dove ancora una volta sarà il resto del mondo a venire a trovarci.

CAPITOLO 7

La definizione del sogno

Il Gesundheit Institute è un centro di cura modello, basato su un progetto pilota e su anni di studio sul campo. Da molto tempo ci voleva un modello di questo tipo. La pubblicità, i viaggi e il lavoro di pubbliche relazioni hanno prodotto una rete di volontari sufficiente a fare funzionare cinque centri gratuiti, se esistessero. Queste persone non hanno bisogno di altro che di un contesto in cui servire. Poiché crediamo che la salute è tutto ciò che influisce positivamente su una persona, Gesundheit è disegnato come una comunità totale. I nostri obiettivi sono:

- trasformare la tradizionale distinzione fra medico e paziente creando un centro per malati gravi con quaranta letti per i pazienti e una casa per quaranta sanitari a tempo pieno e le loro famiglie;
- prendersi cura del personale sanitario in modo da creare un centro senza esaurimenti dovuti a troppo lavoro;
- offrire un'ampia gamma di metodi curativi allopatici e alternativi: guarigione attraverso la fede, agopuntura, omeopatia, medicina interna, chirurgia;
- integrare le cure mediche con l'agricoltura, l'ambiente naturale, le arti e i mestieri, il teatro, la musica, la ricreazione, l'educazione, i servizi sociali, l'amicizia e il divertimento;
- aiutare i pazienti a trarre beneficio dalla forza curativa dell'intimità e della mutua interdipendenza;
- insegnare ai pazienti la cura preventiva e le responsabilità personali nel mantenersi in salute;

- creare un modello che dia nuova vita al nostro decadente sistema sanitario;
- essere un istituto di insegnamento per i professionisti del settore, dagli studenti di medicina e gli infermieri agli amministratori di ospedale;
- avere trenta letti per volontari a breve termine e per professionisti partecipanti a tirocini di aggiornamento o approfondimento;
- mostrare che un individuo non è un organismo solitario ma parte di una famiglia, di una comunità e del mondo e che ognuno ha bisogno di assistenza e di amore;
- massimizzare la salute e la felicità di tutti quelli che sono al Gesundheit, sia di quelli che ricevono le cure, sia di quelli che le forniscono;
- operare a partire da una profonda preoccupazione per la qualità della vita della gente in un mondo dominato dai valori ispirati al potere e all'avidità;
- creare un clima di speranza e la possibilità del cambiamento.

Definiamo "salute" il massimo benessere, vibrante di felicità. È focalizzato sui rapporti del paziente o della paziente con se stesso o con se stessa e con l'alimentazione, l'attività fisica, la fede, la famiglia, gli amici, gli hobby, la natura, lo stupore, la curiosità, la creatività, il servizio, la comunità e la pace.

Cercheremo di creare un'esperienza che permetta a ogni persona che si avvicina in cerca di aiuto, per quanto triste, abbandonata, ansiosa, arrabbiata o piena di dolore, di trovare tregua e di avvicinarsi abbastanza alla natura, al divertimento o a Dio da seguire i propri sogni. Il dottore (che dà) e il paziente (che riceve) lavoreranno fianco a fianco per svolgere tutti i compiti a portata di mano. Ogni individuo sarà custode dell'intero centro. Metteremo insieme uno staff così eterogeneo che tutti i pazienti potranno trovare almeno una persona che li ama e li capisce. Alimenteremo amicizie profonde fra chi fornisce le cure e chi le riceve.

La meraviglia e la curiosità saranno l'aria che respireremo. La creatività verrà incoraggiata nello staff e in ogni persona che ci farà visita. I pazienti saranno incoraggiati a esprimersi in qualsiasi forma artistica sceglieranno. Avranno occasioni di fare scoperte da soli o con altri. Ognuno avrà innumerevoli occasioni per trovare modi di aiutare gli altri. Riassumendo, estenderemo la nostra comunità felice, divertente, cooperativa, amorevole e creativa, servita da tutti e di proprietà di nessuno, per il beneficio delle persone di qualsiasi provenienza. Come è successo in passato, questa atmosfera aumenterà la salute e allevierà la sofferenza in un modo unico. La pratica della medicina diventerà una gioia in un tale ambiente.

La nostra etica

Il tema dell'etica medica è complesso, ma si tratta di uno di quei temi su cui dobbiamo elaborare una riflessione e comunicarla. Di fronte a una popolazione così varia come quella degli Stati Uniti, dove coesistono tutti i tipi di credo, seppur contraddittori, e dove la scelta individuale è sacrosanta, nessun centro può veramente rappresentare e tenere conto di tutta la popolazione, se sposa solamente un approccio o un insieme di credenze. Bisogna spendere molto tempo per capire e imparare a rispettare le credenze di ogni persona che viene da noi.

Noi crediamo che il centro appartenga ai nostri pazienti. Di conseguenza, non abbiamo sviluppato molta politica di gruppo sulla moralità, al di la della necessità di funzionare per il bene comune. Nella maggior parte dei casi, trattiamo solamente il tema della disponibilità. Vogliamo prenderci cura di tutti i pazienti allo stesso modo, senza trattamenti preferenziali, non importa che il paziente abbia aiutato o meno la creazione o il mantenimento del centro. Cercheremo di fornire la più ampia gamma di cure mediche possibili, dall'approccio farmaceutico e chirurgico convenzionale alle medicine alternative. Speriamo che chiunque venga abbia l'opportunità di esplorare tutti i tipi di terapia in un ambiente di supporto sicuro. Lo staff accetterà tutti i tipi di praticanti e rispetterà la loro esperienza. Quando due o più sistemi collidono, ognuno dovrà essere capace di superare il conflitto con un dialogo a cui tutti potranno prendere parte. Soprattutto, nessun professionista della cura della salute dovrà utilizzare trattamenti di cui non è convinto.

In ultima analisi, la scelta della terapia dipenderà dal paziente. Ci sforzeremo di fare conoscere ogni approccio in modo che le scelte individuali emergano da un'analisi dell'intero sistema. Abbiamo visto miracoli e disastri applicando ogni tipo di cura. Non si può mai promettere un risultato sicuro con qualsiasi tipo di cura. Ogni volta è una scommessa. Come risultato, ci sentiamo moralmente obbligati a promuovere la responsabilità personale nel mantenere uno stile di vita sano in modo da fare diminuire il bisogno di scelte imperfette.

Uno dei punti più importanti sarà la mutua interdipendenza. Siamo una compagnia di amici, di persone che danno e di persone che ricevono, di dottori e di pazienti. Ognuno ha bisogno degli altri, perciò daremo a tutti i membri dello staff rispetto e lavoro in modo equivalente. Condivideremo i diversi lavori, dalla manutenzione del centro ai turni come dottori, contadini e artisti – tutti in uno. Nessun compito verrà considerato più importante di un altro. Funzioneremo invece come un organismo, con tutte le parti che contribuiscono all'intero vibrante. Ci appoggeremo a questa interdipendenza come un'enorme forza curativa, sia individualmente che globalmente nella nostra interfaccia con il mondo. Sosteniamo il disarmo nucleare totale e la conservazione dell'ambiente naturale in generale. Sentiamo che oggi queste sono le questioni etiche più pressanti per la società e per i professionisti della cura della salute.

Su temi morali molto complessi ci asterremo dal dare un giudizio. Non crediamo che certi problemi molto controversi possano essere affrontati da una moralità generica senza che così facendo si violi il diritto dei pazienti di decidere. L'aborto è uno di questi temi. Noi non siamo favorevoli all'aborto come forma di controllo delle nascite e riconosciamo che questa pratica può causare traumi profondi, ma ci sentiamo obbligati a rispettare la scelta di ogni donna. Faremo tutti gli sforzi possibili per fornire una solida educazione riguardo al sesso e alla contraccezione. Se una donna sceglie di abortire, la aiuteremo e speriamo che il nostro ambiente la aiuterà a reinserirsi nella vita di tutti i giorni. Sosterremo anche quelle donne che preferiscono fare nascere i loro figli e poi tenerli oppure darli in adozione. Speriamo di essere in grado di offrire la possibilità di trovare gente che adotti il figlio di una donna che non vuole abortire.

La morte con dignità è un altro tema vitale. Speriamo che gli individui e le loro famiglie raggiungano quel profondo livello di intimità di cui c'è bisogno per chiarire come essi vorrebbero essere trattati se, come conseguenza di una malattia o di un incidente, non fossero in grado di comunicare la loro volontà circa la rianimazione e i sistemi artificiali di mantenimento in vita. Incoraggeremo i nostri pazienti a scrivere le loro volontà al riguardo. Poi cercheremo di seguire la strada migliore, preferibilmente una già discussa con i membri della famiglia.

Un'ultima questione etica è l'assicurazione contro le negligenze. Sappiamo che tutti i professionisti della sanità sono fallibili e possono commettere errori nella loro carriera; crediamo però fortemente che l'amicizia, la comunicazione aperta e la fiducia costituiscano la migliore prevenzione contro il rischio di denuncia per negligenza. Al Gesundheit, non potremo né vorremo praticare in un clima di paura e sfiducia. Intendiamo praticare in quanto gruppo diversificato e altamente specializzato, ricorrendo alle conoscenze e all'esperienza di ognuno con l'obiettivo di non danneggiare mai alcuna persona. Useremo un rigoroso sistema di selezione per assicurare la competenza di tutti i nostri praticanti e assistenti. Tutti impiegheremo tutte le nostre abilità al servizio del benessere del paziente.

Fino a che la scienza della medicina sarà imperfetta, sarà sbagliato aspettarsi l'infallibilità. Se un paziente non si sentisse soddisfatto delle cure che riceve, lo vorremmo sapere immediatamente. Indagheremo, valuteremo e, se necessario, licenzieremo qualsiasi membro negligente dello staff. Cercheremo sempre e in ogni modo di correggere le conseguenze di qualsiasi errore.

Il nostro staff

Il compito più difficile al Gesundheit è aiutare lo staff e i pazienti a diventare e rimanere sani e felici. Ovviamente, bisogna prima di tutto sviluppare queste qualità nello staff stesso. Una ragione per cui il progetto Gesundheit è unico è che si intende creare un ambiente libero da esaurimenti. Se facciamo funzionare un ospedale in cui i membri dello staff sono esauriti, anche i pazienti saranno esauriti. Speriamo che se dei membri dello staff arrivassero ad andarsene, la ragione fosse che il Gesundheit non è il posto adatto per loro, ma il mio desiderio più profondo è di non vedere mai andare via nessuno.

Alcuni individui, indipendentemente da come praticano la medicina e da come forniscono le cure, soffriranno esaurimenti a causa delle loro personalità e dei loro approcci alla vita. Non voglio professionisti esauriti nello staff. Voglio professionisti che hanno fame di lavorare con la gente e che saranno soddisfatti e caricati dal servizio per gli altri e dalla vita nell'ambiente eccitante, divertente e creativo che il Gesundheit offre. Naturalmente, chiunque sentisse il bisogno di una pausa dovrebbe potersela permettere, ma tutto dovrebbe essere fatto in un'atmosfera di impegno.

Prima dell'apertura, avrò già arruolato molti medici di famiglia, un chirurgo generico, un ginecologo-ostetrico, un pediatra, un oftalmologo, uno psichiatra, un dentista, una levatrice, un chiropratico, un omeopata, un agopuntore, un naturopata e degli infermieri. Molti membri dello staff offriranno massaggi terapeutici e condurranno sedute di meditazione. Idealmente, ognuno nel nostro gruppo avrà molti talenti, cosicché alcune competenze si sovrapporranno.

Il nostro staff di sostegno comprenderà coltivatori, meccanici, costruttori, artisti, artigiani e un avvocato, sia per Gesundheit che per i pazienti che avessero bisogno di consulenza legale. Vogliamo due insegnanti per i bambini – i nostri, i bambini malati e i componenti delle famiglie dei pazienti. Tutti i membri della comunità, i partner e i coniugi compresi, faranno parte dello staff e contribuiranno con i loro diversi talenti.

Il lavoro nella maggior parte dei casi sarà volontario ma, se non dovessimo trovare volontari per compiti specifici, assumeremo le persone di cui avremo bisogno. Daremo ai nostri lavoratori vitto e alloggio (cibo delizioso e ampie stanze) e offriremo loro amici meravigliosi, duro lavoro, divertimento e un ruolo importante nel creare una comunità della salute modello. Avremo trenta letti per persone che ci aiuteranno per un periodo limitato (chiedo un impegno minimo di due anni): dai medici e dai carpentieri ai menestrelli ambulanti e ai guardia-uccelli. Questa gente apporterà una grande ricchezza di abilità e di interessi.

Quando iniziammo il progetto pilota, i membri del nostro staff avevano tra i venti e i trent'anni. Adesso abbiamo per la maggior parte tra i trenta e i cinquanta anni. Spero di avere persone di tutte le età nel mio staff. Le nonne e i nonni svolgono spesso una funzione semplicemente perché sono quei vecchi saggi che sono. In una situazione gioiosa e amichevole, le persone anziane possono aggiungere un tocco meraviglioso a tutte le altre età. Contribuiscono con saggezza e conoscenze; incarnano soprattutto un effettivo accumulo di esperienza.

Il nostro staff deve essere felice, amorevole, divertente, cooperativo, creativo e capace di generare autostima e pensiero positivo per sé e negli altri. Con il suo stile di vita, lo staff deve fornire un esempio di buoni rapporti per i pazienti. Nello staff voglio persone che donino volontariamente grandi quantità di tempo privato, in un centro dove c'è sempre almeno un addetto disponibile a lavorare con ogni paziente e a essere interrotto costantemente. Se i membri dello staff intendono affrontare problemi sociali giganteschi, devono essere preparati a dedicare le loro vite a tale aspirazione. Devono considerare il progetto non solamente come un ospedale funzionante in West Virginia, ma come uno sforzo verso la pace comune e globale. Chi fa parte dello staff deve essere innamorato del sogno.

Il soggiorno di un paziente al Gesundheit

Come dottore vivo gli ospedali come posti cupi. Difficilmente si vedono membri del personale ospedaliero correre nei corridoi, entusiasti per il privilegio e la gioia di potere aiutare gli altri. Nella maggior parte degli ospedali i pazienti vivono incubi paurosi e ricevono un trattamento impersonale. L'atmosfera al Gesundheit Institute sarà lieta e molto diversa da quella dei centri ospedalieri moderni. Molti dei nostri pazienti saranno infelici quando arriveranno da noi, a causa delle malattie fisiche ma anche a causa della tristezza e della scarsa autostima che sono spesso componenti base di molti disturbi. Se solo i medici potessero schiacciare un pulsante che rendesse i pazienti felici, la loro salute migliorerebbe di molto. Ma non ci sono pulsanti né pillole. I pazienti devono trovare la felicità da sé. Ciò che noi possiamo offrire – e ciò che pochi altri centri ospedalieri offrono – è un terreno fertile su cui persone malate possono scoprire la felicità.

Il concetto di cura dell'intera persona e non solo della malattia comporta un enorme lavoro psicologico e spirituale. Perciò Gesundheit integra il curare con l'agricoltura, la ricreazione, le arti, l'artigianato, la musica, il teatro, la danza e la vita in comunità.

Siamo consapevoli dell'unicità di ogni persona e ritaglieremo le visite mediche in base alle esigenze individuali. Nessuna visita sarà uguale a un'altra. Per fare un esempio, provate a immaginare di essere un uomo di trentasette anni, sposato con due figli. Vi hanno appena diagnosticato un'ulcera, un disturbo molto comune. Il vostro dottore ci chiama e ci comunica l'intero risultato della sua visita; noi vi chiamiamo. Invitiamo voi e la vostra famiglia a stare con noi per sette, dieci giorni. Vi incoraggiamo a portare strumenti per suonare, canne da pesca, libri e altre cose da tempo libero.

Se venite in auto, prima di raggiungerci avrete attraversato le magnifiche colline della West Virginia. Entrando nei trecentodieci acri del Gesundheit, vedrete a distanza la costruzione principale: una struttura di legno, pietra e cemento che si erge ai piedi della montagna. Dirigendovi verso quell'edificio passerete vicino al laboratorio di artigianato e a quello di lavorazione del legno, sulla sinistra, e più oltre vedrete il giardino e l'orto. La bellezza naturale vi colpirà prima di raggiungere il centro.

L'entrata principale si congiungerà con un lungo ponte pedonale che attraverserà la strada come fosse un cancello sovrastante. All'altro capo del ponte, potrete notare un'area fra i campi dedicata alla meditazione. Qualcuno del personale vi accoglierà nell'area centrale, uno spazio di quattro piani con una cupola di vetro illuminata dal sole. Dopo una breve visita la persona che si prenderà cura di voi vi registrerà e illustrerà ai bambini e a vostra moglie le attività del giorno. Per i bambini sono possibili il gioco e l'esplorazione, lo stesso per vostra moglie, ma a un livello da adulti.

Nel frattempo incontrerete il terapeuta di vostra scelta, che sia esperto in medicina allopatica, in omeopatia, in agopuntura o in qualsiasi altro trattamento. Sarete informati della possibilità di provare diversi metodi durante la visita e persino di vedere alcuni guaritori al lavoro prima di scegliere.

In ogni caso, all'inizio sarete intervistati per due, quattro ore in modo da avere un quadro della vostra storia medica e sociale piuttosto completo e sarete sottoposti a una visita. L'intervista sarà il fondamento dell'apertura e dell'amicizia senza segreti con il terapeuta. Esplorerete in profondità le ragioni della visita al Gesundheit Institute e le speranze che vorrete vedere realizzarsi. Vi saranno fatte domande su tutte le aree di stress nella vita familiare, lavorativa e personale. Il terapeuta individuerà quali test e quali studi bisognerà fare e traccerà un piano per curare sia l'ulcera che la qualità della vostra vita in generale.

Vi sarà consigliato di provare inizialmente cure leggere e poco dispendiose per vedere se bastano a risolvere il problema. L'attività fisica, la dieta, il lavoro e la ricreazione faranno parte della terapia. Molte attività che riducono lo stress saranno praticabili ogni giorno: meditazione, massaggi, camminate nella natura, teatro, arti varie e gioco.

Durante questo periodo vostra moglie si incontrerà con i membri del personale e potrà esprimere i suoi sentimenti e i suoi bisogni. Con il vostro permesso potremmo perfino chiamare altri membri della famiglia o degli amici per chiedere la loro opinione. In questo modo, la vostra famiglia e i vostri amici faranno parte di una squadra della salute per il vostro e il loro beneficio.

Durante il soggiorno, osserveremo il vostro comportamento non solo nei confronti dei familiari ma anche di tutti gli altri presenti al centro. Poiché al Gesundheit i pazienti e il personale interagiscono, prenderemo nota delle sensazioni di tutti quelli che verranno in contatto con voi riguardo alla vostra risposta alla ricreazione e al lavoro. Qualsiasi suggerimento o intuizione che dovessero emergere saranno posti all'attenzione dell'addetto principale al vostro servizio, che deciderà se integrarli o meno nel piano di cura.

Sebbene la spontaneità sia importante al Gesundheit, ci sarà anche una routine giornaliera. Trascorreremo la prima parte della mattina facendo attività fisica e meditando. A colazione ci sarà il tempo per discutere le attività del giorno con il personale e i pazienti e per decidere chi farà che cosa. Poi svolgerete i compiti a voi assegnati: terapia, lavoro, ricreazione o tutti e tre. La cena sarà un momento di incontro in cui tutti mangeranno insieme e condivideranno gli eventi del giorno. Le attività notturne potranno includere discussioni o seminari su vari temi, socializzare, ballare, giocare, ascoltare musica o stare da soli.

Una ragione primaria per cui la nostra comunità guarisce è che tutti lavoriamo nei giardini e nel raccolto, cuciniamo il cibo, serviamo a tavola e puliamo dopo mangiato. Nella maggior parte delle famiglie, lo fa la Mamma. Noi non siamo la madre di nessuno. Stiamo provando a essere dottori per una società disturbata e circondata dalla noia, dalla solitudine e dall'avidità. Se la società è il vero paziente, allora abbiamo bisogno di medicamenti che migliorino lo stato di una società malata. Uno dei grandi medicamenti per una società malata è l'interdipendenza o il fare sì che la gente "si senta uno" con la società e con gli altri. Questo significa che sia gli ospiti che i residenti permanenti lavoreranno all'estremo delle loro capacità fisiche. Chiunque venga al Gesundheit sarà assegnato a una squadra di cucina o di pulizia. Tra gli altri compiti ci saranno la coltivazione e il giardinaggio, la manutenzione, le arti e l'artigianato, lavori a domicilio, l'asilo e l'educazione.

Il nostro intero concetto di comunità e di interdipendenza richiede che i nostri pazienti diventino emozionalmente indipendenti. Nel rendervi partecipi all'esperienza della comunità, vi aiutiamo a rendervi interdipendenti perché crediamo che questo sia benefico per la vostra salute. Per esempio, esploreremo come i vostri interessi possano integrarsi con quelli del personale e degli altri ospiti per promuovere l'interdipendenza e l'amicizia. La gente che gioca a scacchi verrà messa insieme. Le persone dotate artisticamente saranno incoraggiate a svolgere progetti in comune. Si trae un grande beneficio dall'aiutare gli altri; la gente che è dipendente o è abituata ad avere altri che l'aspettano sarà incaricata di prendersi cura di tetraplegici o di persone morenti. Poiché molti uomini nella nostra società non hanno amiche, i pazienti maschi potranno passare del tempo con alcune donne del nostro personale. Vi sarà chiesto di condividere abilità o conoscenze con la comunità, in modo da sentirvi utili. Avrete molte strade possibili da percorrere. Se non siete aperti alla meraviglia, alla curiosità, all'umorismo, all'amore o a sistemi di cura alternativi, cercheremo di mettervi in contatto con l'ambiente vario del Gesundheit.

Crediamo che parte della terapia di ognuno stia nell'esplorare la responsabilità verso se stessi e verso la comunità e nello svolgere i compiti quotidiani. Un paziente afflitto dalla solitudine potrà incontrare molti studenti di medicina, un musicista ambulante, un paziente malato di cancro, persone afflitte da cosiddetti disordini mentali e bambini in gita per tre o quattro giorni nel parco nazionale circostante. Da tali incontri scaturiranno l'interdipendenza, i legami umani, un modo di vivere creativo, l'apprezzamento per la natura e vie efficaci di vivere con lo stress.

Quando una persona non è capace o non è disponibile a fare la sua parte, questo si traduce in solitudine, egoismo e a volte perfino in problemi di salute. Considera le migliaia di persone che parlano di come si sentano bene per il fatto di essere in grado di lavorare. E pensa come si devono sentire male quando si trovano in un ospedale convenzionale e non possono prendere parte a quello che succede. Quante persone che sono state in ospedale si sono mai sentite legate a quello stesso posto? Quanti sono quelli che dicono: "Ho passato un giorno veramente splendido all'ospedale! Mi dispiace andarmene! Come vorrei essere ancora malato!"? Al Gesundheit, i pazienti diranno queste cose normalmente.

Speriamo che voi, il personale e tutti gli altri presenti al nostro centro sarete diventati amici prima della fine del soggiorno. Incoraggeremo gli scambi di lettere e di telefonate e forse anche un fine settimana al Gesundheit all'anno per una visita di controllo e per "un richiamo". Se conosceremo le persone giuste che vivono nella vostra zona, vi metteremo in contatto, nella speranza che gli amici del Gesundheit diventino amici gli uni degli altri.

Quello che ci piacerebbe sapere dei nostri pazienti

Le nostre interviste iniziali con i pazienti durano dalle tre alle quattro ore ed esplorano non solo i loro bisogni circa la salute ma tutto ciò che li riguarda. Il sommario che segue dà un'idea del tipo di informazioni dettagliate che chiediamo ai pazienti nel tentativo di conoscerli e di stabilire i bisogni della loro salute. Idealmente, ci piacerebbe che ogni persona in cura da noi scrivesse una storia dettagliata del proprio stato di salute, includendo quanto segue:

1. qualsiasi fatto attinente alla nascita o ai primi anni di vita;
2. storia aggiornata delle vaccinazioni;
3. ricoveri ospedalieri con date e dettagli;
4. tutte le malattie ricordate e relative prospettive attuali;

5. storia dell'assunzione di droghe, legali e illegali (tabacco, caffeina, zucchero, alcool ecc.); opinione sulle droghe;
6. storia delle credenze spirituali, comprensiva delle influenze passate e del punto di vista attuale;
7. storia della vita sentimentale con le prospettive attuali e la loro evoluzione, con commenti dettagliati su ognuno dei seguenti temi: amore parentale, amore sentimentale, amore sessuale, amore della vita, amore di sé, altro;
8. storia delle maggiori delusioni, passate e presenti, comprensiva delle soluzioni trovate, e percezione delle delusioni degli altri;
9. storia degli eventi salienti, inclusi gli insegnanti più significativi (sia quelli facenti parte della formazione scolastica che gli altri); lista delle abilità di qualsiasi tipo acquisite in tali occasioni: come sono state raccolte, apprezzate e condivise dagli altri; sono incluse anche le scoperte derivate da libri, film, brani musicali, ricerche intellettuali di vario genere;
10. un albero familiare dettagliato con informazioni sulla salute e su tutto quanto possibile;
11. pensieri su come è stata la propria crescita; descrizioni delle proprie case, delle scuole, dei vicinati, degli amici, gli animali domestici, i viaggi, le associazioni, i partner, le automobili, le motociclette, gli hobby e tutto ciò che può essere significativo;
12. storia della dieta, passata e presente, comprensiva dell'approccio e delle pratiche attuali e delle proprie teorie sull'alimentazione;
13. sogni per il futuro;
14. commenti su successo/insuccesso, giusto/sbagliato, vincere/perdere, felicità/infelicità in relazione a genitori, figli, lavori, la vita, lo stile di vita, la comunità, il paese, i valori spirituali, gli amici e i nemici;
15. prospettive sullo stato attuale del corpo: forza, resistenza e flessibilità; esercizi fisici abituali; uso di bagni, oli, sauna, massaggi ed erbe; abitudini escretorie; condizione della vista, dell'udito e degli altri sensi;
16. prospettive sulla morte (propria e degli altri), incluse eventuali esperienze personali di morte;

17. prospettive sulla malattia mentale propria e altrui; esiste la malattia mentale?
18. modi per espandere la consapevolezza della salute, per esempio come usare le risorse per dare a se stessi e agli altri una buona salute;
19. altri commenti sulla salute che questa lista ha stimolato.

Se vi sentirete chiedere queste informazioni varie volte, è solo perché stiamo cercando di ottimizzare la cura della salute di ogni paziente. Includeremo gratuitamente anche i risultati di una normale visita medica generale nella documentazione di ogni paziente: pressione, esami cardiaci, analisi delle urine, circolazione, diagnosi agopunturistica. Ci sono migliaia di modi efficaci per ottenere una buona salute. Cerchiamo di collezionarne il maggior numero possibile.

Siete pazienti del Gesundheit per tutta la vita. Dopo la partenza, mandateci un aggiornamento annuale sulla vostra salute. Abbiamo bisogno di questi dati per capire quali possono essere le cure preventive adatte per ogni paziente e per condividere con gli altri le scoperte che facciamo sulla salute. Ci siamo grandemente impegnati a favore della salute dei nostri pazienti; per favore veniteci incontro con questi aggiornamenti.

Ricordate, un resoconto non è mai troppo lungo. Concedeteci il permesso di mostrare ad altri membri del personale e ad altri pazienti il vostro contributo; tutti abbiamo la possibilità di essere grandi insegnanti di noi stessi.

Capitolo 8

La storia di Gareth

di Gareth Branwyn

All'età di dodici anni ebbi quello che sembrava un infortunio sportivo. Mi ero slogato un dito del piede e non guarivo. Il dito rimase gonfio e dolorante per mesi, ma i dottori non trovavano una causa né una cura. Quell'estate trovai un lavoro notturno: lavavo i pavimenti in un centro commerciale J.C. Penney. Quando le mie ginocchia cominciarono a gonfiarsi, i dottori dissero che era dovuto al mio stare inginocchiato a lungo.

In seguito, all'età di tredici anni, mi svegliai una mattina con un dolore intenso all'anca. Non potevo alzarmi dal letto. Mia madre mi portò dal dottore che mi esaminò, mi fece fare i raggi X e concluse: "Sono solo dolori di crescita: Gareth è molto alto e sta crescendo troppo velocemente. Provi con questi antidolorifici e gli faccia prendere queste pillole per il rilassamento dei muscoli e andrà tutto a posto".

Andò avanti così per anni. Più dottori, più pillole, più dolori. Decisero che avevo un'artrite reumatica giovanile, ma si sbagliavano. Ci vollero anni prima che il mio caso fosse diagnosticato correttamente. A diciassette anni mi trasferii nella comunità di Twin Oaks a Louisa in Virginia. Dopo circa un anno il dolore peggiorò. Quando arrivò alla schiena mi spaventai veramente.

La comunità di Twin Oaks mi mandò al vicino centro medico dell'Università di Virginia a Charlottesville. I dottori mi sottoposero a diversi test e scoprirono che soffrivo di spondilite anchilosante, una forma di artrite che distrugge la spina dorsale e tutte le maggiori articolazioni del corpo – "la battaglia per rimanere dritti", come si leggeva su un libretto melodrammatico per l'educazione del paziente. Avevo diciotto anni e una malattia incurabile che poteva uccidermi. Uno dei consulenti sanitari a Twin Oaks, Vince

Zager, si interessava di metodi di guarigione alternativi. Insieme cominciammo a esplorare le varie terapie una a una. Quando sentivamo parlare di un nuovo sistema, chiedevamo informazioni sui rimedi per l'artrite e sulla durata delle cure. Solitamente queste terapie davano risultati entro i primi tre mesi. Durante il periodo di prova io seguivo alla lettera le prescrizioni. Se non si verificava alcun cambiamento, passavo a un'altra cura. Ogni qualvolta scoprivamo un metodo di guarigione che sembrasse anche solo remotamente efficace, andavamo a provarlo di persona. La comunità di Twin Oaks sovvenzionò le cure, anche quelle alternative, che da solo non avrei potuto pagare.

Provai la terapia del fieno (succo di fieno allungato tre volte al giorno), i fiori di Bach (tinture estratte da piante che dovrebbero avere effetti curativi), i noccioli di pesca, la visualizzazione, le vibrazioni, i cristalli e altre terapie New Age. Un metodo prescriveva che mettessi un cuscino per terra e immaginassi che quella fosse la persona che rappresentava il maggiore ostacolo per il mio sviluppo. Davo pugni e calci al cuscino, lo insultavo, poi lo portavo a letto, lo abbracciavo e gli dicevo che lo perdonavo, visualizzando la persona per tutto il tempo. Ripetei tutto questo per settimane intere. Ogni mattina quando mi svegliavo, qualcuno di quelli che vivevano con me a Twin Oaks mi sentiva dire: "Troia, hai distrutto la mia vita". E dieci minuti dopo: "Ti amo. Ti perdono".

Tutte queste terapie enfatizzavano l'assoluto rispetto delle consegne. Per esempio, un dottore naturopata prescrisse un trattamento per tre mesi. Quando tornai da lui dopo tre mesi e senza alcun miglioramento, egli mi chiese: "L'hai seguito alla lettera?". Io risposi di sì. "E non c'è stata nessuna occasione in cui hai deviato, proprio nessuna?". Ammisi di avere mangiato un piatto di spaghetti, cibo proibito, una volta che ero di fretta. Allora il dottore disse: "Non c'è da meravigliarsi che non abbia funzionato".

Se non avevo un ulteriore programma da seguire alla fine di una di queste terapie, tornavo alla normale dieta di Twin Oaks, basata su alimenti semplici e naturali. A volte invece mangiavo un po' quello che volevo tra una dieta e l'altra. Dopo due settimane di mangiate, bevute e divertimenti, mi sentivo molto bene perché in precedenza ero stato a stretto regime e mi sentivo colpevole per il fatto di non essere guarito. In questi interludi diventavo irresponsabile e ne facevo di tutti i colori. La mia artrite migliorava per un po'. Io scherzavo dicendo che avrei scritto un libro sulla decadenza come cura per l'artrite.

Alla fine però niente mi aiutava veramente. L'ultima terapia che provai prima di incontrare Patch Adams fu un digiuno di quattordici giorni ad acqua e succhi che si rivelò orrendo. Persi così tanto peso da avere bisogno di un cuscino spesso su cui sedermi perché le ossa che appoggiavano sulla sedia mi facevano male. Alla fine del digiuno cominciavo ad avere istinti suicidi. Dicevo agli amici che non sarei mai stato una persona produttiva, non avrei mai avuto una relazione con una donna e non avevo nulla per cui vivere.

A quel tempo Vince, un consulente a Twin Oaks, incontrò Dave Wember, un medico omeopata che stava lavorando con il Gesundheit Institute. Parlarono di come l'omeopatia potesse aiutare a guarire la mia artrite. Vince citò il fatto che io ero molto depresso. Dave gli disse che Patch lavorava molto bene con persone che erano molto depresse a causa di malattie croniche.

Vince insistette perché chiamassi Patch, ma io mi rifiutai perché avevo già provato troppi metodi. Ma lasciai che Vince parlasse con Patch mentre io ascoltavo da un altro ricevitore. Sembrava una scena di un film di Fellini. Patch mi sembrò una persona simpatica, ma il suo entusiasmo mi sembrava esagerato. Lo chiamai comunque di persona una quindicina di minuti più tardi. Mi ricordo due cose di quella conversazione: Patch parlava a voce molto alta e a un certo punto dovetti allontanare la cornetta dall'orecchio quando gridò "Mi piacciono moltissimo le comunità" non appena apprese che io facevo parte di una e, alla fine della conversazione, disse: "Faremo tutto il possibile per aiutarti. Ma se non si può fare altrimenti, dovrai attraversare il dolore". Quando misi giù ero veramente sbalordito. Tutti i rimedi New Age che avevo provato insistevano sul fare tutto il possibile per alleviare il dolore. Mi chiedevo: "Di che cosa sta parlando?". La curiosità mi spinse a scoprirlo.

Qualche settimana dopo andai in autobus a Fairfax, dove incontrai Ozzy, lo psichiatra del Gesundheit. Era un uomo piccolo e tondo, con la barba e i capelli ricci neri, bretelle arcobaleno e maglietta a maniche corte con una cravatta dipinta. Io cercavo di mantenere un'aria da "io non sono fatto per questo tipo di cose", ma interiormente quel tipo mi piacque all'istante. Aveva un senso dell'umorismo alla Woody Allen.

Mi condusse ad un'auto in cui si trovavano due persone che era appena andato a prendere all'ospedale St. Elizabeth di Washington. Ci dirigemmo verso una fattoria sulla West Ox Road in Fairfax. Il viaggio fu pazzesco. Uno dei passeggeri, una donna, mi mostrò i segni di un tentato suicidio sui suoi polsi mentre Ozzie parlava della sua auto, che era stata chiamata Prince Valiant in onore del personaggio dei fumetti umoristici. Io pensai di essere finito al manicomio.

Quando giungemmo alla fattoria, vidi in mezzo al parcheggio

un pullman a due piani rosso fiammante che portava una scritta: "Siamo tutti pazzi qui su questo pullman". Intorno al pullman girava su un monociclo un uomo con capelli lunghi e baffi enormi, che vestiva pantaloni da chirurgo e una maglietta che diceva "Ridi fino a scoppiare" e portava un'immagine di un personaggio dei fumetti che stava per scoppiare per il troppo ridere. Camminai verso di lui pensando tra me e me: "Questo non può essere il dottore". Ozzie disse: "Questo è Patch". Mentre stava ancora girando con il monociclo cominciò a interrogarmi sulla mia salute. Non sprecò tempo. Dopo un po' mise giù il monociclo e andammo a fare due passi. Era un giorno bellissimo e facemmo un giro nei quattordici acri della fattoria, giungemmo in un giardino e ci sedemmo vicino a una tenda in stile indiano montata su una piattaforma.

L'intervista mi diede fastidio. Quasi subito, Patch mi chiese: "Qual è la tua passione nella vita? Cosa ti tocca? Cosa ti eccita? Cosa ti motiva?". Io dissi: "Niente in particolare. Mi piace leggere". Al che egli replicò: "È proprio bello leggere. Piace molto anche a me". Cominciai a raccontargli cosa mi piaceva leggere, ma era dolorosamente evidente che mi stava sollevando con il suo entusiasmo. Decisi di chiedergli chi fosse il suo autore preferito. "Kazantzakis", mi rispose, e cominciò a citare da *Zorba il greco*: "La vita è un problema" e "Un uomo ha bisogno di un po' di pazzia o altrimenti non avrà mai il coraggio di tagliare la corda ed essere libero". Citò anche la frase di Zorba secondo cui la tragedia più grande per un uomo è rifiutare una donna che lo invita a letto.

Il punto intorno a cui tutto ruotava, naturalmente, era il vivere appassionatamente. In seguito lessi Kazantzakis e capii meglio. Ma a quel tempo ero diviso. Mi sentivo molto attratto dall'incredibile forza personale di Patch e dalla sua felicità evidente riguardo a se stesso e alla sua vita. Era anche cordiale e di bell'aspetto. Mentre continuava a intervistarmi là fuori, venne tardi. Mentre guardavamo un meraviglioso tramonto arancione in silenzio, Patch si girò verso di me e disse: "Hai l'artrite mentre guardi questo?". La domanda mi stese. "No, a pensarci, no". "Hai una ragazza?" mi chiese. "Sì, più o meno". "Quando fai l'amore con lei, hai l'artrite?". Quello era qualcosa che avevo notato. Considerando tutti i tentativi che facevo per controllare il dolore, ogni volta che mi eccitavo — da solo o con la mia ragazza — i miei ormoni si scatenavano per circa mezz'ora e io non sentivo alcun dolore. "Ci sono altre occasioni in cui non senti dolore?". "A volte quando alle feste ballo, i miei muscoli si rilassano e io sono libero dal dolore" dissi.

Eccomi qui con il tramonto, il sesso e la danza! Patch disse: "Non devi fare altro che indulgere nelle passioni e aumentare il tempo in cui la tua mente non si fissa sul tuo io fisico". Avevo trovato un dottore che prescriveva divertimento, rilassamento, passione e beatitudine!

Mi suggerì di leggere di più e di trovare altre cose che mi piacesse fare. Fu l'inizio di uno stile di vita circondato da amici, libri e passatempo che mi fecero sentire bene. Più mi riempivo di cose positive e piacevoli, meglio mi sentivo. Mi ritrovai a drogarmi letteralmente di endorfina (un ormone antidolorifico naturale) che il mio corpo produceva ogni volta che avevo un'esperienza piacevole. La domanda di Patch si era fissata nella mia mente: "Come ti fa sentire?". Non mi ero mai fatto quella domanda. Ora invece mi concentravo su di essa e su come volevo sentirmi. Imparai a costruirmi situazioni che mi facessero sentire meglio fisicamente, mentalmente, spiritualmente ed emozionalmente e a sfruttare al meglio la mia situazione, per quanto priva di speranza potesse essere.

Questo esperimento di autoguarigione andò avanti per dieci giorni. Quando il mio soggiorno terminò, io mi sentivo in realtà peggio di quando ero arrivato perché avevo trascorso l'intera settimana facendo baldoria, andando a concerti, mangiando cibo decadente e rimanendo alzato fino a tardi discutendo appassionatamente di salute, comunità, sanità e rock and roll. Avevo completamente violato lo stretto regime prescrittomi dal mio consigliere sanitario a Twin Oaks. Ciò che avevo guadagnato fu di aiuto più di qualsiasi farmaco o trattamento avessi provato in precedenza.

Prima di incontrare Patch avevo sempre vissuto secondo un paradigma di vita doloroso, tipo "io contro il mondo". Mi facevo letteralmente questo tipo di domande: "Perché l'universo si oppone a me in questo modo?". Al mio arrivo a Twin Oaks, mi interessavo molto di marxismo, ateismo e anarchia. Dopo l'incontro con Patch, diventai una persona molto più felice e più socievole. Mi incaricai perfino di gestire gli eventi del periodo festivo a Twin Oaks e diedi una mano nella produzione di spettacoli teatrali, di concerti e di tutti i tipi di eventi. Scoprii la danza.

Scoprii anche le relazioni sentimentali. Avevo avuto soltanto due storie, prima di incontrare Patch, e non erano andate a buon fine. Durante la mia visita avevo raccontato a Patch di una donna con cui volevo uscire ma che non avevo il coraggio di avvicinare. Dico "uscire", ma a Twin Oaks negli anni settanta nessuno "usciva insieme". Quando si chiedeva a qualcuno "Vuoi uscire?", questo significava incontrarsi alla fine della serata, parlare per un'oretta e poi andare a letto insieme. Perciò un appuntamento significava in pratica andare a letto.

Patch mi disse: “Perché non glielo chiedi?”. “So che non è interessata a me, – dissi – io non sono una buona preda perché ho l’artrite.” Patch mi disse: “Ognuno ha il diritto di sbagliare. Perché non accettare, alla peggio, che farai una pessima figura. Tutto ciò che otterrai in più sarà guadagnato!”.

Decisi di provarci. Quando tornai a Twin Oaks, passai una settimana a concentrarmi sull’idea che sarei sembrato un pazzo. Poi chiesi alla donna “Vuoi uscire con me?” e la risposta fu: “Certo, mi piacerebbe molto”. Proprio così. Che enorme cambiamento avvenne nella mia autostima e in ogni altra cosa!

Dopo quella volta iniziai a flirtare senza pietà. Diventai molto bravo. Flirtavo con donne che nemmeno mi interessavano, per il puro divertimento. Arrivai al punto da non essere mai rifiutato, non tanto perché io fossi fantastico quanto perché capivo in anticipo se la donna ci sarebbe stata o meno. Questi successi mi prepararono alla relazione più importante della mia vita.

Pam mi aveva colpito prima ancora che la incontrassi. Era la redattrice del bollettino di Twin Oaks, che ricevevo quando stavo ancora dai miei genitori. Avevo fatto un corso di arti grafiche e mi interessava scrivere, la pubblicistica e... Pam Bricker, perché mi piaceva il modo in cui faceva il bollettino. Quando mi trasferii a Twin Oaks e la incontrai, Pam se ne andò dopo pochi giorni. Non la vidi per quattro anni. Quando me ne andai temporaneamente dalla comunità, fu lei a ritornare. Così quando io tornai a prendere le mie cose per trasferirmi a San Francisco, mi innamorai di lei e non mi mossi più.

All’inizio esitai a chiederle di uscire e passai molti mesi a flirtare con lei, che aveva una relazione, in cui non volevo interferire, con il mio migliore amico di allora. Ma il loro rapporto non funzionava e alla fine fu lei a esprimere il suo interesse per me. Una sera nell’ottobre del 1980 la incontrai nella cucina e Pam mi chiese: “Ti va di fare una passeggiata per parlare un po’?”. Io sapevo più o meno che cosa sarebbe successo. Camminando, mi disse: “Penso di essermi innamorata di te”. Mi ricordo che dissi: “Ho bisogno di sedermi!”. Mi sentivo stordito, ero così innamorato di lei. Passammo quella notte insieme, ma senza che ci fosse del sesso. Il suo fidanzato lo venne a sapere il giorno dopo e decise di chiudere il loro rapporto. Io e Pammy siamo insieme da allora.

I miei rapporti precedenti con le donne non erano niente in confronto a questo. Le altre erano sempre preoccupate della mia artrite. Pammy mi ha fatto il più grande dono che una persona con una malattia cronica può sperare di ricevere: non ha mai dato troppo peso alla malattia. Allo stesso tempo è sempre presente quando ne ho bisogno. Mi cade qualcosa e lei arriva dalla stanza accanto perché ha sentito il rumore oppure perché mi ha sentito esclamare: "Merda!". Raccoglie la cosa, la rimette a posto e se ne va. È un'assistente veramente speciale. In anni di convivenza – ci sposammo nel 1984 – l'ho raramente sentita parlare della mia artrite. Ma è sicuramente un elemento importante perché Pam è una persona molto fisica. Non andiamo quasi mai a camminare o fare un giro in auto. Lei fa la mia parte di lavori domestici. Non devo più fare il mio turno serale in cucina perché non posso stare in piedi in un posto per due ore. Pam fa due turni, ma non ne parla mai. Se comincio a sparecchiare dopo cena, lei viene e mi dice: "Perché non ti siedi? Penso io a sparecchiare". E io mi oppongo perché, fino a quando mi posso muovere, ce la posso fare.

Forse il più grande miracolo della mia vita è stato mio figlio Blake. All'inizio pensavo che non sarei mai potuto diventare papà. Poi, quando Pammy rimase incinta, pensai: "Non riuscirò mai a prendere in braccio mio figlio". Mi ripetevo mentalmente che non c'è l'avrei fatta. Invece presi in braccio Blake fino a che non compì tre anni. Ho una schiena davvero malconcia e fu molto doloroso, ma lo presi in braccio fino a quando arrivò a pesare quattordici chilogrammi. Sollevare qualsiasi altra cosa altrettanto pesante sarebbe stato impossibile, ma l'amore e il desiderio di essere vicino a mio figlio erano più forti degli handicap e dei dolori e lo sollevavo. Patch mi diceva sempre: "Sai, Gareth, non riesco a credere che tu riesca ancora a portarlo su e giù per le scale!".

Se penso a come ero prima, sono sicuro che non avrei avuto un bambino e meno che meno avrei tentato di essere un genitore presente fisicamente. Devo tutto a quello che Patch mi ha insegnato. Tutti abbiamo bisogno di somministrarci qualsiasi cosa sia positiva, "gasante", soddisfacente, piacevole – nel mio caso il godimento nel tenere in braccio mio figlio. Questo approccio alla vita funziona così bene che, se i dottori insegnassero questo stile di vita ai loro pazienti anche solo minimamente, i benefici sarebbero enormi e comincerebbero a meravigliarsi di avere anche solo pensato di avere un problema medico.

Capitolo 9

Organizzare i sognatori

di Blayr Voyvodic, M.D.

Come si organizza un gruppo di persone che vogliono fornire assistenza sanitaria, benintenzionate, idealiste e amanti del divertimento, per assicurarsi che tutto venga seguito nel migliore dei modi? C'è un'organizzazione al Gesundheit ed è abbastanza particolare da rendere difficile afferrarla. In quanto organizzazione radicale, abbiamo cercato di esplorare in profondità il funzionamento delle cose e abbiamo sviluppato dei modelli creativi che sono estremamente diversi dalla tradizionale struttura delle organizzazioni.

I principi che guidano la nostra organizzazione al Gesundheit sono i seguenti:

1. i nostri rapporti personali si basano sull'amicizia;
2. la nostra motivazione sboccia dalla gioia del servizio;
3. il divertimento non è solo piacevole, bensì un requisito del nostro lavoro;
4. ogni persona è responsabile della propria felicità e soddisfazione.

Riguardo il primo punto, non si tratta di essere amichevoli e chiacchieroni, né si tratta certamente di fare finta di essere amici. Essere amici significa essere interessati a conoscerci meglio l'un l'altro e a imparare di ognuno quali sono gli interessi, gli aspetti positivi e quelli fastidiosi. Funziona al meglio se c'è un impegno all'apertura e all'onestà. Meglio impariamo a conoscerci, più evidente è la nostra interdipendenza e più naturalmente fluisce il nostro spontaneo sostenerci a vicenda. Questo è in contrasto con la tipica struttura organizzativa che è basata su posizioni di autorità, la maggior parte delle quali è definita da un compito. Noi svolgiamo più compiti e occupiamo più ruoli all'interno della nostra relazione primaria di amicizia. I nostri ruoli definiti dai compiti sono come cappelli diversi da indossare; la persona come amica rimane la stessa. Un vantaggio chiave è che così possiamo modificare i nostri ruoli in modo creativo. Si evita il pericolo di bloccare le persone in posizioni che per loro non sono salutari.

L'importanza dell'amicizia emerge in caso di conflitto su decisioni da prendere. Fra amici, il conflitto diventa un'opportunità per conoscersi meglio, perché vengono alla luce le convinzioni più profonde su cui poi si basa il conflitto. Possono nascerne molte discussioni animate, ma l'obiettivo non è vincere, bensì conoscersi meglio. Il nostro ideale è un processo decisionale che giunga a un consenso, perché crediamo che sia meglio lavorare a un approfondimento delle nostre amicizie anziché cercare di raggiungere una decisione rapida che però alimenti risentimento. Questo stile funziona bene quando le persone sono disponibili a tuffarsi nelle complessità e nelle convulsioni di una intimità che si amplia progressivamente, con la fiducia che si giungerà anche a decisioni efficaci.

Parte della complessità per noi è rappresentata dall'enorme investimento personale fatto su Gesundheit. Si tratta di molto più di un lavoro. La gente qui lavora appassionatamente perché sente che il lavoro fa una grande differenza nel mondo. C'è un collegamento molto intimo fra il lavoro e i loro sogni più cari. Per alcuni Gesundheit è il lavoro di una vita, i sogni, gli amici, la casa e la sola fonte di reddito. Ogni livello di coinvolgimento porta con sé una scommessa personale su ciò che succede. Vale la pena di passare attraverso questa complessità per ottenere il consenso su decisioni fondamentali. Per la grande maggioranza delle decisioni ci basiamo su un livello straordinario di fiducia.

All'inizio del processo ciascuno ha fiducia nei propri modi di vedere ed è pronto ad agire di conseguenza. Hai bisogno del permesso di qualcun altro solo nella misura in cui le tue azioni chiedono un apporto dagli altri. Più chiedi al Gesundheit, più grande è l'onere che ti assumi di giustificare la tua domanda. Le richieste possono assumere tante forme diverse: prendersi il tempo degli altri, l'attenzione, l'energia, l'entusiasmo, il denaro e così via. Qualsiasi sia la richiesta, il risultato è un cambiamento: si passa dall'offrire il proprio servizio al chiedere di essere servito. D'altra parte, esplorare le risorse di Gesundheit in quanto opportunità per tuffarti nel tuo sogno di rendere il mondo un posto migliore, senza pretendere dagli altri, significa essere al servizio in un modo molto stimolante per la mente. C'è un aspetto liberatorio meraviglioso, nell'essere al servizio in questo modo. Quando non pretendi dagli altri, le uniche limitazioni sono le tue.

Come l'amicizia, anche la gioia del servizio presenta implicazioni che vanno molto oltre un semplice slogan accattivante. All'inizio serviva a prevenire gli esaurimenti, ma poi è diventata un'arte di per sé. Significa non basarsi sul senso di colpa o sull'obbligo, che sono le due motivazioni più frequenti. Significa anche che quando una cosa deve essere fatta e non c'è nessuno che la fa con entusiasmo, tu devi riesaminare il bisogno a cui rispondeva quella cosa. Se il bisogno è abbastanza forte, l'alternativa diventa rendere quella cosa gioiosa trovando soddisfazione nel farla oppure creare altre modalità più entusiasmanti per rispondere allo stesso bisogno. A volte questo porta a soluzioni migliori di quelle da cui si era partiti. Quasi sempre questo approccio si traduce in maggiore soddisfazione e in un approfondimento del coinvolgimento.

Da questa impostazione si può ricavare un valido insegnamento, che poi si può applicare a varie situazioni in cui bisogna lavorare con il cambiamento. Un cambiamento profondamente efficace e positivo presenta una sfida paradossale. Da una parte, c'è bisogno di capire e accettare come stanno le cose qui e ora. Dall'altra ci deve essere un'intenzione attiva di cambiare in meglio le cose. Niente deve cambiare e tutto può migliorare. Questo è il modo di evitare le due trappole estreme, la frustrazione dell'attivista o il compiacimento pessimistico.

Nella pratica quotidiana, questi principi si fondono insieme quando notiamo l'allegria degli altri. Il senso di colpa e l'obbligo portano presto all'irritabilità, in netto contrasto con l'emozione (una cosa che fa venire addirittura la pelle d'oca) di vedere qualcuno che lavora con entusiasmo ispirato dalla gioia del servizio. Come amici ci sosteniamo a vicenda e ci confrontiamo, il che talvolta significa anche ricordarci a vicenda che nessun compito è tanto importante da meritare il nostro totale sacrificio. Non solo non sarai apprezzato per esserti sacrificato, ma addirittura qualcuno ti potrebbe rinfacciare che il tuo sacrificio ha scaricato sugli altri più lavoro di quello che avrebbero avuto altrimenti.

Questa impostazione porta con sé un'esigenza importante: ogni persona è responsabile della propria felicità e soddisfazione. Questo richiede una verifica costante del livello di ispirazione personale. Un buon modo di farlo è notare quanto tempo si è passato a ridere e chiedersi onestamente: "Mi sto divertendo?". Se ti stai divertendo, ciò che fai è di per sé una ricompensa. Non hai bisogno di riposarti dopo esserti divertito in modo sano, ma sei pronto per tuffarti in una nuova opportunità. Inoltre, più ti diverti a fare ciò che fai, più è semplice aiutare altra gente a divertirsi con te. È contagioso. Se non ti stai divertendo, se il tuo entusiasmo cala, devi essere pronto a riconoscere che una ricarica è necessaria per il bene di tutti. Sgobbare facendo qualcosa che non ti diverte significa creare le premesse per il risentimento. Anche se sei in grado di evitare il risentimento, cercherai delle ricompense per giustificare il tuo sacrificio e le ricompense di solito generano pretese nei confronti degli altri. Questa esigenza di infondere nel tuo lavoro il divertimento può a volte rappresentare una grande sfida, ma vale la pena raccoglierla.

Anche se siamo un'organizzazione alternativa e radicale, abbiamo a che fare anche noi con dinamiche di potere. Poiché non abbiamo una struttura autoritaria, non c'è un potere garantito dalla posizione o da un titolo. Il potere si guadagna con la coerenza e l'efficacia dei modi di contribuire. Quando cresce il contributo di una persona, la forza della sua influenza aumenta di conseguenza. La regola è: se vuoi che qualcosa venga fatta, usa la forza di quel desiderio per fare da te ciò che desideri. Se ciò comporta volere che altre persone facciano qualcosa, è una tua responsabilità presentare la tua idea con entusiasmo e ispirazione sufficienti per fare in modo che gli altri vogliano collaborare, o perché la tua idea piace o perché ti vogliono sostenere in quanto amico. Questo approccio si è rivelato molto frustrante per persone che sono abituate a essere in posizioni di potere o che si aspettano che i loro suggerimenti vengono seguiti e realizzati da altri. Piuttosto che dire agli altri cosa fare, al Gesundheit si è incoraggiati ad avere fiducia nelle proprie capacità e a portare avanti e a sviluppare le proprie idee.

Gesundheit è un esperimento in corso, perciò la nostra organizzazione è in continua crescita ed evoluzione. Al momento stiamo ripensando il nostro modo di affrontare i problemi della correttezza e dell'equità. Ognuno intende in un modo particolare il punto di vista comunemente accettato e alcuni hanno una comprensione più chiara e più profonda degli altri. Gesundheit non è una comunità egualitaria in quanto non siamo tutti coinvolti e impegnati allo stesso modo, né abbiamo la stessa esperienza. Se il nostro obbiettivo fosse di educare il nostro personale, allora contenere le persone più forti per permettere agli altri di fare esperienza sarebbe la cosa giusta. Ma il nostro scopo primario è servire gli altri, perciò vogliamo che ognuno si impegni al massimo, con gioia. Ogni persona è incoraggiata a far maturare le proprie abilità, ma non a spese del lavoro collettivo. Alla lunga, assicurando che il lavoro collettivo funzioni bene, la comunità diventa più forte e si possono creare più opportunità perché tutti i membri facciano esperienza.

Un ultimo punto nello stile organizzativo di Gesundheit è la leadership. Ci sono molti modelli per la leadership; secondo il nostro, la leadership si manifesta ogni volta che qualcuno pensa al gruppo come a un intero. Che cosa sarebbe vantaggioso per l'intero gruppo? Quali sono i bisogni del gruppo? Quando questa prospettiva è bilanciata con la considerazione per i singoli, l'isolamento dell'egocentrismo è eliminato. Puoi vedere più chiaramente ciò che sarà benefico per l'intero gruppo come per gli individui che ne fanno parte. La tua efficacia in quanto leader è rafforzata con l'aumentare della fiducia che hai verso di te come leader e dalla disponibilità che hai ad agire di conseguenza. Questo tipo di leadership non dipende da posizioni di potere, è accessibile a ognuno. Di fatto, più sono le persone che si assumono la leadership in questo modo, più tutto funziona in modo tranquillo ed efficace.

Riassumendo, un'analogia che trovo utile è vedere l'organizzazione di Gesundheit come uno stormo di oche in volo (oche stupide, naturalmente). Siamo guidati da un bisogno riconosciuto da tutti: per gli uccelli si tratta di volare verso il caldo d'inverno; per noi è connetterci agli altri nell'essere al servizio. Ogni uccello è libero di volare via da solo, ma sceglie di stare con gli altri per tutti i vantaggi che ne derivano. La fatica degli uccelli davanti aiuta e riduce la resistenza per quelli che seguono. Patch è stato la guida del nostro stormo per tutta la nostra storia. Altri fra noi stanno diventando più forti man mano che fanno esperienza. Il nostro scopo è diventare un gruppo di individui potenti guidati da un'unica visione, in modo da permettere a Patch di tornare a essere uno dello stormo.

L'unico scopo di una struttura al Gesundheit è quello di sostenere gli sforzi entusiastici di un gruppo di persone per rendere il mondo un posto migliore e perciò più sano. Vorrei estendere un invito aperto a tutti quelli che volessero congiungersi a noi in questo volo. Contattate me, o un altro di noi, per capire come sia possibile.

Blair Voyvodic
RR4
Killaloe, Ontario, KOJ2A0, Canada
e-mail: healing@web.net

Capitolo 10

La costruzione del sogno

Il nostro progetto

Nel valutare un progetto per il nostro centro abbiamo attinto ad anni di esperienza di vita di gruppo di successo. Abbiamo studiato molte costruzioni filosofiche come *La repubblica* di Platone e *Erewhon* di Samuel Butler e società con una lunga storia come gli Shaker e gli Amish; siamo stati vicini a membri di comunità contemporanee come Twin Oaks a Louisa, in Virginia, e Findhorn in Scozia. Queste risorse ci hanno aiutato a costruire e sostenere la comunità e a imparare come gli altri hanno risolto problemi che tutti i gruppi incontrano. Molte delle risorse sono elencate nella Bibliografia alla fine del volume, alla voce "Vivere in comunità".

In questi venti anni abbiamo studiato anche la storia dell'architettura, con testi come *The Plan of St. Gall* di Walter Horn e Ernest Born, *A Pattern Language* di Cristopher Alexander e *Design with Nature* di Ian McHarg. Questo tipo di fonti sono elencate nella Bibliografia sotto la voce "Progettazione di edifici e architettura del paesaggio". Abbiamo visitato la cattedrale di Chartres, il Taj Mahal e comunità storiche. Antonio Gaudì, che disegnò la Sagrada Familia a Barcellona, ci ha molto influenzato. Tutte le arti ci hanno influenzato con la loro forza di ispirare, rilassare, esprimere e insegnare. Poiché crediamo che siano strumenti terapeutici potenti, abbiamo previsto che il centro abbia spazio per il teatro, la musica, le arti, l'artigianato e per altre forme di espressione artistica, sia per gli ospiti che per il personale. Ci auguriamo anche di potere ospitare le opere d'arte che molti amici di talento hanno fatto o faranno per noi.

La preoccupazione ecologica ha guidato l'uso e la pianificazione del nostro angolo di terra in West Virginia. Due di noi hanno passato dieci mesi al New Alchemy Institute di Falmouth nel Massachusetts per imparare la gestione ecologica. Si tratta di esplorare le possibilità di un'agricoltura sostenibile, della conservazione dell'energia e delle tecnologie appropriate per incoraggiare una relazione più sana con la natura.

Nel 1981 abbiamo presentato i nostri interessi collettivi e le nostre richieste a livello progettuale agli architetti Dave Sellers e Bill Maclay di Warren, Vermont. Li avevamo incontrati perché avevano curato il progetto per la Comunità Rinascimento di Turner Falls, Massachusetts. Essi stessi avevano vissuto molti anni in comunità e hanno preso a cuore il nostro progetto. Questi spiriti liberi hanno capito che noi stavamo cercando di fare in medicina ciò che essi stavano cercando di realizzare in architettura: dare un esempio. Dal 1981 sono rimasti in continuo dialogo con noi e ci hanno aiutato a immaginare che cosa volevamo che Gesundheit diventasse. Ci siamo incontrati molte volte e abbiamo visitato il terreno insieme. Dave Sellers è stato sul posto nel luglio 1987 per dare uno sguardo approfondito a ciò di cui avevamo bisogno per la costruzione principale. Abbiamo passato una giornata a immaginare di condurre per il centro dei pazienti che avrebbero dovuto trascorrervi una settimana. Bill e Dave hanno poi progettato la prima delle due costruzioni, un delizioso laboratorio artigianale, ora finito, di seicento metri quadrati. Bill ha portato a termine anche un piano generale di organizzazione e uso della terra che non solo tiene conto dei dati ecologici e ambientali, ma identifica anche le qualità spirituali dei tratti ricchi e variegati del terreno.

Dave, Daisy Rankin e Mark hanno progettato la costruzione centrale. Hanno immaginato un ospedale lontano dalla strada, con giardini, campi e boschi tutt'intorno. L'atmosfera dell'ospedale mira a evitare l'alone d'indifferenza tipico di molti centri e favorisce la gioia, l'entusiasmo, la pace, la cura e l'apertura.

L'entrata principale sarà alla fine di un lungo ponte pedonale che taglia la strada come un cancello. Le entrate della clinica e del pronto soccorso saranno oltre il ponte sotto una volta. Questa costruzione centrale avrà quaranta posti letto e sarà completamente attrezzata per fornire a pazienti gravi, interni o esterni, servizi che coprano tutti gli aspetti della medicina rurale. Ci saranno il pronto soccorso, la chirurgia generale, i raggi X, i laboratori, la farmacia, l'oftalmologia, la ginecologia, l'agopuntura, l'odontoiatria, la fisioterapia e molte altre specialità.

La sala centrale sarà alta quattro piani con una cupola di vetro illuminata dal sole. Quest'area faciliterà il passaggio delle persone in attesa o in transito fra gli ambulatori. Sarà come un porto dove la gente discuterà delle cure con i terapeuti, si rilasserà prima di andare a mangiare oppure leggerà un libro.

Al primo piano, intorno all'area comune, ci sarà una serie di sale per esami e controlli che si affacciano sul bellissimo panorama esterno. Queste sale saranno fornite di stanze più piccole adibite all'archivio della documentazione medica, alle scorte e alla strumentazione.

Di sopra, avremo quaranta letti, di cui cinque postazioni formali da ospedale con ossigeno e tubi d'aspirazione. Poiché Gesundheit cercherà di non rifiutare nessuno, questo numero di riferimento non sarà necessariamente equivalente a quello del numero di pazienti che potranno essere ospitati. Quando non saremo in grado di fornire lo spazio necessario o se non avremo la strumentazione opportuna, faremo in modo di dirottare il paziente a centri ospedalieri appropriati a Charlottesville in Virginia, a Charleston in West Virginia oppure a Lexington in Kentucky.

Inoltre ci saranno stanze per i nostri quaranta operatori e per le loro famiglie, con spazio sufficiente per dormire e per un po' di espressione personale, più trenta letti per gli ospiti in stanze da quattro o da otto. Sale satellite come la sala parto potranno essere raggiunte attraverso il ponte per il secondo piano. Lì una donna potrà fare nascere il proprio figlio in compagnia della famiglia e degli amici.

Avremo stanze speciali per il divertimento, dove ognuno potrà disegnare o creare un ambiente. Altre quattro stanze saranno dedicate agli elementi: acqua, terra, aria e fuoco. Le forme di queste stanze degli elementi saranno imprevedibili come i contenuti e i modi in cui potranno essere usate.

Ci sarà anche una tranquilla biblioteca di trentamila volumi con i soliti ripiani orizzontali contenenti libri, musica e video: una scala a chiocciola collegherà il primo al secondo piano. Chiunque potrà lanciare un'occhiata dal balcone ai topi da biblioteca sottostanti, ma sarà il visitatore a dovere scoprire le porte segrete, i passaggi e gli scaffali girevoli!

La sala mensa sarà il centro sociale e spirituale di Gesundheit, poiché i pasti faranno parte integrante delle cure come ogni altra attività. Ci saranno posti a sedere per tutti i residenti, pazienti e visitatori. Tre cucine – normale, per gli snack e terapeutica – ognuna con la propria dispensa, il proprio frigorifero e il proprio freezer, forniranno i pasti, dagli spuntini di mezzanotte macrobiotici alle cene comuni. Poiché l'intero Istituto è una vera cooperativa, il cibo della sera potrà essere cucinato dallo stesso dottore che ha appena finito di curare il piede rotto di un paziente. La sala mensa avrà un'atmosfera accogliente, casalinga e sarà collegata ai laboratori, al lago e alle aree comuni principali da giardini, sentieri e laghetti.

Vicino alla sala mensa ci sarà un salone multiuso da 200-300 posti con un teatro a un'estremità: sarà a disposizione anche della comunità locale per spettacoli, concerti, conferenze ed eventi di vario tipo. Il palcoscenico sarà dotato di un impianto luci professionale e potrà ospitare la danza e l'aerobica, oltre a uno schermo cinematografico e le altre normali attività. Il disegno ricorda un po' il Globe Theatre: avrà una galleria e due balconate a forma di ferro di cavallo e sarà possibile fare rappresentazioni con il pubblico all'esterno oltre che all'interno, grazie alla mobilità delle quinte. Un focolare abbastanza grande da arrostire un mastodonte, luci sovrastanti poste molto in alto e le balconate completeranno il quadro.

Gran parte del disegno del nostro edificio centrale è mirato a stimolare la guarigione dei pazienti. Ci saranno spazi rumorosi per i bambini, per gli adulti chiassosi e per le persone con disturbi mentali e emotivi, sale giochi per piccoli e meno piccoli, laboratori artigianali e una serra a due piani. Nelle aree speciali per la meditazione e per parlare ci sarà naturalmente un'atmosfera più tranquilla.

Oltre all'edificio principale, il progetto prevede molte costruzioni e adattamenti alle caratteristiche dell'ambiente circostante. Il nostro laboratorio di 600 metri quadrati per la falegnameria e l'artigianato è stato completato nel 1990 ed è il primo di quegli edifici costruiti per dare alle persone un posto piacevole in cui lavorare. Ci saranno un padiglione per la ceramica, un laboratorio per i metalli, un grande garage per la riparazione delle automobili con molti ponti idraulici e cinque buche, di cui due riscaldate. Abbiamo costruito un lago di quattro acri per nuotare, pescare, andare in canoa e per svolgere altre attività che hanno a che vedere con l'acqua; si potranno anche fare picnic e si potrà cucinare all'aperto.

Gli altri progetti che dobbiamo portare a compimento prima di aprire sono i seguenti:

- rimettere a posto una vecchia stalla già esistente e possibilmente costruirne un'altra;
- costruire le strutture appropriate per quindici capre, un gregge di pecore e diverse centinaia di polli; avremo bisogno di stalle, pollai e recinzioni; se ci saranno soldi ed energie sufficienti si potranno anche avere dei cavalli da lavoro;

- costruire un ricovero per il trattore e i macchinari della fattoria;
- costruire tanti piccoli ponti di legno;
- completare le nostre strade;
- spianare un'area grande quanto un campo da calcio per giocare e per l'atterraggio degli elicotteri;
- costruire tre grandi serre oltre a quella collegata all'edificio centrale; la serra separata utilizzerà gli scarti delle acque scure;
- piantare una grande varietà di fiori, frutta, noci, viti e coltivazioni alimentari in genere;
- provvedere un accesso per le persone portatrici di handicap alla cascata e ad altri luoghi all'aperto,
- creare un sistema fognario a tre livelli;
- scavare dei pozzi e incanalare delle sorgenti per il nostro fabbisogno di acqua;
- tracciare sentieri lungo la montagna;
- creare un parcheggio per le brevi e uno per le lunghe permanenze.

Ci sono altri progetti che intendiamo completare dopo l'apertura: costruire un accesso alle "stanze" dietro la cascata, cabine da ritiro, un tempio per la gente di tutte le fedi e una grande sala per le conferenze e i seminari. Speriamo di avere anche case sugli alberi, gazebo, un labirinto con posti a sedere e strutture ricreative all'aperto.

Alle persone che avranno già lavorato per due anni nello staff e che non intendono vivere nell'edificio centrale sarà permesso di costruire piccole case o cabine nell'area del villaggio. Questi alloggi saranno piccoli e semplici e saranno in parte costruiti sulla collina. I progetti dovranno essere approvati dal governo interno. Non ci sarà un accesso per le auto, eccetto che in casi d'emergenza e per la costruzione. La popolazione massima non potrà eventualmente superare le cento unità.

Costruire al risparmio

A oggi la nostra attività di costruzione ha significato dare un tetto allo staff stabile, tra le due e le quattro persone, e a un numero variabile di volontari, oltre a intraprendere diversi progetti per quanto i fondi, i materiali, il personale e le abilità permettessero. Molte di queste risorse ci sono arrivate da gente che ha sentito o ha preso parte ai nostri spettacoli, alle nostre conferenze e ai nostri seminari.

Le esperienze dei nostri volontari estivi sono un buon esempio dello spirito del Gesundheit Institute. Una giovane tedesca ha scritto: "Per la prima volta ho realizzato quanto positivi possano essere la vita, le persone, gli atteggiamenti e persino il lavoro". Era preoccupata per il suo ritorno a un lavoro noioso e insoddisfacente e cercava di immaginarsi come avrebbe potuto preservare ciò che aveva scoperto in West Virginia. Io le scrissi: "Se manterrai un atteggiamento positivo, amorevole e 'divertito' nei confronti del tuo lavoro, sarai tu ad avere un impatto sul lavoro".

Il primo progetto significativo è stato completato con l'aiuto di molte persone, tra cui dieci volontari del Servizio Civile Internazionale, una specie di esercito della pace che viene dall'estero a sostenere i progetti meritevoli. Insieme a sette amici della comunità di Twin Oaks, ai vicini e agli amici del Gesundheit Institute, abbiamo trasformato una piccola pozza in un lago blu e verde di quattro acri, pieno di trote. Attraverso la nostra proprietà scorreva un ruscello su cui abbiamo costruito una diga: abbiamo ripulito i dintorni dalle erbacce, abbiamo trasportato tutto lo strato di terra superficiale in un giardino, abbiamo scavato un bacino, abbiamo allineato le pietre per indirizzare il ruscello e lo abbiamo deviato. Abbiamo anche portato della sabbia per fare una spiaggia. Era la cosa meno costosa tra quelle significative che potevamo fare e ne è risultata una piscina per la comunità locale.

Il progetto seguente più rilevante è stata la costruzione di un laboratorio di seicento metri quadrati su tre piani. Ci sono voluti molto denaro e diverse estati di lavoro per costruirlo. Nel 1984 completammo le fondamenta e un robusto primo piano con un pavimento di quindici centimetri in legno, che è la migliore pista da ballo all'aperto in West Virginia. Per l'estate del 1986 la struttura era finita e un tetto a forma di piramide si ergeva come per affermare che il Gesundheit Institute sarebbe stato costruito. Il lavoro è stato svolto dalla nostra truppa di una ventina di persone circa, provenienti da diversi stati americani, oltre che dal Canada, dal Belgio e dall'Italia, tutti all'opera con elmetti con un naso di gomma. Da allora abbiamo costruito una stalla, allargato una capanna stile Appalachi che già sorgeva sulla nostra proprietà e aggiunto altre costruzioni minori.

Il nuovo laboratorio è stato la sede di una delle nostre celebrazioni più importanti, cioè il matrimonio di J.J. con Eva Bear nel settembre 1987. J.J. si era trasferito già nel maggio 1983 per iniziare a costruire. L'anno dopo arrivò Eva, madre single e sognatrice idealista. Un amico le aveva detto: "Devi andare a vedere quel posto". Così Eva venne da noi e decise di rimanere. Trecento amici vennero al matrimonio che fu animato da due grandi balli nel laboratorio e da una piccola rappresentazione in cui il figlio di Eva, Josh, vestito da Cupido, veniva sollevato sopra il palco attraverso un ponteggio e lanciava frecce alla coppia felice. Furono due giorni favolosi di celebrazioni.

Il prossimo grande progetto prima della costruzione dell'ospedale sarà un dormitorio di mille metri quadrati per ospitare i costruttori. Quando il nostro ospedale sarà aperto, quella struttura diventerà una scuola e un posto per le eccedenze di pazienti e di personale. Prima del completamento dell'ospedale sarà possibile usarla anche come ambulatorio. I nostri progetti estivi di costruzione sono diventati dei veri eventi annuali, in cui al duro lavoro si mescolano il campeggio, le passeggiate, le nuotate, la pesca, gli hobby, gli sport, i fanghi, le mangiate, i rituali e tutto quello che ci viene in mente stando insieme.

Il finanziamento del sogno

Per anni ho cercato di ottenere i fondi per costruire l'ospedale. Quando nei primi anni Ottanta ricevemmo le prime sovvenzioni, pregammo affinché potessero funzionare da calamita per ulteriori soldi, ma abbiamo continuato a fare richieste invano. Ho attribuito questa resistenza delle grandi organizzazioni alla natura del nostro progetto, specialmente al nostro rifiuto di accettare pagamenti o di contrarre assicurazioni contro le negligenze. Ma su questi temi non trat-tiamo: sono i cancri più grandi del sistema sanitario e devono essere asportati. Può darsi che qualche fondazione si tiri indietro perché diamo troppa importanza all'umorismo. Sembra che dicano: "Non siete un progetto serio". Così, a meno che le grandi fonti di finanziamento non attraversino una conversione del cuore (e noi continueremo a fare richieste a loro) la nostra grande speranza è una raccolta di fondi capillare.

A un certo punto la situazione della fondazione fu così scoraggiante che Linda, Gareth, Pam, Louis e Cathy Fulwiler insieme ad altri amici decisero di tirarmi su il morale con una festa di compleanno a sorpresa al costo di cinquanta dollari a testa per i partecipanti. Raccolsero ottomila dollari, abbastanza per iniziare a costruire durante la primavera seguente.

Nel 1985 passammo un momento molto difficile quando uno dei nostri finanziatori offrì di donare una grossa somma di denaro per il programma estivo di costruzione, *a condizione che* fossimo stati in grado di contribuire con una cifra altrettanto grande; ma c'erano solo quindici giorni per ottenere quei fondi. Dopo avere chiamato tutti quelli che pensavamo potessero fare una donazione, arrivammo a metà della cifra richiesta e non ottenemmo la concessione.

Siamo stati sostenuti per la maggior parte da donazioni di amici. Abbiamo ricevuto moltissimo lavoro in regalo. I meccanici mi hanno riparato l'auto. I muratori ci hanno aiutato a costruire. Gli avvocati hanno dato consulenze legali. Mi è capitato persino di aprire un libro e di trovare un assegno. Abbiamo ricevuto tra i trenta e i quarantamila dollari di apparecchiature da laboratorio. Una persona ha donato quindici sedie a rotelle; un dottore del Maine ci ha dato un trattore usato e un'imballatrice; la comune di Twin Oaks ha donato macchine da stampa. Oltre alle donazioni personali, alcuni amici hanno attivato i loro contatti per ottenere ulteriori finanziamenti. Recentemente un gruppo di Santa Fe ha organizzato una cena da cento dollari a testa e ha raccolto settemila dollari, mentre una signora di Wheeling, West Virginia, ha coordinato una campagna lunga un anno che ha fruttato seimila dollari. Dal punto di vista fiscale noi siamo un ente non a fini di lucro, perciò chi desidera fare donazioni in soldi può trarne un vantaggio fiscale. Abbiamo ricevuto donazioni di molti tipi ma mai in una logica di debito/credito in cambio di servizi ricevuti. Preferisco pensare che la gente ci abbia dato per amicizia o perché apprezza quello che siamo.

La maggior parte delle donazioni è inferiore ai cinquanta dollari e proviene da persone dai mezzi modesti, come quella persona che lavorava in una fabbrica di calze e mandò una scatola di calze. Una signora anziana dello Iowa scrisse: "So che siete un ospedale, perciò avrete bisogno di lenzuola: sono tutte pulite". Una donna di Haddonfield, New Jersey, ha scritto:

Caro dottor Patch,
l'assegno di cinque dollari che vi invio per il vostro ospedale non vi porterà molto lontano, ma ve lo mando con l'umile preghiera che Dio lo moltiplichi mille volte. Credetemi se vi dico che sono gli ultimi cinque dollari che ho... scelgo di darli a "Gesundheit" perché conosco il dolore e l'umiliazione di essere rifiutata quando non avevo più denaro per le cure mediche. (Stavo facendo un trattamento per un'infezione ai reni e quando non ho potuto più pagare per continuare le cure, be', ho dovuto smettere). La situazione si è fatta così disperata che l'inverno scorso scrissi a sei ecclesiastici mendicando un aiuto – e sai, Patch, non mi ha risposto nessuno.
Per questo, Patch, tieni duro – per tutti quelli tra noi che non hanno qualcuno a cui rivolgersi e di cui nessuno si cura. Senza gente come te, le persone come me non hanno letteralmente altra scelta che ritirarsi in una fogna e morire.

È difficile per le persone dare soldi per un sogno. Devono essere generose nei confronti del loro futuro. Ci sono voluti vent'anni per guadagnare novecentomila dollari. In totale ce ne servono cinque milioni per l'ospedale da quaranta letti, gli orti, i frutteti, gli strumenti per le arti e l'artigianato, i negozi e la costruzione e la cura dei giardini. Una volta che l'ospedale verrà costruito, avremo bisogno di un milione, un milione e mezzo di dollari all'anno per farlo funzionare. Ciò significa che diecimila persone ci dovranno spedire una media di cento dollari all'anno. Abbiamo suggerito che i nostri amici donassero un giorno delle loro entrate annuali – qualsiasi cifra guadagnino in media al giorno, niente di più (be', se proprio insistono...) e niente di meno. Quello che non riusciremo a tirare su in questo modo lo guadagneremo con altri mezzi. Continueremo a chiedere sovvenzioni alle fondazioni, anche se il nostro impegno a non fare pagare i nostri servizi e a non avere coperture assicurative contribuirà probabilmente a inibire le fonti tradizionali di finanziamento.

Una volta aperto, stimiamo di avere un budget annuo tra il milione e il milione e mezzo di dollari, a seconda delle donazioni. Questa ampia oscillazione coprirà gli imprevisti. Vorremmo dare al personale uno stipendio di tremila dollari annui, oltre al vitto e all'alloggio, il che significa 120.000 dollari per l'intero staff. Stimiamo di avere un budget annuo per i generi alimentari di circa 300-350.000 dollari. Le altre spese saranno per le medicine, la strumentazione medica, la fattoria, gli abbonamenti a periodici professionali, il telefono, l'elettricità e le altre questioni domestiche. Le spese saltuarie ammonteranno probabilmente a più di

200.000 dollari annui. Dopo che gli edifici saranno finiti, avremo bisogno di grandi quantità di mobilia e di apparecchiature, molta della quale verrà donata. Continueremo a chiedere fondi per articoli specifici, poiché le fondazioni preferiscono spesso dare denaro per apparecchiature anziché per la malta e i mattoni. Non possiamo prevedere esattamente quali saranno le nostre spese; dobbiamo saggiare il terreno. Ma crediamo di poter fare funzionare tutto per meno di un milione e mezzo di dollari all'anno.

Otterremo questa somma principalmente attraverso le donazioni provenienti dal nostro indirizzario – al momento abbiamo 6500 nomi, con l'obiettivo a breve termine di arrivare a 10.000. Venderemo inoltre il nostro artigianato e le nostri arti, oltre alle opere commissionate di artisti che hanno promesso di fare qualcosa per noi ogni anno. Se tutto questo non basterà, cercheremo di catalizzare del lavoro esterno per sostenere Gesundheit come abbiamo fatto in passato. La nostra terra è sotto un'amministrazione fiduciaria e tutti i finanziamenti raccolti, da lavori esterni come da donazioni, vanno al Gesundheit Institute, che è organizzato come un ente caritativo senza fini di lucro. Il nostro sogno è di avere un fondo fiduciario che provveda a tutti i bisogni annuali di Gesundheit.

Intendiamo proporre una cura di altissima qualità a costi molto bassi se paragonati a quelli di altri centri. In considerazione di quello che abbiamo già realizzato, ci sono tutte le ragioni per credere che ce la possiamo fare. Il filo conduttore di tutto ciò è che non si tratta della storia o della creazione di un solo uomo, ma dello sforzo di un intero gruppo verso la pace. Abbiamo aperto le nostre vite e i nostri cuori a migliaia di persone e ne abbiamo avuto un ritorno positivo travolgente. Abbiamo ricevuto un incoraggiamento enorme a continuare i nostri sforzi per aiutare il mondo a diventare un posto più sano e più amorevole.

La visione dell'architetto

Di recente Dave Sellers, l'architetto del Gesundheit Institute, ha condotto un seminario di una settimana per raccogliere idee creative su come realizzare l'ospedale. Quella che segue è la visione di Dave riguardo al progetto.

Una sera, molti mesi dopo che il progetto dell'ospedale del Gesundheit era stato iniziato, il mio sguardo si posò su una fotografia

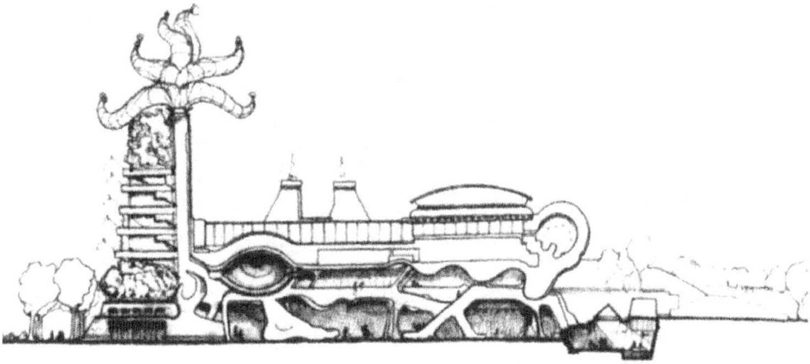

Vista frontale dell'ospedale Gesundheit, dal cortile (disegno di David Sellers).

aerea dell'area del Gesundheit. Nella foto il sole proiettava lunghe ombre che separavano le colline calcaree e le gole dal grande prato alle loro pendici, creando forme distinte. Mentre le guardavo queste figure astratte si fondevano in un gigantesco pesce terrestre e questo pesce aveva il più grande sorriso che avessi mai visto. Di fronte a me c'era questo pesce lungo trecento metri fatto di alberi, rocce e pezzi di collina che erano stati erosi decine di migliaia di anni prima dal ritiro dei ghiacciai e dai vari movimenti primordiali della Terra. In quel momento vidi che l'ospedale si sarebbe trovato esattamente all'apertura della bocca ridente del pesce con gli edifici srotolati sul resto del terreno come il suono di una risata.

La prima volta che sentii parlare di Gesundheit e che parlai con Patch fu quando – del tutto a sorpresa – egli mi chiamò nel mio ufficio nel Vermont per congratularsi con me perché ero stato selezionato come architetto dell'ospedale. Al respiro seguente mi informò che dovevo raggiungere il luogo dei lavori in West Virginia, incontrare tutti e iniziare a lavorare il più presto possibile. Questa prima conversazione fu fatta di risate tonanti e di dettagli specifici circa il progetto. Patch spiegò che voleva un ospedale con lampadari abbastanza solidi da potercisi dondolare, con porte segrete nella biblioteca e scivoli a ogni livello. Voleva un cinema, dei palcoscenici, stanze per i costumi e giardini, tanti giardini. Il suo messaggio principale per me, allora come oggi, era che l'ospedale doveva essere la cosa migliore che io avessi mai fatto. "Fai una cosa folle – mi disse – e non ti preoccupare di niente: avrai tutto il supporto di cui hai bisogno".

In origine Gesundheit era stato concepito come un ospedale onnicomprensivo in grado di offrire cure mediche gratuitamente con un sorriso. Negli anni il concetto si è evoluto per cui Gesun-

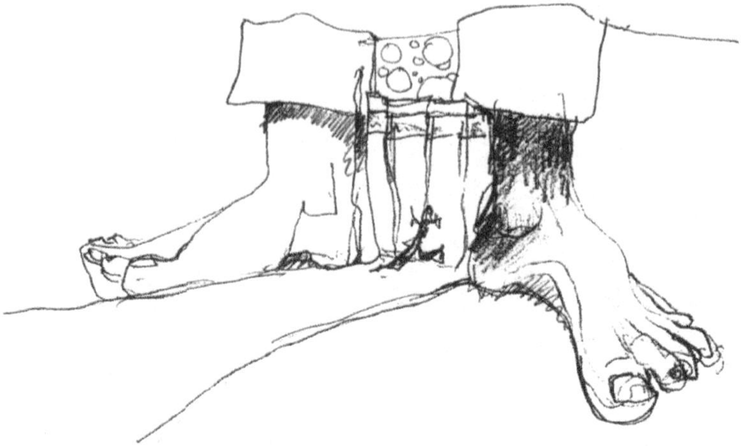

L'ingresso della clinica (disegno di david Sellers).

dheit è un istituto per curare e per vivere la vita pienamente – avere dei sintomi significa semplicemente avere un biglietto per questa università della vita. L'istituto offrirà un servizio gratuito di ambulatorio per la comunità regionale. Gesundheit offrirà anche cliniche speciali per i pazienti afflitti dal morbo di Alzheimer e per gli squilibri alle orecchie, al naso, agli occhi e alla gola. L'istituto avrà inoltre stanze e altri spazi per meditare, ballare e giocare; ci saranno un teatro, un centro per il cambiamento sociale, una biblioteca e una scuola per i bambini dei pazienti, del personale e di alcuni membri della comunità. Gesundheit accoglierà artisti e pensatori residenti per dare loro modo di condividere i loro doni. Essi in cambio saranno nutriti e curati dal personale del Gesundheit. Le strutture sono progettate per aiutare le persone a connettersi a processi di vita più grandi e a comprendere meglio il funzionamento degli organi corporei che esse sono venute a curare.

In conseguenza dell'evoluzione dell'ambito del progetto, l'istituto ora è pensato come una comunità di edifici. Invece di un ospedale solo in mezzo al prato, Gesundheit è progettato come due file di costruzioni – una specie di villaggio – riunite intorno a un cortile comune e collegate da una galleria sotterranea. Sul lato degli edifici che dà sul cortile la terra è stata ammassata fino a livello del tetto. Dall'entrata principale gli edifici appaiono come una serie di tetti che fanno su e giù con le sole porte dell'ambulatorio per gli esterni che si estendono in uno spazio vuoto fra le masse di terra.

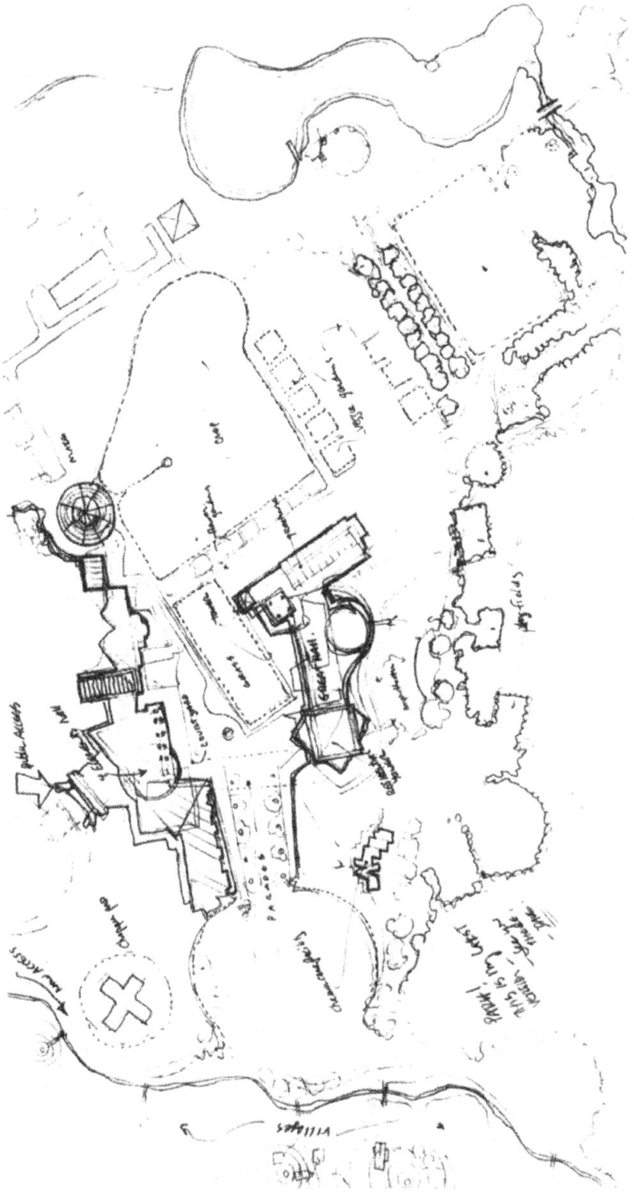

Planimetria dell'ospedale Gesundheit (disegno di David Sellers).

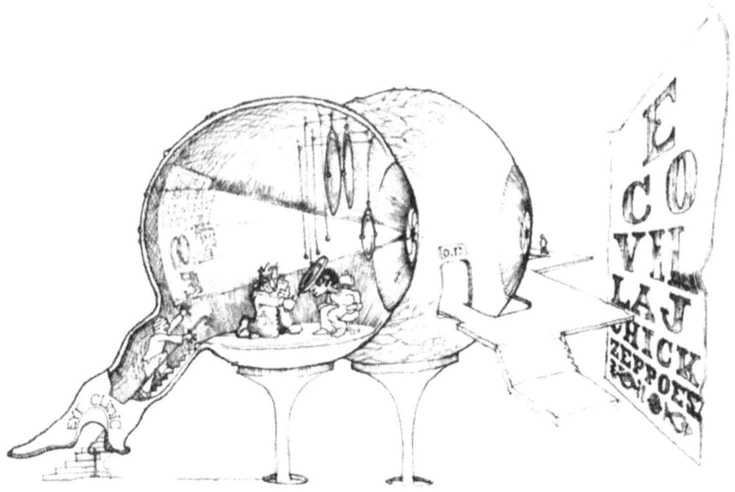

Interno dell'ambulatorio oculistico (disegno di John Connell).

Gesundheit avrà due strutture distinte ma interdipendenti. Dalla parte orientale del cortile, da nord a sud, ci sarà una serie di costruzioni che costituiranno il Centro per gli esterni. I nuovi arrivati entreranno al Centro passando attraverso un paio di piedi giganti aperti in corrispondenza di una frattura negli ammassi di terra. Entreranno in una stanza a tre piani a forma di cupola piena di luce. Questo mozzo centrale sarà connesso a tutte le cliniche per pazienti esterni. Ognuna delle otto stanze per le visite avrà un tema speciale riguardante la West Virginia, in modo da aiutare il paziente a entrare in contatto con il mondo di Gesundheit attraverso elementi familiari. L'ambulatorio sarà un centro regionale completamente equipaggiato capace di gestire tutti gli aspetti della medicina di base, sia in casi di emergenza sia per la normale routine. Tra gli altri servizi ci saranno i raggi X, l'oftalmologia, la ginecologia, l'odontoiatria, la chirurgia semplice, l'agopuntura e la cura delle allergie. Ci saranno letti per i pazienti e per metà dello staff, oltre a speciali stanze di cura, stanze da divertimento (spazi insoliti facilmente convertibili a diverse esperienze) e stanze dedicate ai quattro elementi della vita: fuoco, acqua, aria e terra.

All'estremità meridionale dell'ambulatorio ci sarà un edificio indipendente – una cappella per nascere e per morire. Al momento la immaginiamo come una grande costruzione di vetro, simile a una serra. Ci sarà una vasca per nascere a livello terra. Sopra ci sarà

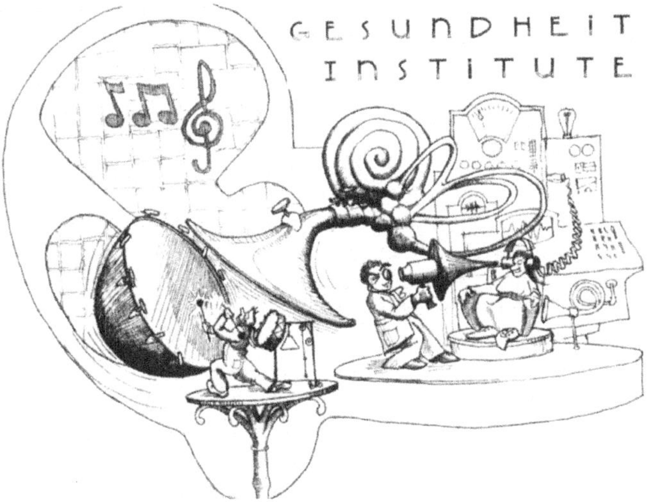

Interno dell'ambulatorio otorinolaringoiatra (disegno di John Connell).

una grande cupola di vetro. La gente potrà andare di sopra e fare proiettare su tutta la cupola circostante qualsiasi cosa desideri – per esempio, le proprie ultime volontà. Un sentiero si stenderà verso ovest partendo da questo edificio nella direzione di un grande campo di grano. I viaggiatori saranno condotti gradualmente sempre più in basso fino a che non saranno con gli occhi a livello delle piante.

Dalla parte opposta rispetto all'ambulatorio ci sarà una serie di edifici che celebrano processi giornalieri come il raccolto, il mangiare e il digerire, oltre a fornire i servizi per i disturbi sensoriali cronici. Come nell'ambulatorio, queste costruzioni avranno della terra ammassata lungo la maggior parte del lato che non dà sul cortile. La struttura degli spazi più grandi sarà simile alle ossa nell'ala di un uccello. Ogni trave e ogni pilastro serviranno a uno scopo preciso, sostenendo tutti insieme le scale, gli scivoli, le luci e le cliniche.

All'estremità meridionale ci sarà una torre di docce, oltre al resto delle stanze per i pazienti e per il personale. La sommità della torre sarà allo stesso tempo una vasca per la raccolta dell'acqua e un belvedere. Le piante native della zona cresceranno attorno alla torre dell'acqua e ai graticci, mantenendo fresca l'acqua. In cima, una scatola di palloncini gonfiabili di varie forme sarà sempre disponibile per spettacoli in occasione di eventi speciali. Potranno essere gonfiati per dare alla sommità della torre la forma di uno strano cappello da scemo del villaggio. Sotto la torre e a lato di essa ci sarà una grande serra dove le vasche strapiene di piante convertiranno le acque scure e di fogna in acqua fresca e in un composto molto ricco che verrà distribuito nei vari giardini affinché ritorni a essere cibo. La forma della serra somiglierà a una sfinge accucciata ai piedi della torre. L'interno sembrerà il cavernoso interno della balena in cui rimase intrappolato Pinocchio, per collegare visivamente e a livello esperienziale la funzione della stanza alla forma-ricordo a essa corrispondente. A nord della serra e della torre ci saranno le cucine. Qui il personale e i pazienti prepareranno il cibo raccolto nei giardini del Gesundheit. Lungo le cucine ci sarà una sala mensa a forma di basilica costruita con alberi di dieci, dodici metri – tronco e rami intatti – che saranno trasportati da foreste adiacenti. Nelle zone in cui i rami si intrecceranno si formeranno ponti, sottotetti, balconi e piattaforme. Ci sarà un enorme camino a un'estremità dell'edificio e un piano rialzato per ballare e per altre attività ricreative.

A nord della sala mensa ci saranno le cliniche per le orecchie, gli occhi, il naso e la gola. Ognuna delle sale preposte agli esami sarà disegnata in modo da aiutare i visitatori a capire come funzionano gli organi che sono venuti a farsi curare. Per esempio, nella sala per le orecchie verranno a contatto con una membrana timpanica della misura di un timpano (nel senso dello strumento musicale). Quando hanno bisogno di cure per i loro occhi, entreranno in una stanza della forma di un enorme bulbo oculare. Potranno persino allungare le mani e toccare gli elementi che trasformano la luce in impulsi elettrici.

Lo spazio fra le due file di edifici creerà una serie di cortili distinti. Il primo di questi sarà un cerchio delimitato da mucchi di terra che si assottigliano a partire dall'estremità settentrionale degli edifici fino ad arrivare al livello del terreno. Un cortile a forma di cuneo procederà dal perimetro del cerchio attraverso le due file di edifici fino all'entrata dell'ambulatorio. Qui il cuneo si aprirà e scenderà in un cortile quadrato pieno di ghiaia. (Sotto i gradini una galleria congiungerà l'ambulatorio al resto dell'istituto.) Nel cortile di ghiaia ci sarà un lungo rettangolo di prato perfettamente piano, dove si potrà giocare e divertirsi.

Lo spazio fra gli edifici e le colline formerà un'altra serie di stanze all'aperto. Tra la sala mensa e la collina ci sarà l'anfiteatro con i terrazzamenti a fare da sedili e le colline come sfondo del palcoscenico. Tra la cucina e le colline ci saranno i giardini di erbe. Dalla fila degli alberi si otterranno molti parchi giochi circolari e

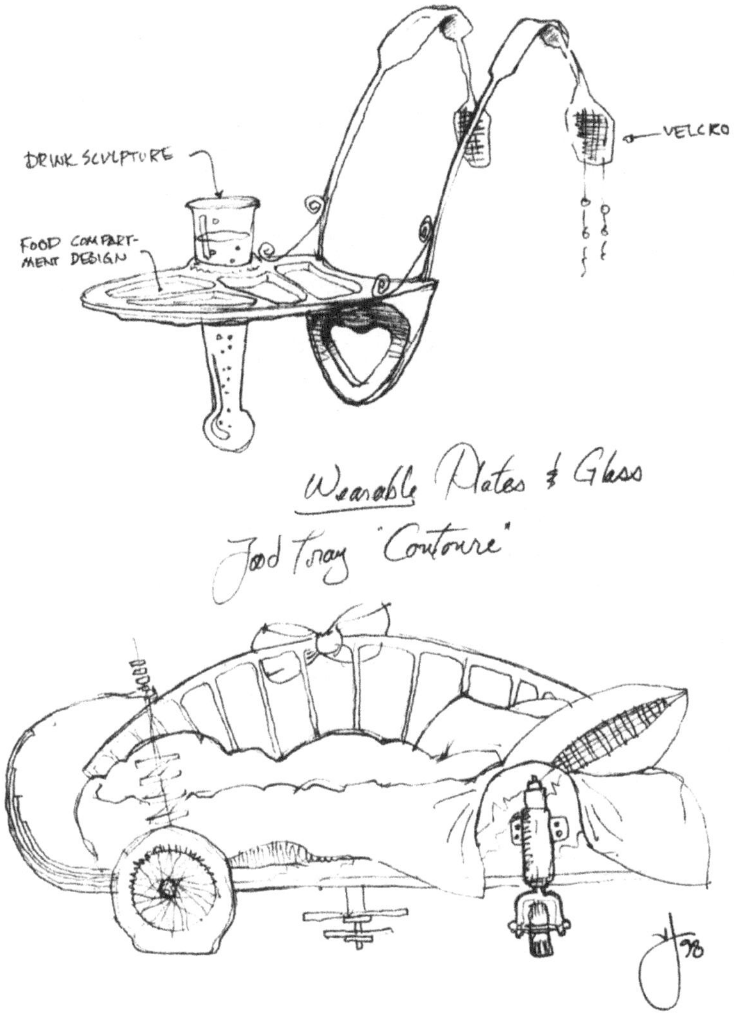

Planimetria dell'ospedale Gesundheit (disegno di David Sellers).

rettangolari. Il paesaggio comprenderà anche il lago artificiale già esistente a sud e i giardini fra il lago e la serra. Fra questi giardini e le colline ci sarà una serie di campi più grandi circondati da alberi. L'ultimo di questi sarà un grande campo quadrato delimitato da una stradina di ghiaia. Un sentiero vagherà nella parte bassa delle colline, collegando cascate remote, alberi speciali e radure piene di fiori selvatici. La parte superiore delle colline sarà invece vietata agli esseri umani per rispetto della privacy delle altre specie che vivono qui.

Visto dall'alto, il sito appare come un gigantesco clown ridente che rotola fuori dalla bocca di un pesce ridente. La cappella rotonda per nascere e morire è l'occhio, il grande campo vicino è il naso e i giardini sotto il naso sono dei grandi baffi e un sorriso.

La consapevolezza rapidamente emergente dell'equilibrio ecologico, la responsabilità locale, i valori comunitari, il rinnovato apprezzamento dell'artigianato e soprattutto la promozione della responsabilità e delle libertà individuali in un giardino di risa sono tutti ingredienti nella minestra del Gesundheit Institute. La prima fase di costruzione riguarderà l'ambulatorio e le strutture per cucinare, mangiare e dormire. La prima fase ci dirà come affrontare al meglio la seconda. Crescendo, Gesundheit si autocorreggerà e formerà nuove connessioni. Il processo di vagliare tutte queste variabili farà zampillare ispirazioni e lampi di chiarezza inaspettati. Per me il processo del progetto è come guardare un cervo correre in mezzo a erba più alta di lui. Ogni tanto si erge in aria, guardandosi intorno per orientarsi, poi ricade giù e riprende la corsa fino a che non avrà ancora bisogno di dare un'occhiata e così via fino a che non avrà attraversato la radura.

CAPITOLO 11

Vivere sul posto

di Kathy Blomquist

> Errare, errare, desiderando tutto...
> Un'anima curiosa, smarrita.
> Correvo con una storia appassionata.
> Correvo per la saggezza e la gloria.
> Come un bambino i miei sogni correvano selvaggi...
>
> K.D. Lang e Ben Mink

Sogna. Sogna selvaggiamente. Sogni estremamente selvaggi. Da qualche parte c'è un seme selvaggio che sta aspettando. Di questo sono certa. Vallo a vedere. Dagli un'occhiata e usa il tuo ingegno. Annusa ciò che vedi. Ascolta ciò che senti. Prendi uno straccio e un secchio d'acqua e rifletti un po'. Raccogli quel seme e trova il posto adatto per piantarlo perché nei giorni in cui starai qui avrai bisogno di averlo più vicino del solito. Non ti preoccupare di ciò che diventerà e di come farlo crescere. Da questo momento in poi crescerà davvero. Dipende da te.

Il benessere dipende da questi semi. Tutta l'attenzione che tu dai adesso a questo seme ti ritornerà centuplicata e ne avrai in abbondanza per prenderti cura di altri pionieri, scoprendo i loro semi dimenticati. Dipende da te.

Psssst...non sei solo.

Vieni a correre selvaggiamente insieme ad altri idealisti e metti a frutto qualcuno dei tuoi ideali. Prendi il telefono e chiamaci.

Dal 1980 migliaia di pionieri hanno chiamato e sono venuti per contribuire volontariamente con il loro tempo e le loro abilità nel posto dove il seme-sogno selvaggio di Patch, l'ospedale, è stato piantato in una comunità eclettica di persone. I volontari provengono da tutte le parti del mondo per una serie di ragioni diverse, con cuori pieni di buona volontà e servizio.

Il Gesundheit Institute, un progetto partorito da Patch Adams ai tempi dell'università, è un'esperienza di olismo basata sulla convinzione che non si può separare la salute dell'individuo dalla salute della famiglia, della comunità e del mondo. Nel 1980 Gesundheit acquistò trecentodieci acri di terra nella contea di Pocahontas, vicino a Hillsboro in West Virginia. Situato nel cuore delle montagne Appalaci, circondato da parchi statali e nazionali e alla sorgente di otto fiumi, il terreno ispira un tipo diverso e naturale di creatività e di gestione economica. Le colline sono tra le più vecchie al mondo, sono piene di grotte e caverne e ospitano una grande varietà di flora e di fauna. Il primo versamento per l'acquisto fu effettuato da otto sognatori selvaggi; con il terreno erano compresi una piccola fattoria, una grande stalla e varie costruzioni minori.

L'attività sul terreno fu limitata dal 1980 al 1983, anno nel quale ci fu un aumento nei finanziamenti che consentì l'inizio della costruzione del nostro primo nuovo edificio – un laboratorio di seicento metri quadrati. Da allora sono stati completati molti progetti per migliorare la proprietà e la vita delle persone. Nel 1988 furono scavati due pozzi. Prima di allora una sorgente intermittente forniva l'acqua attraverso un sistema a gravità, il che significa che a volte c'era l'acqua corrente – e a volte no. Provate a immaginare di dovere trasportare tutta l'acqua necessaria (per i bagni e per cucinare, bere e lavarsi) per un gruppo di venti volontari che lavora duramente tutto il giorno sotto il sole nel mese di luglio! E pensate quante volte le tubature esterne sono congelate durante l'inverno! Solo nel 1990 la posa delle tubature ci ha consentito di avere bagni con scarichi ad acqua corrente. I primi abitanti furono certamente dei pionieri sia per la visione che per lo spirito, perseguendo appassionatamente il sogno più selvaggio – il sogno di costruire un ospedale gratuito su trecentodieci acri di terra rurale in condizioni rustiche, con mezzi primitivi e senza denaro. Da dove inizi? E come ti mantieni? Al Gesundheit i pionieri del villaggio cominciarono umilmente coltivando e lavorando insieme ai volontari per costruire, ristrutturare, cucinare, lavare e comportarsi male. Questi pionieri si sostenevano con la loro fede nella gioia del servizio per un fine più alto e attraverso il lavoro collettivo. Abbiamo continuato secondo quello spirito.

La maggior parte del nostro lavoro sul posto in West Virginia è consistita nella manutenzione dell'esistente, nella restaurazione dove era possibile e nell'introduzione di nuovi elementi all'interno di sistemi già funzionanti. A oggi Gesundheit ha completato un laboratorio su tre piani con una falegnameria a piano terra, un lago di tre acri, tre chilometri di strada sterrata, una serra e una veranda collegate alla fattoria, capanni per gli attrezzi, un'abitazione per i volontari che si trattengono più di una stagione e lavori preliminari di architettura del paesaggio e di coltivazione organica intensiva.

La nostra maggiore attenzione, oltre al costruire e al mantenere le fondamenta materiali della comunità, si è rivolta all'esplorazione ulteriore del nostro progetto umano – cioè come interagiamo quando ci troviamo insieme a lavorare, giocare e vivere. Lo scopo del nostro programma per volontari è contribuire alla fondazione mentale, spirituale e fisica del Gesundheit Institute e partecipare alla costruzione di una comunità più grande impegnata a realizzare qualcosa di importante. La gente è venuta al Gesundheit perché credeva alla nostra idea di costruire un ospedale gratuito dove tutte le arti terapeutiche fossero benvenute e tutti i guaritori, pazienti inclusi, svolgessero il loro servizio all'interno di una comunità rurale. La nostra speranza è che tornino a casa con questa missione: ispirare gli altri al cambiamento attraverso un gioioso e continuo servizio di supporto. Arriviamo a questo in tre modi:

- **lavorando la terra** – il compito materiale di curare e progettare consciamente l'ambiente naturale e quello costruito;
- **lavorando con noi stessi** – le incombenze di ciascuno per mantenere un livello di benessere dinamico – corpo, mente, cuore e anima;
- **lavorando l'uno con l'altro** – il compito del gruppo di creare una coscienza collettiva fra l'unità e la diversità.

Gesundheit attira una miscela benedetta di persone che vogliono dare, veramente e genuinamente. Per ospitarle nel modo più efficace, offriamo ai volontari due possibilità. La maggioranza della gente viene per una o due settimane durante l'alta stagione, tra aprile e settembre. Non c'è selezione per i volontari a breve termine, cioè non è necessario avere abilità o competenze particolari. Ospitiamo anche volontari a lungo termine fino a sei mesi. La maggior parte di questi sono stati da noi in precedenza per un paio di settimane, hanno un'abilità specifica necessaria al funzionamento della comunità e sono disponibili a tuffarsi nel nostro esperimento. Con questo gruppo trascorriamo più tempo, lavorando sulle aspettative e su altri dettagli per fare in modo che il lavoro sia soddisfacente per tutti. Il lavoro che svolgiamo noi del personale può essere considerato volontario, anche se percepiamo uno stipendio mensile in funzione delle nostre esigenze personali. Gli stipendi coprono i bisogni personali basilari mentre la comunità provvede a tutto il resto – cibo, alloggio e divertimento. I nuovi membri dello staff fanno un anno intero di apprendistato prima di essere impiegati a tempo pieno. Per motivi di spazio e di denaro, queste posizioni sono sempre state molto limitate.

Il terreno ha svolto la funzione di campo estivo per cercatori alternativi e idealisti che desiderano divertirsi. In qualsiasi momento della stagione, ci sono dalle quattro alle quaranta persone che vivono, lavorano e giocano insieme. I volontari lavorano secondo le nostre necessità ma anche secondo le loro abilità e i loro interessi. Tutti i pasti e l'alloggio comune vengono forniti gratuitamente. Ogni primavera piantiamo due yurt – tende circolari mongole – e le mettiamo su piattaforme di legno vicino a qualche altro edificio e a una doccia solare. Noi viviamo in semplicità nella campagna sperduta, con acqua corrente calda e fredda, elettricità e telefoni.

La settimana di lavoro organizzato va dal lunedì al venerdì con i fine settimana a disposizione dei volontari per visite in zona. Nuovi volontari arrivano nei fine settimana in treno, aereo o auto e ogni domenica sera riuniamo tutti i volontari e tutto il personale per fare un giro di introduzioni e per presentare i progetti della settimana. Per i direttori dei nostri progetti è l'occasione per una descrizione esaltante delle loro attività di lavoro/gioco (lavoco) – quel tipo di descrizione che fa sognare alle nuove reclute le delizie del lavoco. Alla mattina del lunedì si passano in rassegna le modalità pratiche e concrete del lavoro e dello stare insieme.

La nostra giornata comincia alle sette con la sveglia data dal suono potente della conchiglia. Dopo la colazione i volontari scelgono la loro attività di lavoco del giorno e cominciano. Tutti partecipiamo al lavoro in cucina oltre che alle pulizie generali del venerdì pomeriggio. Molte persone considerano la cucina "il centro dell'universo". Buona parte del nostro tempo viene davvero spesa in quest'area che funziona anche da luogo di scambio delle informazioni, delle opinioni e della musica. Tutti coloro che abitano qui danno una mano in cucina, prenotando alla domenica sera per tutta la settimana seguente il proprio turno di servizio. Facciamo del nostro meglio per soddisfare le preferenze dietetiche e i problemi di allergie varie, basandoci sulle competenze in fatto di cucina per grandi gruppi di volta in volta disponibili.

Le attività serali sono frutto della spontaneità e dell'improvvisazione. C'è chi fa del lavoro sul corpo e chi suona le percussioni, chi conduce seminari e chi fa una sauna. Ad altri piace farsi una camminata sui nostri sentieri o cullarsi sulle amache. L'uso di farmaci e droghe – in modo particolare di sostanze illegali non prescritte – è proibito. Se tu sei o sei stato in una condizione di dipendenza chimica, ti chiediamo di non consumare queste sostanze durante la tua permanenza al Gesundheit. I volontari che ne facciano uso, o le forniscano ad altri, sono invitati ad andarsene.

Non lasciare i tuoi bambini a casa da soli. Noi amiamo i bambini e normalmente siamo in grado di integrare l'assistenza ai piccoli nel flusso del nostro programma. Ti chiediamo però di lasciare gentilmente a casa i tuoi animali domestici.

Che cosa significa tutto questo? Noi prendiamo il gioco seriamente quanto il lavoro e manteniamo il nostro lavoro ridicolo quanto il nostro giocare. E alla fine riusciamo a portare a compimento ciò che facciamo! Perciò preparati a uno stile di lavoco che è un po' pazzo e buffo.

Pensiamo che ognuno sia responsabile della propria soddisfazione. In altre parole, qui tu crei le tue proprie esperienze. Noi incoraggiamo fortemente le persone a essere se stessi e a CHIEDERE quando emergono problemi e questioni interessanti. La comunicazione è l'ingrediente più importante della nostra zuppa Gesundheit.

In questo contesto si possono fare grandi passi avanti sulla strada della guarigione e si possono vivere momenti di grande intensità. Diamo spazio a queste espressioni e a questo rinnovamento. Allo stesso tempo questo non è un progetto pensato per offrire asilo o ritiro in modo specifico: all'interno del programma ci aspettiamo che chi viene sia in grado di gestire un lavoro potenzialmente molto impegnativo e dei processi comunitari. Perciò il nostro programma di volontariato probabilmente non sarà adatto a persone in crisi o che abbiano bisogno di molte cure. Stimoliamo il dialogo, esponiamo le persone a nuove idee, ascoltiamo con attenzione la letizia l'uno dell'altro, perseguiamo ogni compito, ci facciamo sentire e andiamo direttamente alla sorgente del problema, ci scambiamo dei segreti, ci abbracciamo, cantiamo e riflettiamo, ci divertiamo a modo nostro e soprattutto siamo ciò che siamo e incoraggiamo la stessa onestà negli altri.

Come si può immaginare, essere un membro residente qui in West Virginia è stata un'avventura straordinaria. Io credo che mi sia stata data, dalla natura e attraverso l'educazione, una base solida da cui esplorare questo tipo di lavoro e di vita. Sono cresciuta a Hallock, Minnesota, un paese di un migliaio di abitanti (in prevalenza di origine scandinava) nell'angolo nord occidentale dello stato. La mia concezione di comunità genuina affonda le radici in questa cultura rurale del Midwest. Attraverso la famiglia e gli amici, dal battesimo alla laurea, ho formulato un sistema di convinzioni su me stessa e sul mondo che solo di recente ho davvero compreso e onorato. Nella mia eredità scandinava si trova una fila di verbi virtuosi secondo cui vivere – avere fiducia, credere, lavorare, dedicarsi, aiutare, cooperare. Non sono cresciuta sentendomi una vittima della società. In quel piccolo paese con una comunità di persone attente intorno a me, sono cresciuta con un atteggiamento di curiosità nei confronti del progetto sociale. La motivazione ad agire è stata influenzata da ciò che è giusto nel nostro progetto attuale, non da ciò che è sbagliato.

Con la fiducia in sé di una buona norvegese, ho passato la maggior parte della mia vita a seguire le questioni del cuore e a cercare di comprendere realmente come le persone lavorano, crescono e si curano le une delle altre. Sono diventata un'infermiera (rappresento la terza generazione di infermiere nella nostra famiglia). Da allora, la mia odissea è stata sempre più espansiva come risultato del forte legame che io ho con la mia famiglia e la mia comunità di origine che, ad esempio, mi hanno insegnato a essere gentile, attenta, amichevole, fiduciosa e rispettosa. Grazie mamma, grazie papà.

Quando hai al fianco dei verbi virtuosi secondo i quali vivere, arriva un momento in cui gli aggettivi animati raccolti per strada chiedono di essere espressi. Mi trasferii in West Virginia nel 1993 per aiutare a gestire il programma volontari del Gesundheit e ne sapevo poco... sapevo veramente poco di quello in cui mi ero ficcata. Adesso so perché ho fatto quel salto. La mia anima selvaggia e curiosa voleva correre. E un seme dimenticato voleva compassione. Così credendo tenacemente nell'essenzialità della bontà, della gentilezza e della compassione, ho scoperto di potermi esprimere ancora meglio. Era il momento di avere una fiducia robusta, di lavorare appassionatamente, di aiutare voracemente, di dedicarsi fino al delirio e di credere perpetuamente. Uff Da. (Chiedete a un norvegese.)

Amo viaggiare. Amo cercare. Mi piace che il mio lavoro sia un viaggio e una ricerca con molti altri su questioni importanti e follie mondane. Chiaramente le persone vogliono dei cambiamenti in molte aree della loro vita e in molti aspetti delle loro comunità. Promuovere questi dialoghi con i nostri volontari è diventata un'esperienza permanente – in ogni luogo e in ogni momento. Possiamo iniziare una conversazione sui problemi del sistema sanitario mentre stiamo tagliando cipolle in cucina. Per quando è pronta la cena siamo passati da una conversazione generica a una più specifica esponendo le nostre convinzioni e i nostri valori. In questi dialoghi si possono scoprire dei sogni-semi selvaggi e si può scatenare la giocosità. Questa è la vera gioia del nostro viaggio con tutta la gente che ospitiamo e con cui viviamo – il viaggio verso mondi alieni di gioco fino a che il giocherellone che è in te non si sveglia.

Nel numero crescente di movimenti che servono la comunità, è nata la Rete globale degli ecovillaggi (GEN[9]), sotto forma di un piccolo gruppo di rappresentanti dei progetti di ecovillaggi sparsi per il mondo che lavora per promuovere ed esplorare esperimenti di comunità sostenibili e a basso impatto. Gesundheit si è immersa nella parte "eco" di questo movimento di villaggi. In base al principio che la salute dell'individuo non può essere separata dalla salute del resto del nostro ecosistema, al Gesundheit vogliamo impegnarci, in quanto comunità medica olistica, nella Rete globale degli ecovillaggi, al fine di fornire un forum per la condivisione del sapere e per l'integrazione dei principi di sostenibilità – ecologica, spirituale, economica e sociale. In un ecovillaggio, le attività umane sono integrate al mondo naturale in modo che lo sviluppo umano possa essere sostenuto indefinitamente. E in un ecovillaggio gli esseri umani si integreranno con i loro ridicoli sé naturali in modo che la gioia e il servizio saranno sostenuti nel modo più sicuro.

Per quanto mi è dato sapere, non esiste sul pianeta un ecovillaggio pienamente funzionante. In altre parole, noi siamo al concepimento della definizione e della dichiarazione dell'era moderna, il che significa che siamo in una posizione molto entusiasmante. *Ecovillages and Sustainable Communities* [Ecovillaggi e comunità sostenibili], un testo pubblicato dalla Findhorn Press (Findham, Scozia, 1996), delinea sei sfide principali con cui si devono confrontare i visionari quando lavorano per fondere i loro ideali con le questioni pratiche:

1. *il biosistema:* come preserveremo gli habitat naturali sulle nostre terre?
2. *l'ambiente costruito:* quali principi di progettazione emergeranno, utilizzando materiali ecologici?
3. *il sistema economico:* ci sono alternative valide al sistema monetario?
4. *il modo di governare:* come verranno prese le decisioni e come verranno risolti i conflitti?

9. GEN è l'acrnimo del nome inglese "Global Ecovillage Network".

5. *il collante – valori e visioni condivisi:* qual è il giusto equilibrio fra unità e diversità?

6. *l'intero sistema*: come è possibile mantenere un giusto rapporto con tutti i sistemi per continuare uno sviluppo a un ritmo sostenibile?

Individuare gli errori in questi sistemi è facile. La parte difficile sta nell'individuare cosa altro fare. I principi della *permacultura* forniscono un modo pratico per sviluppare un ecovillaggio che viene incontro ai bisogni umani fondamentali preservando gli ecosistemi naturali. È applicabile al cibo, all'acqua, all'alloggio, all'energia e ai sistemi sociali ed economici. La permacultura è un "modo di organizzare il sapere, un sistema di connessioni che integra la scienza, l'arte, la politica, l'antropologia, la sociologia, la psicologia e le diverse esperienze e risorse disponibili in ogni comunità"[10].

Le sfide abbondano e si sovrappongono quando cominciamo a esaminare come i membri del nostro nucleo particolare realizzeranno le pratiche sostenibili. Come amministreremo la nostra terra? Che tipo di tecnologia useremo nelle nostre strutture? Come gestiremo il nostro denaro e come prenderemo decisioni finanziarie corrette? Chi prenderà le decisioni? Chi farà la pace? Come praticheremo la diversità e condivideremo l'unità? Modelleremo queste complessità con la semplicità necessaria per stimolare il cambiamento che può essere sostenuto? Abbiamo affrontato tutte queste cose divertendoci e in piena letizia? Abbiamo promesso di perdonare noi stessi e gli altri per il primo, il secondo e il trecentesimo errore? Il progetto e lo sviluppo del nostro agglomerato di villaggio sono diventati un tentativo, artistico e rinvigorente, di scolpire una società migliore. Questa creatività genera un servizio gioioso e ci seguirà nelle prossime fasi che già si stanno aprendo.

I nostri volontari continuano a ricordarmi quanto possiamo essere ricchi e diversi e allo stesso tempo mantenere ciò che è buono e bello. E sebbene essi non abbiano ancora trovato neppure le parvenze di un vero ospedale, viene data loro un tipo di ospitalità che è stata quasi dimenticata. Essere straordinariamente simpatici, crearsi amici intimi, dare il benvenuto a sconosciuti eterogenei e correre e divertirsi giocando. Questi sono gli ideali più selvaggi.

10. *Living Community: a permaculture case study at Sol y Sombre*, Ben Haggard.

Amo questo viaggio.

Amo questa ricerca.

Adesso vai e comincia anche tu, prendi un verbo vivace secondo cui vivere e piantalo vicino al tuo sogno seminato selvaggiamente. Dipende da te.

A tutti gli idealisti e ai momentariani: venite volontari! Telefonate o scrivete *almeno* un mese prima. Vavoom!

Gesundheit Institute
HC 64 Box 167
Hillsboro, WV 24946
001-304-653-4338

Capitolo 12

Accendere una candela: come posso aiutare?

Il Gesundheit Institute non è l'unica risposta possibile ai bisogni del sistema sanitario negli Stati Uniti, ma speriamo che stimoli le persone che hanno a che fare con la sanità – o siano impegnate in qualsiasi altra iniziativa – a incontrarsi con i loro gruppi e a chiedersi: "Cosa vogliamo? Quali sono i nostri sogni? Come ci adoperiamo per renderli delle realtà insieme alle nostre comunità?". Non bisogna essere intimiditi dall'enormità dei problemi associati al sistema sanitario o dal ritmo letargico a cui avviene il cambiamento. Se trovi delle persone con i tuoi stessi desideri e le tue stesse idee e se sei pronto a dedicare la tua vita a un fine, tutti i tuoi sogni – di un nuovo sistema sanitario o di una nuova società – sono possibili. Metti in conto un milione di errori e di delusioni, ma senti il brivido della ricerca – credere nella possibilità è di per sé rinvigorente. La chiave per la grande marcia è comprendere che piccoli passi, fatti giorno per giorno, eroderanno problemi giganteschi. Il passo più semplice e più economico che tu puoi fare subito è quello di fare pulizia in casa tua. Abbandona ogni atteggiamento negativo e ogni sentimento di limitazione che ti hanno trattenuto dal prendere l'iniziativa. Comincia ad apprezzare il miracolo della vita; goditi i molti tesori del mondo e sii grato per essi. Concentrati sul tuo senso di appartenenza all'intera umanità e, in verità, a tutte le forme di vita.

Quello che possono fare gli operatori sanitari

Ho qualche suggerimento per chi lavora nel campo della cura della salute, in base ai molti anni di esperienza e osservazione. Spero che alla fine ognuno sviluppi il proprio approccio ai temi rilevanti per le proprie comunità e le relative pratiche. Per migliorare il clima generale delle cure mediche e per traghettare la medicina fuori dal campo della speculazione, dedicate un po' di tempo a pensare ai bisogni della cura della salute e discuteteli con colleghi che hanno a che vedere con tutte le fasi della cura. Riflettete sul dialogo e cominciate a costruire delle basi per i cambiamenti che voi tutti credete essere importanti.

Siate aperti a tutte le arti curative. Passate un giorno al mese con qualcuno di cui avete sentito parlare che rappresenta una tradizione di cura diversa dalla vostra e tentate di creare un senso di uguaglianza nei suoi confronti.

Impegnatevi nella vostra comunità. Mentre lavorate per trasformare la medicina da business a servizio comunitario, incoraggiate la legislazione che, come quella che è stata approvata in West Virginia e in altri stati, non consente di fare causa per danni ai servizi medici gratuiti. Siate pazienti; questo processo può prendere molti anni.

Create reti di volontari per aiutare le persone a trovare lavoro, alloggio, amici e qualsiasi altra cosa di cui hanno bisogno. Le vere risorse di una comunità anche povera sono per lo più inutilizzate. L'interdipendenza e l'aiutarsi sembrano naturali in periodi di disastri, come quando si verificano un terremoto o un'inondazione. Dobbiamo riconoscere che un disastro di natura molto più sottile incombe su di noi ora e che bisogna radunare le nostre risorse di conseguenza.

I professionisti della sanità possono anche fare dei passi per trasformare la medicina da una gerarchia di potere e prestigio a una attività animata da amichevole spirito di squadra. Incoraggiate il personale a tutti i livelli a socializzare di più. Sminuite l'uso dei titoli. Mangiate con le persone con cui lavorate, sia al ristorante che nelle case gli uni degli altri. Siate amichevoli sul lavoro; per esempio, nella sala infermieri, stabilite il clima e l'ambiente adatti, che permettano di abbracciarsi e massaggiarsi regolarmente. Trovate colleghi che siano delle vostre stesse idee e che siano disponibili a partecipare a "pattuglie di abbraccio" sia per il personale che per i pazienti.

Per illuminare quello che è sempre stato tradizionalmente un ambiente cupo, provate a creare un ambulatorio, una clinica o un ospedale che siano divertenti per chi ci lavora e per chi li visita come paziente. Siate pieni di entusiasmo e amichevoli verso tutti. Integrate l'arte e l'umorismo nel contesto del centro in cui operate. Riservate degli spazi – per i pasti e anche per giocare – perché il personale e i pazienti socializzino. Trovate delle alternative per quei terribili abiti ospedalieri.

Dottori e infermieri, come parte del vostro lavoro normale o in più, potete impiegare uno o due pomeriggi alla settimana per le visite a domicilio. Visitate molti pazienti o, ancora meglio, passate del tempo a casa dei pazienti con le loro famiglie. Condividete un pasto con loro. Dedicate almeno un giorno alla settimana all'assistenza gratuita nella vostra clinica o in un'altra. Soprattutto, a mano a mano che diventate portavoce della necessità di cambiamento sociale all'interno o fuori della vostra professione, arruolate pazienti e cittadini nelle vostre azioni e nei vostri dialoghi per un sistema sanitario migliore.

Gli amministratori degli ospedali possono naturalmente favorire il cambiamento dando un esempio di diminuzione della gerarchia e della burocrazia nel sistema sanitario. Iniziate dei forum aperti a tutti i membri del personale e alle comunità. Lavorate con l'amministrazione pubblica e le società mediche su pianificazioni a lungo termine di un modello sanitario ispirato al servizio. Nel frattempo, dedicate energie a fare del vostro ospedale un posto più ospitale e aiutate a gestire la transizione del vostro ospedale. Riservate dello spazio per una corsia "buontempona" sperimentale dove il personale e i pazienti possono godersi l'umorismo e il divertimento. Arruolate degli artisti della comunità perché contribuiscano a creare nel vostro centro un ambiente più bello e confortante.

Un messaggio per studenti di medicina preoccupati

L'istruzione medica può essere un'esperienza stressante. Alcuni studenti trovano gli studi mastodontici; altri sono sommersi dai costi. Ma la reazione più sconcertante che ho notato è la depressione e l'ansia degli studenti per il clima in cui vengono praticate le cure mediche nella società odierna. Stanno scoprendo che negli ospedali una pratica gioiosa, orientata al servizio, è rara. L'aspetto economico e gestionale sembra spesso venire prima della cura del paziente e la competizione pare avere preso il posto della cooperazione fra molti operatori sanitari.

Questi sono suggerimenti per lo studente di medicina che desidera un'educazione medica viva e a contatto con il cuore e che sta facendo i suoi studi come gioiosa premessa a una vita di servizio per l'umanità. Ricordatevi sempre di affermare le vostre motivazioni, rispettate la vostra saggezza e credete fiduciosi che potete fare della vostra vita un'avventura esuberante.

Non compiacetevi mai del miracolo della vita. Mentre esplorate i gloriosi meccanismi del corpo, lasciate che la comprensione dei loro processi vi elettrizzi riempiendovi di meraviglia e curiosità. Vivete con riverenza e lasciate che quello sia il metro della vostra educazione, non i vostri voti, che non vi dicono niente del tipo di dottore che sarete. Quando facevo la scuola di medicina, dissi ai miei insegnanti di non comunicarmi i voti a meno che scendessero sotto la sufficienza. Fu molto liberante.

Non aspettate di essere in corsia per sviluppare e praticare le vostre abilità di intervistatori. Cominciate da adesso! Intervistate ognuno quanto più in profondità osate. La parte fondamentale più entusiasmante della medicina sta nell'intimità. Per raggiungerla, dovete praticare l'intervista con un'ampia gamma di persone. Provate a chiamare numeri telefonici sbagliati, a parlare con gli amici, a parlare con tutti. Trovate il tipo di condotta che allieta gli altri fino al punto da fare loro raccontare le loro storie. Siate felici quando la gente vi dona la sua fiducia, il suo amore e la sua intimità. Lasciate che questo viaggio con gli altri vi riempia dell'entusiasmo di trovare nuovi amici.

Impicciatevi di politica della medicina fin dall'inizio. Associatevi all'American Holistic Medical Association (AHMA), all'American Medical Student Association (AMSA), all'Office of Student Representatives of theAssociation of American Medical Colleges (OSR), all'American Medical Association (AMA), all'American Accademy of Family Physicians (AAFP)[11] e a organizzazioni mediche simili. Frequentate i convegni, specialmente quelli grandi, e parlate con tutti. Molti dei vostri colleghi stanno riflettendo sugli stessi temi. Potrete trovare dell'assistenza che favorirà lo sviluppo della vostra pratica medica.

Coltivate le relazioni con i professionisti della cura della salute e con i professori che rispettate. Instaurate un dialogo vivo. Invitatevi a casa loro. Chiedete di poterli assistere quando praticano. Coltivate con gli aiutanti e gli infermieri lo stesso tipo di intimità che avete con medici e pazienti. Dovunque andiate "l'amichevolezza" renderà affascinanti le vostre giornate.

Costruite gruppi di assistenza per lo studio e il gioco. Trovate anime gemelle e fantasticate sui vostri interessi medici e sul futuro. Praticate la possibilità di essere in intimità l'uno con l'altro; non trattenete nulla. Se potete, condividete delle idee con altri gruppi.

11.Si tratta di diverse organizzazioni di rappresentanza del mondo medico americano.

Da questi contatti possono scaturire dei partner medici a vita, dovunque andiate a risiedere.

Considerate la medicina un servizio. La medicina praticata come business fa male a tutti. Le vere ricompense della medicina vengono dall'aiutare gli altri e dalla scoperta di sé. Dare è inebriante; produce intimità come effetto collaterale. Preparatevi per una valanga d'amore.

Non lasciatevi bloccare dai costi dell'istruzione. Godetevi il privilegio di essere all'università; quando avrete finito ripagherete i vostri studi al più presto. Se sceglIete la medicina orientata al servizio, i suoi doni saranno una ricompensa sufficiente fino a che non guadagnerete abbastanza. Non lasciatevi intrappolare dai debiti, non esiste più la prigione dei debitori. Lasciate che la creatività e l'esplorazione vi aiutino. Il supporto della comunità può essere una chiave.

Coltivate interessi all'esterno. Non siete solo dottori – siete persone che hanno studiato medicina! Curatevi tutte le vostre passioni e sperimentate tutti i modi per integrarle con la medicina. Tessete questi interessi nelle relazioni con i vostri pazienti e siate aperti a imparare da loro. Prospererete sui legami che si creano in questo modo.

Non sacrificate la famiglia per la carriera medica. Ciò che imparerete nel mantenere vibrante la vita della vostra famiglia sarà un servizio per i vostri pazienti. Prendetevi cura dei vostri partner, amanti, bambini e genitori e sentite quanto il loro amore contribuisca alla vostra buona salute. Fate dei vostri amici una parte della vostra famiglia.

Soprattutto, fantasticate sui vostri sogni medici più improbabili. La vostra laurea in medicina è una licenza per scegliere esattamente il modo in cui volete praticare. Gli unici fattori che vi limitano saranno la vostra paura e la mancanza di immaginazione. Riunitevi ed elevatevi! E mentre crescete e imparate, condividete per favore i vostri suggerimenti e le vostre scoperte: dialogate con noi e con i vostri contemporanei.

E tutti gli altri?

Come può la gente che non esercita la professione medica favorire lo sviluppo di un sistema sanitario migliore? I passi più importanti iniziano da te. Impara a piacerti perché sei il compagno di te stesso per tutta la vita. Cerca di fare esperienza dell'esistenza come un viaggio verso il tuo sogno più profondo. Questa è la via più sicura verso la felicità che, ne sono convinto, è la base per una buona salute.

Uno dei modi migliori per sviluppare la stima di sé è quello di coltivare delle amicizie. Il tuo amore di te e dei tuoi amici più intimi crescerà se vi direte l'un l'altro quanto siate meravigliosi. Impara a giocare; il divertimento fa crescere l'autostima mentre si procura gioia a sé e agli altri e allo stesso tempo si fanno nuovi amici. Prova a giocare nel fango o a mettere la biancheria intima sopra gli abiti. Noleggia film divertenti. Annusa più rose. Canta ad alta voce in pubblico.

Prova nuovi modi di vita. Prenditi un mese di vacanza all'anno, se puoi. Comincia a coltivare con le tue mani e con amore un po' del cibo che mangi, in un vaso sul davanzale della finestra o in un giardino. Celebra e diversifica i tuoi hobby; sono una grande fonte di gioia e autostima. Un piccolo ma rivoluzionario cambiamento nel tuo stile di vita sta nello spegnere la televisione. Cerca di tagliare i tempi di visione a metà e usa quel tempo per leggere e giocare con i tuoi bambini. Quando guardi la televisione, sintonizzati sulla televisione pubblica o fai degli esercizi fisici mentre la guardi. Il fine non è eliminare totalmente la televisione, ma ridurre il numero delle ore trascorse passivamente.

Prenditi cura di te: mangia cibo nutriente, cammina di più ed esercita la tua mente insieme al tuo corpo. Passa più tempo a goderti la natura e l'arte e dai spazio alla tua curiosità, all'immaginazione e alla creatività. I cambiamenti positivi nel comportamento personale nei confronti della salute sono il modo migliore per favorire una riforma del sistema sanitario. Questo tipo di cambiamenti aiuta a creare un mondo in cui i medici e gli altri operatori sanitari non sono più meccanici che riparano un guasto, ma giardinieri che assistono la crescita.

Equilibra la tua vita personale con la tua vita lavorativa dedicando più tempo alla famiglia e ai tuoi cari – questi sono gli antidoti alla solitudine e la chiave di una vita felice. Trova piccoli modi per dare gioia agli altri: sii amichevole quando sei in coda al supermercato, sorridi agli estranei, gioca con i bambini, impara a fare massaggi. Impara a goderti la compagnia sia degli uomini che delle donne, oltre a quella di persone i cui stili di vita sono completamente diversi dai tuoi. Accogli la diversità culturale e impara a conoscere la gente di altre razze, di altri colori e di altre convinzioni religiose. Parlate delle vostre differenze e celebratele. Studia la geografia per imparare a conoscere il mondo e promuovi la connessione ambientale e globale.

Il servizio è l'essenza della guarigione e la strada per la pace interiore. Interessati della cura della salute nella tua comunità e offri il tuo tempo e le tue competenze agli ospedali, alle cliniche, agli ospizi e ad altre organizzazioni di assistenza. Cerca delle soluzioni cooperative; invita nuova gente a casa tua a condividere le stesse attività o a vivere con te. I tuoi sforzi contribuiranno a creare una comunità più forte oltre che un sistema sanitario più sano.

Impegnati nella politica a livello locale, di comunità, statale. Informati su temi come l'ecologia che sono vitali per la salute della società e del mondo. Vota, scrivi lettere ai politici e ai legislatori e associati a gruppi che dibattono e difendono interessi speciali. Piuttosto che cercare di trovare un modo di finanziare il sistema sanitario esistente, quelli di voi che sono legislatori possono sostenere nuovi modelli orientati al servizio e basati su visioni creative volte a un sistema sanitario ideale, in cui l'accento cada su benessere e prevenzione. Lavorate per creare un sistema che sia basato non sugli interessi dei grandi gruppi ma su ciò di cui si ha veramente bisogno; riducete l'influenza esercitata sulle vostre decisioni dalle compagnie assicurative e dalle case farmaceutiche.

I rivoluzionari sociali hanno sempre presentato lunghe liste di suggerimenti su come cambiare il mondo. Fai la tua lista e poi fai sentire la tua voce. Inventati dei modi per agire e impedirai che la passività e i suoi effetti devastanti, la noia, la paura e la solitudine, prendano il controllo della tua vita. Fai esperienza della vita come un viaggio entusiasmante e avventuroso. Osa sognare – come abbiamo sognato noi al Gesundheit – una salute migliore per gli individui, le famiglie, le comunità e il mondo. I tuoi sogni terranno vive la speranza e la possibilità del cambiamento.

CAPITOLO 13

Passione e costanza

La passione e la costanza possono cambiare il mondo! Sto parlando di tenere duro *gioiosamente* – e questa parola è molto importante.

Sto viaggiando molto di questi tempi, sia per generare entusiasmo per la costruzione dell'ospedale sia per stimolare uno stile di vita improntato al servizio. Che parli con i grandi amministratori degli ospedali o con gli studenti universitari, il mio pubblico rimane spesso in uno stato di stupore che non è causato dai nostri ideali o dall'ampiezza del nostro lavoro, ma dalla passione e dalla costanza che ci animano nel perseguimento dei nostri ideali e nel vivere le nostre vite. E questo mi disturba. Non voglio gente che si stupisca per la nostra passione e la nostra costanza, voglio gente che, ispirata da noi, lavori duramente e a lungo per ciò in cui crede. Ho un desiderio tremendo che avvenga un cambiamento sociale e credo che la passione e la costanza siano la chiave per creare il cambiamento.

La nostra società, priva di autostima, viene soffocata dal suo stesso senso di impotenza. Ciò che voglio fare è rendere la passione e la costanza così comuni da non essere più interessanti né strane per il fatto di essere diventate la regola anziché l'eccezione. Queste qualità non devono essere viste come attributi di persone speciali benedette per il fatto di possederle, ma come strumenti estremamente importanti per il cambiamento.

Per mostrare l'eccellente compagnia di cui si circondano la passione e la costanza, basta fare l'elenco di alcuni loro parenti stretti: intensità, ispirazione, ossessione, impegno, pazzia, follia, implacabilità, intrepidezza, energia e sollecitudine.

Non sono sicuro che la passione e la costanza possano essere insegnate. Una volta ci provavo nella nostra comunità. Collezionavo i puzzle più strani: più erano difficili, meglio era. Dicevo alle persone: "Volete imparare la costanza e la passione? Allora fate questo puzzle e non alzatevi fino a che non avete finito. Non osate neanche pensare di alzarvi prima che sia finito". La passione e la costanza possono essere ispirate, studiate, desiderate, inseguite. Penso che questa sia la ragione per cui sono quel che sono. Mi considero una persona progettata, nel senso che non faccio molti atti non intenzionali. Sto cercando di essere una persona che possa ispirare passione. Ottengo delle buone reazioni e perciò proseguo. Tu puoi fare la stessa cosa per te stesso. Partecipa e impegnati!

Si possono raggiungere la passione e la costanza attraverso la rivelazione, la visione o il pensiero razionale? Io penso di sì. Le persone tranquille e timide mostrano passione e costanza tanto quanto quelle rumorose – anche se ho maggiore familiarità con quelle del secondo tipo.

Credo che la passione e la costanza siano incompatibili con (anzi drammaticamente danneggiate da) cinismo, apatia, scoramento e lamentele (e il cinismo e il lamentarsi sono probabilmente le cose che più mi irritano). Se sarai un crociato sociale, dovrai eliminare queste parole dal tuo vocabolario e dal tuo comportamento. Sono perniciose. Uccidono lo spirito dello sforzo. Quando usi il linguaggio di queste qualità, ne risulta un'inerzia così forte da creare un'atmosfera opprimente di impotenza.

La passione comporta naturalmente scene gloriose: la grande apertura del centro Gesundheit o riuscire a fare passare una legge al Congresso dopo dieci anni di tentativi. Ma questo tipo di passione non ha bisogno di incoraggiamento. La passione che fa veramente la differenza è la passione di appendere i poster – ancora uno – o di organizzare un altro incontro a cui non partecipa quasi nessuno, anche se la maggior parte delle persone ti ha assicurato che sarebbe venuta, e riuscire ancora a essere entusiasta per quel paio di persone che vengono. Sto parlando di quella passione che fa amare davvero il lavoro duro.

In quanto comunitariano a volte ti viene da dire: "Quali sono i lavori che la gente considera i peggiori?". Poi, dopo avere avuto le risposte, trova la parte seducente in quei lavori in modo da renderli piacevoli. Questa è passione!

Io rappresento una deviazione estrema – la maggiore parte della mia esperienza come persona impazzita – ma penso di poter dire senza troppa esagerazione che ho speso tutti i miei cinquanta e passa anni di vita a esplorare la passione e la costanza, non solo in me, ma anche negli altri. Qui ci sono alcune indicazioni su come diventare una persona appassionata e costante:

- **Impegnati in missioni di servizio per un bene più alto.** Nel mio ufficio a casa, ho foto di bambini assassinati e di bambini ripresi il giorno che sono morti di fame. Ho un rituale personale. Sto in piedi di fronte a queste foto fino a che non piango per ricordarmi che in questo preciso attimo in cui io vivo nel lusso ci sono persone che trovano piacere nel torturarne altre. Impegnati profondamente in missioni per un bene più alto.

- **Congiungi la tua missione al miracolo della vita.** Congiungi la tua missione all'esperienza perpetua e personale del miracolo della vita. Celebra e sii grato per il fatto di essere in grado di uscire dal tuo io egoistico e di avere l'opportunità di dare te stesso agli altri e al mondo.

- **Fallo divertendoti!** Come ha detto Emma Goldman: "Se non posso ballare, non voglio fare parte della tua rivoluzione!". Senti la tua via come una ricca e varia esperienza d'elevazione. Non deve essere il mio tipo di divertimento – fallo a modo tuo.

- **La costanza è un effetto collaterale della passione.** Ovunque tu veda la costanza, la passione è al lavoro. Io sento la passione come resa, una libertà dal dubbio, zelo per la ricerca.

- **Vivi il più vicino possibile al tuo io autentico.** Come dice un mio amico: "È ridondante dire 'io autentico' perché l'io è autentico". Dì quello che hai in mente quel giorno. Basta attese per mettere in prospettiva. Fai quello che vuoi fare. Niente più sacrifici.

- **Scopri la creatività in ogni atto.** Non sacrificare mai il tuo bisogno di essere creativo. La creatività è una delle più grandi medicine di sempre. Esercitala nel modo in cui lavi i piatti, nel modo in cui cammini per strada e nel modo in cui fai arte. La creatività è un nutrimento essenziale. Non è una cosa simpatica, né un lusso come crede il nostro governo. È la vera anima del nostro senso di quello che valiamo.

- **La responsabilità, il sacrificio, la lotta e il lamentarsi danneggiano la passione.** Questi sono modi orribili per darsi motivazioni. Ci sono buone probabilità che se sei motivato da un senso di responsabilità, sacrificio e lotta, arriverai a incolpare e a odiare la cosa stessa di cui sei appassionato. Comincerai a vederla come una specie di scusa per quello che non succede, o la ragione per il tuo dolore.

- **La passione non è un prodotto finale.** Passione è il nome di un processo. Questa confusione di significati è una delle ragioni per cui così tanta gente smette di essere appassionata e non diventa mai parte di un Grande Sogno. La gente rinuncia perché sente che il processo per arrivare al prodotto finale è troppo lento. Certamente l'accadimento più tragico per il lavoro al Gesundheit è stata la perdita di persone eccezionali, a causa di tutto il tempo che c'è voluto per arrivare al prodotto finale. Chi chiede "come va Gesundheit?" pensa sempre al prodotto finale anziché al viaggio per raggiungerlo. Devi sentire la passione oggi, durante il processo – non legarla alla linea del traguardo.

- **Invita compagni di viaggio.** I compagni di viaggio sono il succo vitale di ogni progetto. Dimmi: c'è qualcosa nella tua vita di più importante dei tuoi amici? Vivi la tua vita in quel modo! Impegnati verso i tuoi amici e i tuoi colleghi. Sono i pilastri della tua costanza. Riconoscili, sostienili, battiti per l'intimità dei tuoi sogni più selvaggi con ogni essere umano che incontri.

- **Vivi da persona che entusiasma.** Un seduttore. Sì. È il mio lavoro. Entusiasmare e sedurre. Tutti voi dovreste lavorare tutti i giorni per il resto della vostra vita per realizzare i vostri sogni. Non perché vi pagano, ma perché non ne potete fare a meno. Fa sentire bene.

- **Senti continuamente l'eccitazione della ricerca.** Sogna il sogno impossibile, aggiusta l'errore irreparabile. Sembra una cosa sdolcinata, ma è la cosa migliore.

- **Guarda alla vita stessa come fosse una pausa.** Io non sono una persona da intervallo. Come dice Weird Al Yankovich: "Sarò maturo quando sarò morto". Voglio che tu stia così bene con i tuoi compagni di viaggio, che esperimenti così tanta eccitazione nella ricerca, da fare sembrare una pausa un grande disturbo. Se proprio hai bisogno di una pausa – e qui è il dottor Adams che parla – voglio che tu te la prenda QUEL GIORNO. Non rimandare. Non voglio che lavori stressato. Secondo me, la ragione per cui ci sono pochi attivisti sociali è che nella storia dell'attivismo sociale nessuno ha l'aria di divertirsi! Sembra che si tratti solo di sacrificio e lotta. Sembra che tutti quelli che conosci che sono attivi in questo campo abbiano bisogno di una pausa. Esauriti? Sai, dovremmo essere esauriti dall'egoismo, dai vuoti, dalle pause. La vita – la tua vita – deve essere progettata così che l'idea di una pausa sia un'interruzione spiacevole. Ma fino a che non raggiungi quel punto, prenditi una pausa il giorno che ne hai bisogno.

- **Esercita continuamente il tuo stupore, la tua curiosità e la tua immaginazione.**
- **Esercitati come esercizio.** Devi essere fisicamente in forma. Se non ti curi di te, la tua comunità dovrà prendersi cura di te. Per essere un lavoratore appassionato a un grande progetto, devi essere in forma fisicamente perché realizzare qualcosa di cui valga la pena richiede molto tempo! Fai che la forma sia parte dell'etica del tuo sforzo. Riposati quando ne hai bisogno. Altrimenti spendi il tuo tempo in modo saggio.
- **Definisci il successo come qualcosa di raggiungibile.** Per me, io definisco il successo così. Ci ho provato? Ci ho messo del tempo? Non ho mai ceduto? Tutte queste cose sono molto facili da fare. Non mettere il successo nelle cose o nei risultati.
- **Non farti prestare troppo denaro.** Nel corso dell'avventura di costruire un ospedale gratuito, tantissime persone ci hanno suggerito di farci prestare del denaro. Il peso del denaro preso a prestito può farti perdere i tuoi sogni.
- **Godi dei compromessi dovunque possibile.** Fatti la lista più corta possibile dei punti su cui non si può scendere a compromessi. Impara a dire: "Certo, mi piace il tuo modo di fare".
- **Sii cauto nei confronti della forza che la tua passione scatena.** Alle persone appassionate viene affidato molto potere nella nostra società, che lo chiedano o meno. Poiché abbiamo così poca stima di noi, come testimoniano la noia, la solitudine e la paura, la passione è estremamente attraente. Sii cauto.

All'età di ottanta anni allo scultore Henry Moore fu chiesto che cosa pensava che fosse il segreto della vita. La risposta di Moore riassume tutto molto bene: "Il segreto della vita sta nell'avere un compito, qualcosa a cui dedichi tutta la tua vita, qualcosa a cui riporti tutto, ogni minuto del giorno per il resto della tua vita. E la cosa più importante è che deve essere qualcosa che non puoi assolutamente fare".

Wheeeeeeeeeeeeeeeeeeeeeeeee!

Capitolo 14

Sono passati cinque anni

Sono passati cinque anni, cinque estati,
con la lunghezza di cinque lunghi inverni

William Wordsworth, "Tintern Abbey"

Volevo scrivere un'appendice per aggiornare i lettori su ciò che è successo al Gesundheit nei cinque anni da quando il libro è stato stampato per la prima volta. Mi piacerebbe poter dire che l'ospedale è stato costruito – o che almeno lo stiamo costruendo – ma purtroppo non è così. Quello che posso dire è che molte cose importanti sono successe per Gesundheit e che crediamo di essere a un punto in cui i finanziamenti sono imminenti.

Questa speranza è dovuta in gran parte al fatto che la Universal Studios ha acquistato i diritti di questo libro e nel febbraio 1998 sono iniziate le riprese di un film sulla mia vita. Robin Williams – per la mia felicità – interpreta me. Tutti noi al Gesundheit speriamo che il film promuoverà in qualche modo un servizio gioioso e inesorabile. Speriamo anche che l'impatto di un film sul grande circuito possa finalmente permettere la costruzione del nostro ospedale. Delle donazioni generose, oltre all'inizio delle riprese, ci hanno spinto a tenere nel gennaio 1998 una grande "fiera delle idee" per l'ospedale. Questo evento sembrò il miglior momento di Gesundheit. Sotto la conduzione del nostro architetto, Dave Sellers, che è stato impegnato nel progetto per sedici anni, oltre trenta di noi si sono incontrati per una settimana a Warren in Vermont, lavorando dalla mattina presto alla sera tardi per progettare il primo abbozzo di ospedale. Erano presenti dieci membri del nostro personale (tra cui quattro dottori e tre infermieri), altri dieci progettisti (tra cui Jain Malkin, che ha scritto la bibbia sull'architettura degli interni degli ospedali; Doug Kelbaugh, Decano della scuola di architettura all'Università del Michigan; Leslie Jacobs, progettista di ospedali; John Connell, fondatore della Yestermorrow Design/Build School in Vermont; Daisy Rankin, progettista industriale di Londra, e molte altre menti creative), un gruppo di artisti, un ecologista e uno dei nostri grandi sostenitori tedeschi. Alla fine della settimana io ho parlato di fronte a moltissima gente nella sala consiliare di Warren, mostrando sessanta disegni e modelli.

Kathy Blomquist è stata il manager in questi cinque anni sul luogo della costruzione e ha portato progresso e vitalità a Gesundheit. Ha condotto il nostro impegno a essere un esempio di orientamento ambientalista per una cultura umana sostenibile e ora noi al Gesundheit puntiamo a essere quello che nel movimento ambientalista è stato chiamato un "ecovillaggio". La nostra decisione di muoverci in questa direzione è stata un passo cruciale per Gesundheit e si è manifestata in molti modi – specialmente nella nostra sperimentazione quinquennale con la permacoltura. Abbiamo anche ospitato due volte la Scuola di progettazione della società del Performers Workshop Ensemble e abbiamo deciso che il continuo coinvolgimento di questa scuola deve rientrare nei nostri piani definitivi. Crediamo che sia possibile insegnare alla gente a essere strumenti per il cambiamento sociale.

In questi cinque anni sono stato molto più attivo come conferenziere e artista e ora ho una cinquantina di presentazioni possibili, avendo potuto aumentarne la qualità e l'ampiezza grazie alla collaborazione con Susan Parenti, che per più di venti anni si è occupata di cambiamento sociale attraverso la performance artistica. Ci piace andare nelle università a tenere conferenze tutto il giorno nelle classi e alla sera per tutta la comunità universitaria. Se siamo fortunati andiamo avanti fino a notte fonda, parlando con gli studenti di temi vitali come l'amicizia o di come si possono seguire i propri sogni. Ci è stato chiesto di andare nelle comunità per aiutare la gente a evolversi verso modi più sani di vita insieme – e il nostro lavoro si è diffuso in tutto il mondo. L'anno scorso abbiamo portato le nostre idee in Polonia, Svezia, Australia, Nuova Zelanda, Germania, Svizzera, Austria, Olanda, Inghilterra, Scozia, Canada, Russia e Bosnia. Perfino degli studenti di medicina del Madagascar mi hanno raccontato di come *Gesundheit!* abbia cambiato il loro modo di considerare la medicina.

Il nostro lavoro di "clowneria" è arrivato al quattordicesimo anno in Russia. Quest'anno c'erano ventisette clown tra i tredici e gli ottanta anni provenienti dai cinque continenti, tredici dei quali erano già venuti. Ora questi viaggi sono guidati da cinque persone del nostro staff e sono diventati così popolari che ne abbiamo aggiunto uno a primavera. Il nostro impegno con gli orfani ci ha fatto vedere gli abusi orribili che avvengono negli orfanotrofi russi e negli ultimi quattro anni abbiamo lavorato per costruire un nostro orfanotrofio in Russia. La nostra amica Maria di Mosca ha lavorato molto duramente per questo scopo, ma abbiamo bisogno di sostegno e di persone che rendano questo desiderio una realtà. L'anno scorso ventidue clown andarono in Bosnia. E ogni anno sentiamo che il nostro lavoro di clown si espande e influenza altre persone.

Gesundheit! ci ha veramente aiutato a portare con maggiore chiarezza le nostre idee a un pubblico molto più vasto in tutto il mondo. Riceviamo migliaia di lettere che ci raccontano di come il nostro lavoro abbia ispirato delle persone e dei progetti simili – non solo in campo medico ma in tutte le attività umane. Alla lunga fornire questa ispirazione può essere la conseguenza più importante del nostro lavoro. Suppongo che questa ispirazione sia il motivo per cui la Peace Abbey ci ha dato il Premio Coraggio della Coscienza e il Premio del Tempio per l'altruismo creativo dell'Istituto di Scienza Noetica.

Questi cinque anni sono stati molto utili per lo sviluppo dei meccanismi della nostra organizzazione. Abbiamo dedicato i nostri sforzi a creare un gruppo dirigente, oltre che ad allargare la base. È sempre molto importante, per un progetto nato da una persona sola, fare in modo che quella persona non sia indispensabile. Questi cinque anni hanno portato il personale a un livello di unione, sia come amici che come lavoratori, che non c'è più bisogno della mia guida per la sopravvivenza di Gesundheit. Le persone che sono impegnate qui sono il motivo stesso per cui io rimango a collaborare per il progetto.

La parte più triste della storia è che nel giugno 1997 mia moglie Linda Edquist e io ci siamo separati dopo ventisei anni. Linda e io abbiamo iniziato questo lavoro e il suo apporto negli anni è stato fondamentale. Non la potrò mai ringraziare abbastanza. Linda, saluto i grandi doni che hai fatto nascere per me e per Gesundheit. Nessuno di noi due sarebbe ciò che è se tu non fossi stata il gigante che sei.

Bibliografia: alla ricerca di idee per capire meglio, con un amante dei libri

Benvenuti nella mia biblioteca! Fin dai tempi della scuola superiore, i libri e le riviste sono stati per la mia mente ciò che gli amici rappresentano in carne e ossa. Ognuno di questi libri e di questi articoli (una piccola parte dei 12.000 volumi che ho in casa mia) ha contribuito a espandere il mio sogno. Ho lasciato da parte il grosso della filosofia che anima i grandi romanzi, la poesia, le opere teatrali, l'arte, i fumetti e le scienze naturali, oltre ai centoventi periodici che riceviamo a casa nostra, come il *Bollettino degli insetti, Strumenti musicali sperimentali* e *Momenti divertenti.*

Usate questa lista per rispondere alle vostre domande e sviluppare le vostre idee sulla medicina e sulla comunità: scavate, esplorate, buttate per aria!

Salute e cura

A Free Clinic Starting Out; The Free Clinic Foundation of America, Roanoke, VA, 1992.

Ader Robert, Nicholas Cohen e David L. Felten (a cura di): *Psycho-neuroimmunology*; seconda edizione; Academic Press, SanDiego, 1991.

Alternative Medicine: The Definitive Guide; Future Medicine Publishing, Puyallup, WA, 1993.

Andrews, Charles: *Profit Fever: The Drive to Corporatize Health Care and How to Stop it*; Common Courage Press, Monroe, Maine,1995.

Balint, Michael, M.D.: *The Doctor, His Patient and the Illness*; Pitman Medical, Londra, 1973 (trad. it., *Medico, paziente e malattia*; Feltrinelli, Milano, 1990).

Bauer, Jefferey: *Not What the Doctor Ordered: Reinventing Medical Care in America*; Probus Books, Chicago, 1994.

Bentley, Joseph D., M.D.: *The Betrayal of Health*; Times Books, New York, 1991.

Berger, John: *A Fortunate Man*. Pantheon Books, New York, 1967.

Blanton, Smiley: *Love or Perish*. Simon and Schuster, New York, 1956.

Bogdanich, Wat: *The Great White Lie: Dishonesty, Waste, and Incompetence in the Medical Community*; Simon and Schuster, New York, 1991.

Brown, E. Richard: *Rockefeller Medicine Men*. University of California Press, Berkeley, Ca., 1979.

Broyard, Anatsle: *Intoxicated by My Illness and Other Writings on Life and Death*. Clarkson Potter, New York, 1992.

Buchanan, James: *Patient Encounters: The Experience of Disease*; University of Virginia Press, Charlottesville, Va., 1989.

Buckman, Robert, M.D.: *How to Break Bad News: A Guide for Health Care Professionals*; The John Hopkins University Press, Baltimore, 1992.

Buscaglia, Leo: *Living, Loving and Learning*; Ballantine Books, New York, 1982 (trad. it.: *Vivere, amare, capirsi,* Mondadori, Milano, 1984).

Caldicott, Helen, M.D.: *If You Love this Planet: A Plan to Heal the Earth*; W.W. Norton, New York, 1992.

Califano, Joseph A., Jr.: *America's Health Care Revolution*; Simon and Schuster, New York, 1986.

Callahan, Daniel: *What Kind of Life—The Limits of Medical Progress*; Simon and Schuster, New York, 1990.

Callander, Meryn G. e John W. Travis, M.D.: *Wellness for Helping Professionals: Creating Compassionate Cultures*; Wellness Associates Publications, Mill Valley, CA, 1990.

Campo, Raphael: *The Poetry of Healing*; W.W. Norton, New York, 1997.

Cassell, Eric J., M.D.: *The Healer's Art*; MIT Press, Cambridge, Ma., 1986.

—: *The Nature of Suffering*; Oxford University Press, New York, 1991.

—: *Talking With Patients,* Vol. 1 e 2; MIT Press, Cambridge, Ma., 1985.

Cassell, Eric J., M.D. e Mark Siegler, M.D.: *Changing Values in Medicine*; University Publications of America, Inc., New York, 1979.

Charman, Robert C., M.D.: *At Risk: Can the Doctor-Patient Relationship Survive in a High-Tech World?*; William L. Bauhan, Dublin, NH, 1992.

Chopra, Deepak, M.D.: *Quantum Healing*; Bantam Books, New York, 1989.

Clinebell, Howard, PhD.: *Well Being: A Personal Plan for Exploring and Enriching the Seven Dimensions of Life: Mind, Body, Spirit, Love, Work, Play, Earth*; Harper San Francisco, San Francisco, 1992.

Coles, Robert: *The Call of Service: A Witness to Idealism*; Houghton Mifflin, New York, 1993.

Cook, Trevor: *Samuel Hahnemann*; Thorsons Publishers Ltd., Wellingborough, UK, 1981.

Corey, Saltman Epstein: *Medicine in A Changing Society*; C.V. Mosby, St. Louis, 1977.

Coulter, Harris L.: *Divided Legacy: The Conflict Between Homeopathy and the American Medical Association*; seconda edizione; North Atlantic Books Homeopathic Educational Services, Berkeley, 1982.

Cousins, Norman: *Anatomy of An Illness*; W. W. Norton, New York, 1979.

—: *Head First: The Biology of Hope*; Dutton, New York, 1989.

—: *The Healing Heart*; W. W. Norton, New York, 1983.

—: *The Physician in Literature*; Saunders Press, New York, 1982.

Csikszentmihalyi, Mihaly: *Flow: The Psychology of Optimal Experience*; Harper and Row, New York, 1990.

Curnen, Mary, Enid Peschell, Howard Spiro e Deborah St. James (a cura di): *Empathy and the Practice of Medicine*; Yale University Press, New Haven, 1993.

Dass, Ram e Paul Gorman: *How Can I Help – Stories and Reflections on Service*; Alfred A. Knopf, New York,1985.

Donaghue, Paul J., PhD. e Mary E. Siegel, PhD.: *Sick and Tired of Feeling Sick and Tired of Feeling Sick...*; W.W. Norton, New York, 1992.

Dossey, Larry, M.D.: *Healing Words: The Power of Prayer and the Practice of Medicine*; Harper San Francisco, San Francisco, 1993 (trad. it.: *Il potere curativo della preghiera*; Red, Como, 1996).

—: *Recovering the Soul: A Scientific and Spiritual Search*; Bantam Books, New York, 1989 (trad. it.: *Alla scoperta dell'anima*; Sperling & Kupfer, Milano, 1991).

—: *Space, Time and Medicine*; New Science Library, Boston, 1982 (trad. it.: *Spazio, tempo e medicina*; Mediterranee, Roma, 1983).

Drane, James F.: *Becoming A Good Doctor: The Place of Virtue and Character in Medical Ethics*; Sheed and Ward, Kansas City, Mo., 1988.

Dubos, Rene: *Mirage of Health*; Doubleday Anchor Books, New York, 1959.

—: *So Human An Animal*; Charles Scribner, New York, 1968.

Dyson, Burton, M.D. e Elizabeth Dyson: *Neighborhood Caretakers – Stories, Strategies and Tools for Healing Urban Communities*; Knowledge Systems, Indianapolis, 1989.

Dooley, Tom: *Dr. Tom Dooley's Three Great Books*; Farrar, Straus and Cudahy, New York, 1960.

Eliade, Mircea: *Shamanism*; Princeton University Press, Princeton, N.J., 1964 (trad. it.: *Sciamanesimo e le tecniche dell'estasi*; Mediterranee, Roma, 1996).

Foss, Lawrence e Kenneth Rothaberg: *The Second Medical Revolution*; New Science Library, Boston, 1987.

Frank, Arthur W.: *The Wounded Storyteller: Body, Illness, and Ethics*; The University of Chicago Press, Chicago, 1995.

Frohock, Fred M.: *Healing Powers, Alternative Medicine, Spiritual Communities, and the State*; The University of Chicago Press, Chicago, 1992.

Fromm, Erich: *The Art of Loving*; Harper and Row, New York, 1956 (trad. it.: *L'arte di amare*; Mondadori, 1995).

Galen (Galeno): *Hippocrates*; Great Books, Volume 10, Encyclopedia Britannica, Chicago, 1952.

Geis, Gilbert, Paul Jesilow e Henry N. Pontell: *Prescription for Profit: How Doctors Defraud Medicaid*; University of California Press, Berkeley, 1993.

Gerteis, Margret, Susan Edgman-Levitan, et. al.: *Through the Patient's Eyes*; Jossey-Bass Publishers, San Francisco, 1993

Goodnou, John C. e Gerald Musgrave: *Patient Power: Solving America's Health Care Needs*; Cato Institute, Washington, D.C., 1992.

Gordon, James: *Manifesto for a New Medicine*; Addison-Wesley Publishing Co., Reading, Ma., 1996.

Greenberg, Michael, M.D.: *Off the Pedestal: Transforming the Business of Medicine*; Breakthrough Publishing, Houston, Tex., 1990.

Hammerschlag, Carl A., M.D.: *The Dancing Healers: A Doctor's Journey of Healing with Native Americans*; Harper Collins, New York, 1989.

—: *The Theft of the Spirit: A Journey to Spiritual Healing with Native Americans*; Simon and Schuster, New York, 1993.

Hay, Ian: *Money, Medicine, and Malpractice in American Society*; Praeger, New York, 1992.

Hertzler, Arthur: *Horse and Buggy Doctor*; Harper Brothers, New York, 1938.

Hetzel, Richard, M.D. (a cura di): *The New Physician*; Houghton Mifflin Co., Boston, 1991.

Hilfiker, David: *Not All of Us Are Saints*; Hill and Wang, New York, 1994.

Hirshberg, Caryle e Brendan O'Regan: *Spontaneous Remission: An Annotated Bibliography*; Institute of Noetic Sciences, Sausalito, 1993 (trad. it.: *Guarigioni straordinarie*; Mondadori, Milano, 1995).

Hunter, Kathryn Montgomery: *Doctor's Stories: The Narrative Structure of Medical Knowledge*; Princeton University Press, Princeton, 1992.

Illich, Ivan: *Medical Nemesis – The Expropriation of Health*; New York, Pantheon, 1976 (trad. it.: *Nemesi medica. L'espropriazione della salute*; Red, Como, 1995).

Jampolsky, Gerald G., M.D.: *Love Is Letting Go of Fear*; Bantam Books, New York, 1970 (trad. it.: *Amare è lasciare andare la paure*; Macro, 1991).

Jesdow, Paul, Henry N. Pontell e Gilbert Geis: *Prescription for Profit: How Doctors Defraud Medicare*; University of California Press, Berkeley, 1993.

Jones, James H.: *Bad Blood;* The Free Press, New York, 1981.

Jonsen, Albert R.: *The New Medicine and the Old Ethics*; Harvard University Press, Cambridge, Ma., 1990.

Justice, Blair, Ph.D.: *Who Gets Sick*; Jeremy Tarcher, Inc., Los Angeles, 1988.

Kassler, Jeanne, M.D.: *Bitter Medicine: Greed and Chaos in American Health Care*; Birch Lane Press, New York, 1994.
Konner, Melvin: *Medicine at the Crossroads: The Crisis With Health Care*; Pantheon Books, New York, 1993.
Kaysen, Susanna: *Girl, Interrupted*; Vintage Books, New York, 1993 (trad. it.: *La ragazza interrotta*; TEA, Milano, 1996).
Kleinman, Arthur, M.D.: *The Illness Narratives*; Basic Books, New York, 1988.
Krementz, Jill: *How it Feels to Live with a Physical Disability*; Simon and Schuster, New York, 1992.
Lanctôt, Gaylaine: *The Medical Mafia: How to Get out of it Alive and Take Back Our Health and Wealth*; Key Inc., Morgan, Vt., 1995
Lantos, John D.: *Do We Still Need Doctors?*; Routledge, New York, 1997.
Leebov, Wendy, Ed.D.: *Service Excellence: The Customer Relations Strategy for Health Care*; American Hospital Association Publishing, Inc., Chicago, 1988.
Levoy, Gregg: *Callings: Finding and Following an Authentic Life*; Harmony Books, New York, 1997.
Lewer, Nick: *Physicians and the Peace Movement*; Frank Cass and Co., Ltd., Londra, 1992.
Lifton, Robert Jay: *The Protean Self: Human Resilience in an Age of Fragmentation*; Basic Books, New York, 1993.
Lipp, Martin R., M.D.: *Respectful Treatment: The Human Side of Medical Care*; Harper and Row, New York, 1977.
Lowenstein, Jerome, M.D.: *The Midnight Meal and other Essays about Doctors, Patients, and Medicine*; Yale University Press, New Haven, 1997.
Lown, Bernard: *The Lost Art of Healing*; Houghton Mifflin Co., Boston, 1996.
Macklin, Ruth: *Enemies of Patients: How Doctors are Losing Their Power ... And Patients are Losing Their Rights*; Oxford University Press, New York, 1993.
Marti-Ibanez, Felix, M.D.: *The Patient's Progress*; M.D. Publications, New York, 1967.
Massad, Stewart: *Doctors and Other Casualties: Stories of Life and Love Among the Healers*; Warner Books, New York,1993.
Morone, James A. e Gary S. Belkin (a cura di): *The Politics of Health Care Reform: Lessons from the Past, Prospects for the Future*; Duke University Press, Durham, 1994.
Matthews, Bonnye L.: *Chemical Sensitivity: A Guide to Coping with Hypersensitivity Syndrome, Sick Building Syndrome and Other Environmental Illness*; McFarland and Co., Inc., Jefferson, NC, 1992.
McEwen, James, C. Martini e H. Wilkins: *Participation in Health*; Croom Helm, Londra, 1983.
Mendelsohn, Robert S., M.D.: *Confessions of a Medical Heretic*; Contemporary Books, Inc., Chicago, 1979.

Moore, Allen H., M.D.: *Mustard Plasters and Printer's Ink*; Exposition Press, Inc., New York, 1959.

Morris, David B.: *The Culture of Pain*; University of California Press, Berkeley, Ca., 1991.

Moss, Ralph W.: *The Cancer Industry*; Paragon House, New York, 1989.

Nichols, Joe D., M.D. e James Presley: *Please, Doctor, Do Something*; The Devin-Adair Company, Old Greenwich, Ct., 1972.

Nolen, William, M.D.: *A Surgeon's Book of Hope*; Coward, McCann and Geoghan, New York, 1980.

Noms, Richard, M.D.: *The Musician's Survival Manual: A Guide to Preventing and Treating Injuries to Instrumentalists*; International Conference of Symphony and Opera Musicians, St. Louis, 1993.

Oglesby, Paul: *The Caring Physician: The Life of Dr. Francis W. Peabody*; The Francis Countway Library of Medicine in Cooperation with The Harvard Medical Alumni Association, Boston, 1991.

Osler, Sir William: *A Way of Life and Selected Writings*; Dover Books, New York, 1951.

Pagel, Walter: *Paracelsus – An Introduction To Philosophical Medicine in the Era of the Renaissance*; seconda edizione; S. Karger, Basilea, 1982 (trad. it.: *Paracelso*; Il Saggiatore, Milano, 1989).

Pearse, I. H.: *The Quality of Life*; Scottish Academic Press, Edinburgh, 1979.

Peck, M. Scott, M.D.: *The Road Less Traveled*; Simon and Schuster, New York, 1978.

Pekkanen, John, M.D.: *Doctors Talk About Themselves*; Delacorte Press, New York, 1988.

Podvoll, Edward M., M.D.: *The Seduction of Madness*; Harper Collins, New York, 1990 (trad. it.: *La seduzione della pazzia*; Astrolabio, Roma, 1992).

Polk, Steven R., M.D.: *The Medical Students Survival Guide*; Trentland Press, 1992.

Prieto, Jorge, M.D.: *Harvest of Hope*; University of Notre Dame Press, Notre Dame, In, 1989.

Reich, Warren T. (a cura di): *Encyclopedia of Bioethics*; Free Press New York, 1978.

Reynolds, Richard, M.D. e John Stone, M.D. (a cura di): *On Doctoring*; Simon and Schuster, New York, 1991.

Rosenberg, Charles: *The Care of Strangers – The Rise of America's Hospital System*; Basic Books, New York, 1987.

Rodwin, Mark A.: *Medicine, Money and Morals*; Oxford University Press, New York, 1993.

Schweitzer, Albert, M.D.: *Albert Schweitzer: An Anthology*; Beacon Press, Boston, 1947 (in italiano esiste: *La mia vita e il mio pensiero*; ed. La Comunità, 1983).

Selzer, Richard: *Mortal Lessons*; Simon and Schuster, New York, 1974.
—: *Taking the World in for Repairs*; William Morrow and Co., New York, 1986.
Shames, Karilee Halo, R.N., PhD.: *The Nightingale Conspiracy: Nursing Comes to Power in the 21st Century*; Power Publications, Staten Island, 1993.
Shapiro, Martin, M.D.: *Getting Doctored*; New Society Publishers, Philadelphia, 1987.
Sheehan, Susan: *Is There No Place on Earth for Me?*; Random House, New York, 1983.
Sherwin, Susan: *No Longer Patient: Feminist Ethics and Health Care*; Temple University Press, Philadelphia, 1992.
Shorter, Edward: *Doctors and Their Patients*; Transaction Publishers, New Brunswick, N.J., 1991 (trad. it.: *La tormentata storia del rapporto medico-paziente*; Feltrinelli, Milano, 1996).
Siegel, Bernie S., M.D.: *Peace, Love and Healing;* Harper and Row, New York, 1989 (trad. it.: *Pace, amore e benessere*; Frassinelli, 1990).
—: *Love, Medicine and Miracles*; Harper and Row, New York, 1986 (trad. it.: *Amore, medicina e miracoli*; Frassinelli, 1988).
Smith, John M., M.D.: *Women and Doctors: A Physician's Explosive Account of Women's Medical Treatment – and Mistreatment – in America Today and What You Can do About It*;The Atlantic Monthly Press, New York, 1992.
Sontag, Susan: *Illness as Metaphor*; Random House, New York, 1979 (trad. it.: *Malattia come metafora*; Einaudi, Torino, 1992).
Starr, Paul: *The Social Transformation of American Medicine*; Basic Books, New York, 1982.
Stevens, Rosemary: *In Sickness and In Wealth*; Basic Books, New York, 1989.
Stratton, Owen Tully: *Medicine Many*; University of Oklahoma Press, London, 1989.
Thomas, Lewis: *The Fragile Species*; Charles Scribner's Sons, New York, 1992.
—: *Late Night Thoughts on Listening to Mahler's Ninth Symphony*; Viking Press, New York, 1983.
—: *The Lives of A Cell*; Bantam Books, New York, 1975.
—: *The Medusa and the Snail*; Viking Press, New York, 1978.
(trad. it.: *La medusa e il mollusco*; Sperling & Kupfer, Milano, 1982).
—: *The Youngest Science*; Bantam Books, New York, 1984.
Thomasma, David: *Human Life in the Balance*; Westminster/John Knox Press, Louisville, Ky., 1990.
Thompson, John e Grace Goldin: *The Hospital: A Social and Architectural History*; Yale University Press, New Haven, Ct, 1975
Weil, Andrew, M.D.: *Health and Healing*; Houghton Mifflin Co., Boston, 1983 (trad. it.: *Guarire da soli*; Mondadori, Milano, 1996).

Weiss, Raymond L. e Butterworth, Charles E.: *Ethical Writings of Maimonides*; NYU Press, New York, 1975.
Werner, David e David Sanders: *The Politics of Primary Health Care and Child Survival*; Healthwrights, Palo Alto, Ca., 1997.
Williamson, G. Scott e Innes H. Pearse: *Science, Synthesis and Sanity*; Scottish Academic Press, Edinburgh, 1980.
Wohl, Stanley, M.D.: *The Medical Industrial Complex*; Harmony Books, New York, 1984.
Wolf, Stewart e John G. Bruhn: *The Power of Clan: The Influence of Human Relations on Heart Disease*; Transaction Publishers, New Brunswick, 1993.

I valori etici dei medici

Alda, Alan: "Alan Alda's Prescription for Doctors", *Good Housekeeping* ottobre 1979.
Barber, Bernard, Ph.D.: "Compassion in Medicine: Toward New Definitions and New Institutions", *Seminars in Medicine of Beth Israel Hospital* 295, 17 (1976).
Bowen, Otis R., M.D.: "Shattuck Lecture – What Is Quality Care?", *New England Journal of Medicine* 316, 25 (1987).
Boyle, Joseph F., M.D.: "Should We Learn to Say No?", *JAMA* 252, 6 (1984).
Bunker, John P.: "When Doctors Disagree", *New York Review of Books* 25 aprile 1985.
Burnum, John, M.D.: "Medical Practice a la Mode", *New England Journal of Medicine* 317, 19 (1987).
Cassel, Eric J., M.D.: "The Nature of Suffering and the Goals of Medicine", *New England Journal of Medicine* 306, 11 (1982).
Cohen, Carl I., M.D. e Ellen J. Cohen, Ph.D.: "Health Education, Panacea, Pernicious or Pointless", *New England Journal of Medicine* 299, 13 (1978).
Coles, Robert, M.D.: "The Doctor Is In", *Common Cause Magazine* maggio/giugno 1988, pp. 25–29.
Corboy, John, M.D.: "Don't Forget the Magic", *American Medical News* 25 giugno - 2 luglio 1982.
Council of Medical Service: "Quality of Care", *JAMA* 256, 8 (1986).
Coury, John Jr., M.D.: "Physicians' Fundamental Responsibility", *JAMA* 256, 8 (1986).
Darrow, Gregory R., M.D.: "If Your Daughter Survives, Doctor, She's Going to be a Gork", *Medical Economics* 25 luglio 1983.
Deckert, Gordon, M.D.: "Urges Physicians to Play More; Avoid Turning Play into Work", *Pediatric News* 20, 3 (1986).

Dimsky, S. Edwards, M.D.: "Why Not Share the Secrets of Good Health?", *JAMA* 249, 23 (1983).
Dirck, John H., M.D.: "Sir Thomas Browne (1605–1682)", *JAMA* 248, 15 (1982).
Edwards, W. Sterling, M.D.: "In Retirement, A Doctor Learns to Truly Listen", *AMA News* 20 ottobre 1989, p. 43.
Gabbard, Glen, M.D.: "The Role of Compulsiveness in the Normal Physician", *JAMA* 254, 20 (1985).
Guzi, Samuel B., M.D.: "Can the Practice of Medicine be Fun for a Lifetime?", *JAMA* 241, 19 (1979).
Hilfiker, David, M.D. "Unconscious on a Corner", *JAMA* 258, 21 (1987).
Horn, Carole, M.D.: "There's Art in Being a Doctor", *Washington Post* 28 ottobre 1984.
Hyman, David: "Fraud and Abuse, Setting Limits on Physicians' Entrepreneurship", *New England Journal of Medicine* 320, 19 (1989).
Jansen, Albert R., Ph.D.: "Watching the Doctor", *New England Journal of Medicine* 308, 25 (1983).
Jirka, Frank J. Jr., M.D.: "Travelling New Streets", *JAMA* 250, 11 (1983).
John Paul II, Pope (papa Giovanni Paolo II): "The Physician and the Rights of Mankind", *JAMA* 251, 8 (1984).
Kass, Leon R., M.D., Ph. D.: "Ethical Dilemmas in the Care of the Ill", *JAMA* 244, 16 (1980).
Korok, Milan: "From Patient Advocate to Gatekeeper", convegno sull'assistenza sanitaria. *American Medical News* 4 aprile 1986.
Levinson, Wendy, M.D.: "Coping with Fallibility", *JAMA* 261, 15 (1989).
Marzuk, Peter, M.D.: "When the Patient is a Physician", *New England Journal of Medicine* 317, 22 (1987).
Mathiasen, Helle, Ph.D. e Alpert, Joseph M.D.: "Medicine and Literature in the Medical Curriculum", *JAMA* 244, 13 (1980).
McClenahan, John L., M.D.: "An Apple for the Teacher", *MD* settembre 1982 p. 13.
McCue, Jack D., M.D.: "The Effects of Stress on Physicians and Their Medical Practice", *New England Journal of Medicine* 306, (1982).
Nicholson, Ian: "Sometimes, Physicians Need to Take the Time to Care", *AMA News* 18 novembre 1988, p. 27.
O'Donnell, Walter E., M.D.: "Why 'Me First' is Ruining Medicine", *Medical Economics* 27 settembre 1982.
Osmond, Humphrey, MCRP., F.R.C. Psych., F.R.C.P.: "God and the Doctor", *New England Journal of Medicine* 302, 10 (1980).
Pellegrino, Edmond, M.D.: "Altruism, Self-Interest and Medical Ethics", *JAMA* 258, 14 (1987).
Radetsky, Michael, M.D.: "Recapturing the Spirit in Medicine", *New England Journal of Medicine* 298, 20 (1978).
Risse, Guenter B., M.D.: "Whither Healing", *MD,* febbraio 1979.
Rodwin, Marc, M.D.: "Physicians' Conflict of Interest", *New England Journal of Medicine* 259, 22 (1989).

Southgate, M. Therese, M.D.: "Simple Gifts", *JAMA* 245, 17 (1981).
Steptoe, Sonja: "Dispirited Doctors, Hassles and Red Tape Destroy Joy of the Job for Many Physicians", *Wall Street Journal* 10 aprile 1987.
Tanay, Emanuel, M.D.: "Our Next Endangered Species: The Dedicated Doctor", *Medical Economics* 7 dicembre 1981.
Watts, Malcolm, M.D.: "Medicine Has Room for Both 'Breeds' of M.D.s", *AMA News* 11 agosto 1989, p. 28.
Weed, Lawrence L., M.D.: "Physicians of the Future", *New England Journal of Medicine* 304, 15 (1981).
Wynen, Andre, M.D.: "The World Medical Association and Medical Ethics", *JAMA* 251, 8 (1984).
Zinn, William, M.D.: "Doctors Have Feelings Too", *New England Journal of Medicine* 259, 22 (1988).

La formazione dei medici

Association of American Medical Colleges: "Physicians for the Twenty-First Century", *The GPEP Report,* 1984.
Bickel, Janet: "Human Values Teaching Programs in the Clinical Education of Medical Students", *Journal of Medical Education* maggio 1987, Vol. 62.
Billings, J. Andrew, M.D., et al.: "A Seminar in Plain Doctoring", *Journal of Medical Education* novembre 1985, Vol. 60.
Brailer, David, M.D. e Nash, David M.D.: "Uncertainty and the Future of Young Physicians", *JAMA* 256, 24 (1986).
Brauer, Arlette: "Humanizing Medicine", *MD* ottobre 1982.
Bressler, David: "Notes From Overground", *JAMA* 245, 16 (1981).
Brown, Sue: "Why New Doctors Aren't Ready for Practice", *Medical Economics* 25 luglio 1983.
Clark, David, et al.: "Vicissitudes of Depressed Mood During Four Years of Medical School", *JAMA* 260, 17 (1988).
Cohen, Mark L., M.D.: "Uncertainty Rounds", *JAMA* 250, 13 (1983).
Colford, John Jr., M.D.: "The Ravelled Sleeve of Care, Managing the Stresses of Residency Training", *JAMA* 261, 6 (1989).
Council on Long Range Planning and Development of AMA: "Health Care in Transition, Consequences for Young Physicians", *JAMA* 256, 24 (1986).
"Disaffection of Doctors Is Discouraging Medical Students and Potential Ones", *Wall Street Journal* 10 aprile 1987.
Dubovsky, Steven L., M.D. e Robert W. Schriu, M.D.: "The Mystique of Medical Training", *JAMA* 250, 22 (1983).
Eichna, Ludwig W., M.D.: "Medical School Education, 1975–1979", *New England Journal of Medicine* 303, 13 (1980).

Glick, Seymour M., M.D.: "Humanistic Medicine in a Modern Age", *New England Journal of Medicine* 304, 17 (1981).
Henry, John Bernard, M.D.: "Dean's Welcome Remarks to the Class of 1986", *JAMA* 249, 12 (1983).
Johnson, Roger S., Ph.D.: "Confront 'Dehumanization' Problem", *Medical Tribune* 4 aprile 1984.
Kapelman, Loretta, Ph.D.: "Cynicism Among Medical Students", *JAMA* 250, 15 (1983).
McCue, Jack D., M.D.: "The Distress of Internship", *New England Journal of Medicine* 312, 7 (1985).
Pence, Gregory E., Ph.D.: "Medical Students Need Perspective, Hope", *American Medical News* November 7, 1986.
Perersdorf, Robert G., M.D.: "Is the Establishment Defensible", *New England Journal of Medicine* 309, 17 (1983).
Rosenberg, Donna A., M.D. e Henry K. Silver, M.D.: "Medical Student Abuse", *JAMA* 251, 6 (1984).
Schroeder, Steven, M.D.: "Academic Medicine as a Public Trust", *JAMA* 262, 6 (1989).
Tasteson, D.C., M.D.: "Learning in Medicine", *New England Journal of Medicine* 27 settembre 1979.
Thomas, Lewis: "What Doctors Don't Know", *New York Review of Books* 24 settembre 1987, p. 6.
Weissmann, Gerald: "A Slap of the Tail: Reading Medical Humanities", *Hospital Practice* 15 giugno 1988.

La negligenza

Bowen, Otis R., M.D.: "Shattuck Lecture – What Is Quality Care?" *New England Journal of Medicine* 316, 25 (1987).
Bryan, Charles, M.D.: "A M.D. Remembers a Malpractice Suit: 'I've Been There'", *AMA News* 17 marzo 1989, p. 55.
Bunker, John P.: "When Doctors Disagree", *New York Review of Books* 25 aprile 1985.
Burnum, John, M.D.: "Medical Practice a la Mode", *New England Journal of Medicine* 317, 19 (1987).
Challones, David, M.D. et al.: "Effects of Liability Crisis on the Academic Health Center", *New England Journal of Medicine* 319, 24 (1988).
Cohen, Jon: "Dr. Quixote, Gabor Laufer, M.D., Waged a Private Battle for Tort Reform", *AMA News* 17 marzo 1989, p. 55.
Council of Medical Service: "Quality of Care", *JAMA* 256, 8 (1986).
Coury, John Jr., M.D.: "Physicians' Fundamental Responsibility", *JAMA* 256, 8 (1986).
Deckert, Gordon, M.D.: "Urges Physicians to Play More; Avoid Turning Play into Work", *Pediatric News* 20, 3 (1986).

"Fear of Suits Affecting Practice of Medicine", editoriale, *AMA News* 30 giugno 1989, p. 15.
Gabbard, Glen, M.D.: "The Role of Compulsiveness in the Normal Physician", *JAMA* 254, 20 (1985).
Goldberg, Joel: "The Great Doctor Revolt", *Medical Economics* 3 luglio 1989.
Hiatt, Howard, M.D. et al.: "A Study of Medical Injury and Medical Malpractice", *New England Journal of Medicine* 321, 7 (1989).
Hilfiker, David, M.D.: "Unconscious on a Corner", *JAMA* 258, 21 (1987).
Horn, Carole, M.D.: "There's Art in Being a Doctor", *Washington Post* 28 ottobre 1984.
Korcok, Milan: "From Patient Advocate to Gatekeeper", Symposium on Health Care. *American Medical News* 4 aprile 1986.
Kubetin, Sally K.: "Pediatricians Told To Do More To Confront Crisis in Liability", *Pediatric News* gennaio 1988, p. 2.
Marzuk, Peter, M.D.: "When the Patient Is a Physician", *New England Journal of Medicine* 317, 22 (1987).
Moskowitz, R., M.D.: "Some Thoughts on the Malpractice Crisis", *British Homeopathic Journal* January 1988, p. 77.
Paris, Joseph, M.D.: "Current System Will Not Solve Malpractice Crisis", *AMA News* 8 gennaio 1988, p. 40.
Paxton, Harry: "Just How Heavy is the Burden of Malpractice Premiums", *Medical Economy* 16 gennaio 1989.
Pellegrino, Edmond, M.D.: "Altruism, Self-Interest and Medical Ethics", *JAMA* 258, 14 (1987).
Schwartz, William, M.D. et al.: "Physicians Who have Lost Their Malpractice Insurance", *JAMA* 262, 10 (1989).
"Special Issue on Malpractice", *Medical Economics* 18 aprile 1989.
Steptoe, Sonja: "Dispirited Doctors, Hassles and Red Tape Destroy Joy of the Job for Many Physicians", *Wall Street Journal* 10 aprile 1987.

La relazione medico-paziente

Adelson, Bernard H., M.D.: "Ethical Decisions in Medicine", *MD* febbraio 1983.
Ansell, David, M.D. e Schiff, Robert M.D.: "Patient Dumping", *JAMA* 257, 11 (1987).
Cohn, Victor: "Putting the Patients in Charge", *Washington Post* 26 febbraio 1986.
Conger, Charles, M.D.: "Now I Know Why Patients Sometimes Scream at Doctors", *Medical Economics* 16 gennaio 1989.
Council on Long Range Planning, AMA House of Delegates: "Survey: M.D.'s Public Image Going Down", *American Medical News* 28 giugno 1985.

Cousins, Norman: "How Patients Appraise Physicians", *New England Journal of Medicine* 313, 22 (1985).
—: "Intangibles in Medicine: An Attempt at Balancing Perspectives", *JAMA* 23 settembre 1988, p. 26.
—: "The Physician as Communicator", *JAMA* 248, 5 (1982).
—: "Unacceptable Pressures on the Physician", *JAMA* 252, 3 (1984).
Davidson, Charles, M.D.: "Respecting the Autonomy of Competent Patients", *New England Journal of Medicine* 310, 17 (1984).
"Deterioration of the Physician/Patient Relationship", Commentary. *American Medical News* October 23, 1987.
Dolan, Barbara et al.: "Doctors and Patients: Image vs. Reality", *Time* 31 luglio 1989.
Egeer, Ross L., M.D.: "I Make My Patients Be Their Own Doctors", *Medical Economics* 12 giugno 1978.
Gorlin, Richard, M.D. e D. Zucker, Howard, M.D.: "Physician's Reaction to Patients", *New England Journal of Medicine* 308, 18 (1983).
Hardy, Clyde T. Jr.: "What Ever Happened to Dr. Nice Guy", *Medical Economics* 3 febbraio 1986.
Hilfiker, David, M.D.: "Facing Our Mistakes", *New England Journal of Medicine* 310, 2 (1984).
Hogness, John R., M.D.: "What About the Patient?" *New England Journal of Medicine* 313, 11 (1985).
Jacoby, M.G., M.B., B.S.: "A Father's Letter to a New Intern", *JAMA* 245, 10 (1981).
Kassiru, Jerome P., M.D.: "Adding Insult to Injury", *New England Journal of Medicine* 308, 15 (1983).
Lesser, Gershon, M.D.: "Don't Lose Sight of the Human Factor in Patient Care", *AMA News* 9 settembre 1988, p. 25.
Marzuk, Peter, M.D.: "The Right Kind of Patemalism", *New England Journal of Medicine* 313, 23 (1985).
Mindell, Benjamin: "Patients Rate Friendliness High Among Physician Traits", *AMA News* 19 febbraio 1988, p. 13.
Neumann, Hans, M.D.: "Why Have We Stopped Comforting Patients?" *Medical Economics* June 22, 1987.
Perrone, Janice: "Dr. Davis Urges Physicians: Give a 'Tithe of Your Time'", *AMA News* 8 luglio 1988, p. 1.
Pinkney, Deborah: "Manpower Crisis", *American Medical News* 20 novembre 1987.
Quill, Timothy E., M.D.: "Patient-Centered Medicine: Increasing Patient Responsibility", *Hospital Practice* 30 novembre 1985.
Sackler, Arthur M., M.D.: "The Doctor Is One of the Patient's Best Friends", *Medical Tribune* June 29, 1983.
Sheldon, Mark, Ph.D.: "Truth Telling in Medicine", *JAMA* 247, 5 (1982).
Skelly, Flora: "Good M.D.–Patient Relationship Linked to Good Outcome", *AMA News* 9 giugno 1989, p. 3.

Strull, William M., M.D. et al.: "Do Patients Want to Participate in Medical Decision Making?" *JAMA* 292, 21 (1984).
Taylor, Flora:. "When You and Your Partner The Doctor Talk About Diagnosis", *FDA Consumer* novembre 1979.
Taylor, Richard, M.D.: "Don't Forget Personal in Midst of Technology", *AMA News* 13 maggio 1988, p. 37.
Teich, Judith. "Primary Care", *JAMA* 259, 17 (1988).
Waldron, Vincent D., M.D.: "What To Do When Your Patient Isn't Going to Get Better", *Medical Economics* 20 dicembre, 1982.
Wassersug, Joseph D., M.D.: "What You'll Never Learn Unless You Make House Calls", *Medical Economics* July 22, 1985.
Watts, Malcolm, M.D.: "Are Frustrated, Angry M.D.s Good for Health Care?" *AMA News* 23 Settembre, 1988, p. 26.
Weaver, James, M.D.: "Share Uncertainties of Medical Therapy with Patients", *AMA News* 9 settembre 1988, p. 32.

I servizi sanitari

"Access to Care and the Evolutions of Corporate, For-Profit Medicine", *New England Journal of Medicine* 311, 14 (1984).
Ansell, David, M.D. e Schiff, Robert, M.D.: "Patient Dumping", *JAMA* 257, 11 (1987).
Armitage, Karen J., M.D. et al.: "Response of Physicians to Medical Complaints in Men and Women", *JAMA* 241, 20 (1979).
Atkins, Charles: "Dollars Must Not Take Precedence Over Care", *AMA News* 8 settembre 1989, p. 32.
Bezold, Clement: "Health Care in the U.S", *The Futurist* agosto 1982.
Bortz , Walter M. II, M.D.: "Disuse and Aging", *JAMA* 248, 10 (1982).
Califano, Joseph, M.D.: "Billions Blown on Health", *New York Times* 4 aprile 1989.
Castro, Janice: "Critical Condition: Defying All Expectations, Health Costs Continue to Soar", *TIME* 1 febbraio1988, pp. 42–43.
Cohn, Victor: "Caring and Cash Come into Conflict", *Washington Post Health* 27 settembre 1989, p. 11.
—: "Putting the Patients in Charge", *The Washington Post* 26 febbraio 1986.
"Commercialization Said to Threaten M.D.–Patient Trust", editoriale, *Pediatric News* 22, 1 (1988).
Couch, Nathan P., M.D. et al.: "The High Cost of Low-Frequency Events", *New England Journal of Medicine* 304, 11 (1981).
Council on Long Range Planning, AMA House of Delegates: "Survey: M.D.'s Public Image Going Down", *American Medical News* 28 giugno 1985.
Cousins, Norman: "How Patients Appraise Physicians", *New England Journal of Medicine* 313, 22 (1985).

Crawshaw, Ruth, M.D.: “Has the Machine Become the Physician?”, *JAMA* 250, 4 (1983).
Crile, George Jr.: “High-Tech Medicine We Can’t Afford”, *Washington Post* 31 luglio 1983.
Davis, James E., M.D.: “National Initiatives for Care of the Medical Needy”, *JAMA* 259, 21 (1988).
DeBakey, Michael E., M.D.: “Caring Is What Counts”, *American Medical News* 29 maggio 1981.
Del Guercio, Louis R. M., M.D.: “Hippocrates Would be Ashamed of Us – Rightfully So!”, *Medical Economics* 15 maggio 1978.
“Deterioration of the Physician/Patient Relationship”, Commentary. *American Medical News* 23 ottobre 1987.
Drummond, Hugh, M.D.: “Your Health at Too High a Premium”, *Mother Jones* maggio 1977.
Ehrbar, A.F.: “A Radical Prescription for Medical Care”, *Fortune* febbraio 1977.
Enthoven, Alain C., Ph.D.: “Consumer-Choice Health Plan”, *New England Journal of Medicine* 298, 12 (1978).
Evans, Robert G.: “Controlling Health Expenditures, the Guardian Reality”, *New England Journal of Medicine* 320, 9 (1989).
Ginzberg, Eli, Ph.D.: “The Grand Illusion of Competition in Health Care”, *JAMA* 249, 10 (1983).
—: “Medical Care for the Poor: No Magic Bullets”, *JAMA* 259, 21 (1988).
Gould, Jeffrey, M.D.: “Socioeconomic Differences with Rate of C-Section”, *New England Journal of Medicine* 321, 4 (1989).
Goumet, Gerald, M.D.: “Health Care Rationing through Rationing”, *New England Journal of Medicine* 321, 9 (1989).
Gray, James: “How Serious Are Employers About Cutting Health Costs? Very”, *Medical Economics* 16 ottobre 1989.
Hancock, Trevor: “Beyond Health Care”, *The Futurist* agosto 1982.
Hardy, Clyde T. Jr.: “What Ever Happened to Dr. Nice Guy?”, *Medical Economics* 3 febbraio 1986.
“Health Cost: What Limit?”, *Time* 28 maggio 1979.
Hellman, Alan, M.D. et. al.: “How Do Financial Incentives Affect Physician’s Clinical Decisions and the Financial Performance of Health Maintenance Organizations?”, *New England Journal of Medicine* 321, 2 (1989).
Hogness, John R., M.D.: “What About the Patient?”, *New England Journal of Medicine* 313, 11 (1985).
Iglehart, John K.: “Payment of Physicians Under Medicare”, *New England Journal of Medicine* 318, 13 (1988).
—: “The Debate over Physician Ownership of Health Care Facilities”, *New England Journal of Medicine* 321, 3 (1989).
Kassirer, Jerome, M.D.: “Our Stubborn Quest for Diagnostic Certainty”, *New England Journal of Medicine* 320, 22 (1989).

Kimball, Merit: "AMA Goes to War Against Limits on Doctor Payments", *Health Week* 17 luglio 1989, p. 9.
—: "Doctors Who Own Labs Order More Costly Tests", *Health Week* 12 giugno 1989, p.6.
Kinzer, David: "The Decline and Fall of Deregulation", *New England Journal of Medicine* 318, 2 (1988).
Kirchner, Merian: "How Much Trouble Is your Hospital in?" *Medical Economics*, 19 dicembre 1988.
Leaf, Alexander, M.D.: "Cost Effectiveness as a Criterion for Medicare Coverage", *New England Journal of Medicine* 321, 13 (1989).
Linzer, Mark, M.D.: "Doing What 'Needs' to Be Done", *New England Journal of Medicine* 310, 7 (1984).
Madison, Donald L., M.D.: "The Case for Community-Oriented Primary Care", *JAMA* 249, 10 (1983).
Marzuk, Peter, M.D.: "The Right Kind of Paternalism", *New England Journal of Medicine* 313, 23 (1985).
McClenohan, John L., M.D.: "On Going to the Doctor", *MD* settembre 1980.
Morreim, E. Haavi: "Conflicts of Interest – Profits and Problems in Physician Referrals", *JAMA* 262, 3 (1989).
Moxley, John III, M.D.: "Is the Care of the Chronically Ill a Medical Prerogative?", *New England Journal of Medicine* 310, 3 (1984).
Neumann, Hans, M.D.: "Why Have We Stopped Comforting Patients?", *Medical Economics* 22 giugno 1987.
Nowak, Barbara W.: "Marketing Medicine to Today's Consumer", *JAMA* 242, 22 (1979).
Nuzzo, Roy, M.D.: "Medicaid Inequities", *Infectious Diseases of Children* giugno 1989, p. 3.
Pinkney, Deborah S.: "Hospitals Closures Up! Few MDS Patients", *AMA News* 19 maggio 1989, p. 1.
—: "Manpower Crisis", *American Medical News* 20 novembre 1987.
—: "Patient's Access to Hospital Care Eroding", *AMA News* 19 febbraio 1988, p. 11.
Plumeri, Peter P., DO, JD, LLM.: "Finally... A Treatable Illness", *JAMA* 250, 10 (1983).
Quill, Timothy E., M.D.: "Patient-Centered Medicine: Increasing Patient Responsibility", *Hospital Practice* 30 novembre 1985.
Reagan, Michael: "Health Care Rationing", *New England Journal of Medicine* 319, 12 (1988).
Relman, Arnold, M.D.: "The National Leadership Commission's Health Care Plan", *New England Journal of Medicine* 320, 5 (1989).
—: "Salaried Physicians and Economic Incentives", *New England Journal of Medicine* 319, p. 12 (1988).
Saltzman, Robert L., M.D.: "Time to Return to Basics", *American Medical News* 28 settembre 1984.

Samuelson, Robert J.: "Why Medical Costs Keep Soaring", *Washington Post* 30 novembre 1988, p. A23.
Saward, Ernest, M.D.: "Competition and Health Care", *New England Journal of Medicine* 306, 15 (1982).
—: "Reflections on Change in Medical Practice", *JAMA* 250, 20 (1983).
Scheier, Ronni: "Learning to Practice the Business of Medicine", *AMA News* 20 gennaio 1989 p. 41.
Schneider, Edward, M.D.: "Options to Control the Rising Health Care Costs of Older Americans", *JAMA* 261, 6 (1989).
Schramn, Carl J., Ph.D.: "Can We Solve the Hospital-Cost Problem in Our Democracy?", *New England Journal of Medicine* 311, 11 (1984).
Scoltoch, John, M.D.: "Look What the Profit Motive Is Doing to Us Doctors!", *Medical Economics* 6 febbraio 1978.
Siegel, Mark, M.D.: "A Physician's Perspective on a Right to Health Care", *JAMA* 244, 14 (1980).
Snyder, Richard D.: "Health Hazard Appraisal", *The Futurist* agosto 1982.
Steel, Knight, M.D. et al.: "Iatrogenic Illness on a General Medical Service at a University Hospital", *New England Journal of Medicine* 304, 11 (1981) .
Strull, William M., M.D. et al.: "Do Patients Want to Participate in Medical Decision Making?", *JAMA* 292, 21 (1984).
Todd, James S., M.D.: "It Is Time for Universal Access, Not Universal Insurance", *New England Journal of Medicine* 321, 1 (1989).
Trunet, Patrick, M.D.: "The Role of Iatrogenic Disease in Admissions to Intensive Care", *JAMA* 244, 23 (1980).
Walsh, H. Gilbert, M.D. et al.: "Dealing with Limited Resources", *New England Journal of Medicine* 310, 3 (1988).
Wassersug, Joseph D., M.D.: "What You'll Never Learn Unless You Make House Calls", *Medical Economics* 22 luglio 1985.
Watts, Malcolm, M.D.: "The Dilemma of Favoring Dollars over Doctoring", *AMA News* 18 novembre 1988, p. 25.
—: "We're Missing the Point in Cutting Health Costs", *AMA News* 319, p. 27 (1988).
Woolhandler, Steffie, M.D. et al.: "A National Health Program: Northern Light at the End of the Tunnel", *JAMA* 262, 15 (1989).

Prospettive sulla salute e sulla cura

Barsky, Arthur: "The Paradox of Health", *New England Journal of Medicine* 318, 7 (1988).
Berwick, Donald, M.D.: "Continuous Improvement as An Ideal in Health Care", *New England Journal of Medicine* 320, 1 (1989).

Boisaubin, Eugene V., M.D.: "A Barefoot Physician", *JAMA* 249, 1 (1983).

Close, William, M.D.: "Real Medicine, As Practiced in the 'Boonies'", *AMA News* 9 settembre 1988, p. 48.

Cranshaw, Ralph, M.D.: "A Lesson from Chinese Medicine", *JAMA* 17 novembre 1978.

Donabedian, Avedis, M.D.: "The Quality of Care — How Can It Be Assessed?" *JAMA* 260, 12 (1988).

French, Kimberly: "Health-Politics Connection Exposed in New York", *Whole Life Times* gennaio/febbraio 1983.

Gillick, Muriel B., M.D.: "Common-Sense Models of Health and Disease", 313, 11 (1985).

Godden, J.O., M.D.: "The Role of Belief in the Healing Process", Conference on Continuing Education, McMaster University Medical School. 3 febbraio 1983.

Gorden, James S., M.D.: "Holistic Medicine: Toward a New Medical Model", *Journal of Clinical Psychiatry* 42 vol. 3 (1981).

Harris, T. George: "Beyond Self", *American Health* March 1988, pp. 51-71.

Iotta, Dennis, M.D.: "Wellness Put My Practice in Shape", *Medical Economics* 220, 13 (1988).

Martin, Morgan, M.D.: "Native American Medicine", *JAMA* 245, 2 (1981).

Meyer, Harris: "Dr. Nelson Urges M.D.s to Stress Humanism", *AMA News* luglio 1989.

Muna, Walinjam F.T., M.D.: "How I Encountered the Sophisticated Traditional Healer", *JAMA* 246, 22 (1981).

Nelson, Alan, M.D.: "Humanism and the Art of Medicine, Our Commitment to Care", *JAMA* 262, 9 (1989).

Pedoisky, M. Lawrence, M.D.: "Is Holistic Medicine Filling a Gap We've Created?", *Medical Economics* 11 Dicembre, 1978.

"Psychiatric Sanctuary", *MD* luglio 1979.

Seliger, Susan: "Stop Killing Yourself", *Washingtonian* settembre 1978.

Shapiro, Edith, M.D.: "Medical Profession Needs to Regain Its Good Manners", *AMA News,* 18 agosto 1989, p. 31.

Skelly, Flora: "Beyond Conventional Therapy", *AMA News* 17 novembre 1989, p. 37.

Steffen, Grant, M.D.: "Quality Medical Care", *JAMA* 260, 1 (1988).

Wanzer, Sidney, M.D. et al.: "The Physician's Responsibility Toward Hopelessly Ill Patients", *New England Journal of Medicine* 30 marzo 1989.

Watts, Malcolm, M.D.: "M.D.s Have Responsibility to Cure Society's Ills", *AMA News,* 13 gennaio 1989, p. 28.

Umore e salute

Baudelaire, Charles: "The Essence of Laughter", in *Essays*; Meridian Books, New York, 1956.
Bergson, Henri: *Il riso. Un saggio sul significato del comico*; Laterza, Bari, 1995.
Berk, Lee S. et. al.: "Neuroendocrine and Stress Hormone Changes During Mirthful Laughter", *The American Journal of the Medical Sciences*, 296, 7 dicembre 1989.
Beyondananda, Swami: *When You See a Sacred Cow... Milk It For All It's Worth*; Aslan Publishing, Lower Lake, CA, 1993.
Blair, W.: "What's Funny About Doctors", *Perspectives in Biology and Medicine,* 1977.
Blumenfeld, E. e L. Alpern: *The Smile Connection*; Prentice Hall, Englewood Cliffs, N.J., 1986.
Bokun, Branko: *Humour Therapy*; Vita Books, Londra, 1986.
Boston, R.: *An Anatomy of Laughter*; Collins, Londra, 1974.
Boxman, Karyn, RN.: "Humor in Therapy for the Mentally Ill", *Journal of Psychosocial Nursing* 29, 12, 1991.
Burton, Robert: *The Anatomy of Melancholy*; Tudor Publishing Co., New York, 1927 (trad. it.: *Anatomia della malinconia*; Marsilio, Padova, 1994).
Chapman, A. J. e Foot, H. C. (a cura di): *It's A Funny Thing, Humor*; International Conference on Humor and Laughter, Pergamon Press, Oxford, 1976.
Coser, R. L.: "Some Social Functions of Laughter: A Study of Humor in a Hospital Setting", *Human Relations*, 1959.
Cousins, Norman: *Anatomy of An Illness*; W. W. Norton, New York, 1979.
Dana, Bill e Laurence, Peter: *The Laughter Prescription*; Ballantine, New York, 1982.
Dearborn, G. V. N.: "The Nature of the Smile and the Laugh", *Science,* 1900.
Euck, John J., Forter, Elizabeth, Alvin Whitley (a cura di): *The Comic in Theory and Practice*; Appleton-Century-Crofts, New York, 1960.
Fairbanks, Douglas: *Laugh and Live*; Britton Publishing Co., New York, 1917.
Feibleman, James: *In Praise of Comedy*; Horizon Press, New York, 1970.
Freud, Sigmund: *Il motto di spirito e la sua relazione con l'inconscio;* Rizzoli, Milano, 1994.
Fry, W. F., Jr.: *Sweet Madness: A Study of Humor*; Pacific Books, Palo Alto, Ca.,1963.
Fry, W. F., Jr., M.D.: *Make 'Em Laugh*; Science and Behavior Books, Palo Alto, 1975.
Fry, W. F., Jr. e Rader, C.: "The Respiratory Components of Mirthful Laughter", *Journal of Biological Psychology,* 1977.

Fry, W.F., Jr., M.D. e Waleed A. Salameh PhD. (a cura di): *Advances in Humor and Psychology*; Professional Resource Press, Sarasota, 1993.

Gaberson, Kathleen B., RN.: "The Effect of Humorous Disfunction on Preoperative Anxiety", *AORN Journal* 54, 6 dicembre 1991.

Glodstein, Jefferey H. e McGhee, Paul (a cura di): *Handbook of Humor Research*. Basic Issues Vol. 1 e Applied Studies Vol. 2. Springer-Verlag, New York, 1983.

Goodheart, Annette: *Laughter Therapy*; Less Stress Press, Santa Barbara, 1994.

Grotjahn, M.: *Beyond Laughter*; McGraw-Hill, New York, 1956 (trad. it.: *Saper ridere*; Longanesi, Milano, 1981).

Hageseth, Christian, III, M.D.: *A Laughing Place*; Berwick Publishing Co., Ft. Collins, Co., 1988.

Haller, Bernard e Zarai, Rita: *Rire c'est la Santé*; Éditions Soleil, Ginevra, 1986.

Harlow, H. F.: "The Anatomy of Humor", *Impact of Science on Society,* 1969.

Hassett, J. e Schwartz, G. E.: "Why Can't People Take Humor Seriously?", *New York Times Magazine,* febbraio 1977.

The Healing Power of Laughter and Play: Uses of Humor in the Healing Arts; IAHB, Inc., P.O. Box 94305. Portola Valley, Ca., 1983.

Holden, Robert: *Laughter the Best Medicine*; Thorsons, Londra, 1993.

Holland, Norman: *Laughing: The Psychology of Humor*; Cornell University Press, New York, 1982.

Joubert, Laurent: *Treatise on Laughter*; University of Alabama Press, Birmin-gham, Ala., 1970.

Keller, Dan: *Humor as Therapy*; Med-Psych Publications, Wau Watosh, Wi., 1984.

Klein, Allen: *The Healing Power of Humor*; Jeremy Tarcher, Los Angeles, 1989.

Koestler, A.: *The Act of Creation*; Macmillan, New York, 1964 (trad. it.: *L'atto della creazione*; Astrolabio, Roma).

Levine, J.: "Humor as a Form of Therapy" in *It's A Funny Thing, Humor,* a cura di A. J. Chapman e H. C. Foot; Pergamon Press, Oxford, 1976.

McConnell, J.: "Confessions of a Scientific Humorist", *Impact of Science on Society,* 1969.

McHale, Maryellen, RN: "Getting the Joke: Interpreting Humor in Group Therapy", *Journal of Psychological Nursing* 27, 9, 1989.

Metcalf, C.W. e Felible, Roma: *Lighten Up*; Addison-Wesley Publishing Co., Reading, MA, 1992.

Mind, H.: "The Use and Abuse of Humor in Psychotherapy" in *Humor and Laughter: Theory, Research and Application,* a cura di A. J. Chapman e H. C. Foot; John Wiley and Sons, New York, 1976.

Mindess, Harvey et al. (a cura di): *The Antioch Humor Test*; Avon, New York, 1985.

—: "Laughter and Humor in Medical Practice", *Behavioral Medicine*, 1979.
Moody, R. A., Jr.: *Laugh After Laugh: The Healing Power of Humor*; Headwaters Press, Jacksonville, Fl., 1978.
Paskind, H. A.: "Effect of Laughter on Muscle Tone", *Archives of Neurology and Psychiatry*, 1932.
Pasquali, Elaine Anne, PhD.: "Learning to Laugh: Humor as Therapy", *Journal of Psychological Nũrsing* 28, 3, 1990.
Pirandello, Luigi: *L'umorismo*; Mondadori, Milano, 1986.
Potter, Stephen: *The Sense of Humor*; Penguin Books, Middlesex, 1954.
Robinson, Vera: *Humor and Health*, in J. H. Goldstein e P. McGhee (a cura di). *Handbook of Humor Research*; Springer-Verlag, New York, 1983.
—: *Humor and the Health Professions*; Slack Co., Throfare, N.J., 1977.
Samra, Cal: *The Joyful Chant: The Healing Power of Humor*; Harper and Row, San Francisco, 1986.
Schachter, S., e Wheeler, L.: "Epinephrine, Chlorpromazine, and Amusement", *Journal of Abnormal and Social Psychology*, 1962.
Schaller, Christian Tal: *Rire Pour Gai-Rire*; Éditions Vivez Soleil, Ginevra, 1994 (trad. it.: *Ridere è salute*; Sarva, 1996).
Spenser, H.: "The Physiology of Laughter", *Macmillan's Magazine*, 1860.
Vergeer, Gwen e MacRae, Anne: "Therapeutic Use of Humor in Occupational Therapy", *American Journal of Occupational Therapy* 47, 8, agosto 1993.
Wooten, Patty (a cura di): *Heart Humor and Healing*; Commune-A-Key Publishing, Mount Shasta, CA, 1994.
Zillmann, Dolf et. al.: "Does Humor Facilitate Coping with Physical Discomfort?", *Motivation and Emotion* 17, 1, 1993.
— et. al.: "Eustress of Mirthful Laughter Modifies Natural Killer Cell Activity", *Clinical Research* 37, 1, gennaio 1989.
— et. al.: "Modulation of Human Natural Killer Cells by Catecholamines", *Clinical Research* 32, 1, novembre 1984.
— et. al. – (a cura di): *Handbook of Humor and Psychology*; Professional Resources Press, Sarasota, 1987.

La salute e alcune fonti di umorismo

Persone, organizzazioni e pubblicazioni

Patch Adams, M.D.
The Gesundheit Institute 6877 Washington Blvd. Arlington, VA 22213
703) 525-8169

Alan Agins, Ph.D.
University of Virginia, School of Nursing
McLeod Hall Charlottesville, VA 22903-3395 (804) 924-1647
Professore di infermieristica

Al's Magic Shop
1012 Vermont Avenue Washington, D.C. 20005 (202) 789-2800

Steve Allen, Jr., M.D.
8 LeGrand Ct. Ithaca, NY 19850 (607) 277-1795
Medico e conferenziere sul tema dell'umorismo

Dale Anderson, M.D.
2982 West Owasso Blvd. Roseville, MN 55113 (612) 484-5162
Medico e conduttore di "seminari umoristici"

Lee Berk
11645 Wiley St. Loma Linda, CA 92354 (909) 796-4112
Ricerca sulla biochimica e la fisiologia del riso con riferimento in particolare all'immunologia

Steve Bhaerman
"Swami Beyondananda"
P.O. Box 110 Burnet, TX 78611 (512) 756-2791
Conferenze, seminari, libri, audiovisivi

Michael Christensen
Clown Care Unit
Big Apple Circus 35 W. 35th St. New York, NY 10001 (212) 268-2500
Clown che fanno visita ai reparti pediatrici

Clown Hall of Fame
Museum and Gifts 212 E. Walworth Delavan, WI 53115
(414) 728-9075

Eric de Bont
Bont's Adventures In Clown Arts Pardoestheater, postbus 419
6800 AK Arnheim Olanda
Centro per l'apprendimento della clownerie

Mouton DeGruyter
W. DeGruyter Inc. 200 Saw Mill River Rd. Hawthorne, NY 10532
Pubblica *Humor*

Glenn C. Ellenbogen
Wry-Bred Press, Inc. 10 Waterside Plaza New York, NY 10010
(212) 689-5473
Nel 1985 pubblicò la guida delle riviste e delle
organizzazioni dell'umorismo americane e canadesi

Fellowship of Merry Christians
Cal Samra
P.O. Box 895 Portage, MI 49081
Rete degli umoristi cristiani che pubblicano "The Joyful Noiseletter"

Laura Fernandez
Die Clown Doktoren, Klaren Thaler Str. 3 65197 Wiesbaden
Germania 0611-9490981
Clown, ha creato squadre di clown in Germania

William Fry
156 Grove Street Nevada City, CA 95959 (916) 265-5125
Medico e ricercatore sull'umorismo

Cathy Gibbons
Fun Technicians P.O. Box 160 Syracuse, NY 13215
(315) 492-4523, fax 469-1392
La rivista dei lavoratori della risata

Leslie Gibson, R.N.
The Comedy Connection 323 Jeffords St. Clearwater, FL 34617
(813) 462-7842
Tiene conferenze e crea carri umoristici negli ospedali

Lee Glickstein
Center for the Laughing Spirit 288 Juanita Way San Francisco,
CA 94127 (415) 731-6640
Centro per lo Spirito Ridente

Art Gliner
Humor Communications
8902 Maine Avenue Silver Spring, MD 20910 (301) 588-3561
Conferenze e seminari

Annette Goodheart
P.O. Box 40297 Santa Barbara, CA 93103 (805) 966-4725
Terapista della risata, conferenze e seminari

Joel Goodman
The Humor Project 179 Spring Street, Box L Saratoga Springs, NY 12866
Pubblica il trimestrale "Laughing Matters", conferenze, seminari e raduno annuale dell'umorismo

Christian Hageseth, M.D.
1113 Stoneyhill Dr. Ft. Collins, CO 80525
Psicoterapeuta

Ruth Hamilton
Carolina Health and Humor Assn.
5223 Revere Rd. Durham, NC 27713 (919) 544-2370
Bollettino e seminari

International Humor Institute
32362 Saddle Mt. Road Westlake Village, CA 91361 (818) 879-9085

International Laughter Society
16000 Glen Una Dr. Los Gatos, CA 95030 (408) 354-3456

Steve Kissel
1227 Manchester Avenue Norfolk, VA 23508-1122 (804) 423-3867

Alan Klein
The Whole Mirth Catalog
1034 Page Street San Francisco, CA 94117
Catalogo di libri e giocattoli

Karen Lee
The Laughter Prescription
7720 El Camino Real B-225 Carlsbad, CA 92009 (800) RxHUMOR

Paul McGhee
The Laughter Remedy 380 Claremont Avenue Montclair, NJ 07042 (201) 783-8383
Ricercatore e conferenziere

C. W. Metcalf
The Humor Option 2801 S. Remington, Suite 2 Ft. Collins, CO 80525 (303) 226-0610
Seminari e conferenze sull'umorismo

Jeff Moore
Orthopedic Coordinator
Physical Medicine/Saint Paul Medical Center

5909 Harry Hines Blvd. Dallas, TX 75235 (214) 879-3848
Intrattenitore di pazienti

Jim Pelley
Laughter Works P.O. Box 1076 Fair Oaks, CA 95628 (916) 863-1593
Seminari e bollettino

Dr. Karen Peterson
1320 S. Dixie Hwy. Coral Gables, FL 33146 (305) 662-2654

Caroline Simonds
Le Rire Medecin 75 Avenue Parmenitier 7509 Paris, Francia
42-58-39-91
Versione francese delle squadre dell'umorismo

Dhyan Sutorius, M.D.
Secretariat of the Center In Favor of Laughter
Jupiter 1008 NL-1115 TX Duivendrecht, Olanda
31-0-20-690028

Christian tal Schaller
15 Francois Jacquier CH1225 Chene-Bourg, Ginevra Svizzera

Tumor Humor
Uniquest P.O. Box 97391 Raleigh, NC 27624

Lex Van Someren
Batstangveien 81 3200 Sandefjord, Norvegia 034-59644
"Il clown mistico", conduttore di seminari

Joan White
Joygerms P.O. Box 219, Syracuse, NY 13206
(315) 472-2779

Patty Wooten, R.N.
"Nacy Nurse" P.O. Box 400 Davis, CA 95617 (916) 758-3826
Autore di *Humor, Heart and Healing*

La morte e il dolore

Racconti personali

Alexander, Victoria: *Words I Never Thought to Speak: Stories of Life in the Wake of Suicide*; Lexington Books, an Imprint of Macmillan, Inc., New York, 1991.

Baier, Sue e Zimmeth, Mary: *Bed Number Ten*; Holt, Rinehart and Winston, New York, 1985.

Beauvoir, Simone de: *Una morte dolcissima*; Einaudi, Torino, 1975.

Broyard, Anatole: *Intoxicated By My Illness and other Writings on Life and Death*; Clarkson/Potter Publisher, New York, 1992.

Gunther, John: *Death Be Not Proud*; Harper and Row Perennial Library, New York, 1949.

Humphrey, Derek: *Jean's Way*; The Hemlock Society, Los Angeles, 1984.

—: *Let Me Die Before I Wake*; The Hemlock Society, Los Angeles, 1981.

Huxley, Laura: *The Timeless Moment*; Celestial Arts, Millbrae, Ca., 1975.

Robinson, Jess: *The Best We Could Do*; pubblicato dall'autore, 1982.

Rollin, Betty: *Last Wish*; Simon and Schuster, New York, 1985 (trad. it.: *L'ultimo desiderio*; Mondadori, Milano, 1986).

Ryan, Cornelius e Morgan Ryan, Kathryn: *A Private Battle*; Fawcett Popular Library, New York, 1979 (trad. it.: *L'ultima battaglia*; Garzanti, Milano, 1984).

Selzer, Richard: *Raising the Dead: A Doctor's Encounter with His Own Mortality*; Penguin Group, New York, 1993.

Pratici

Bausell, R. Barker, Rooney, Michael A. e Inlander, Charles; *How to Evaluate and Select A Nursing Home*; Addison-Wesley, Reading, Mass., 1983.

Buckman, Robert, M.D.: *How to Break Bad News: A Guide for Health Care Professionals*; The John Hopkins University Press, Baltimore, 1992.

Calahan, Daniel: *The Troubled Dream of Life: Living with Mortality*; Simon and Schuster, New York, 1993

Covell, Mara: *The Home Alternative to Hospitals and Nursing Homes*; Holt, Rinehart and Winston, New York, 1983.

Doress, Paula Brown, Laskin Siegal, Diana et al.: *Ourselves, Growing Older*; Simon and Schuster, New York, 1987.

Duda, Deborah: *Coming Home: A Guide to Dying at Home With Dignity*; Aurora Press, New York, 1987.

Feinstein, David e Elliott Mayo, Peg: *Rituals for Living and Dying: How We Can Turn Loss and the Fear of Death into an Affirmation of Life*; Harper San Francisco, San Francisco, 1990.

Gamzales-Crussi, F.: *The Day of the Dead and Other Mortal Reflections*; Harcourt Brace and Co., Orlando, 1993.

Hale, Glorya (a cura di): *The Source Book for the Disabled*; Paddington Press, New York, 1979.

Hill, Patrick T. e Shirley, David: *A Good Death: Taking More Control at the End of Your Life*; Addison-Wesley Publishing Co., Inc., Reading, Mass., 1992

Kramer, Herbert e Kay: *Conversations at Midnight: Coming to Terms with Dying and Death*; William Morrow and Company, Inc., New York, 1993.

Lang, Susan S. e Patt, Richard B., M.D.: *You Don't Have to Suffer: A Complete Guide to Relieving Cancer Pain for Patients and Their Families*; Oxford University Press New York, 1994.

Larue, Gerald A.: *Euthanasia and Religion: A Survey of the Attitudes of World Religions to the Right-to-Die*; The Hemlock Society, Los Angeles, 1985.

Levine, Stephen: *Healing into Life and Death*; Doubleday, New York, 1987.

Lifchez, Raymond e Winslow, Barbara: *Design for Independent Living: The Environment and Physically Disabled People*; University of California Press, Berkeley, 1979.

Lorimer, David: *Whole in One: The Near Death Experience and the Ethic of Interconnectedness*; Penguin Group, New York, 1990.

Nuland, Sherwin B.: *How We Die: Reflections on Life's Final Chapter*; Alfred A. Knopf, New York, 1993 (trad. it.: *Come moriamo*; Mondadori, Milano, 1994).

Palmer, Greg: *The Trip of a Lifetime*; HarperCollins, New York, 1993.

Filosofici

Anthony, Nancy: *Mourning Thoughts: Facing a New Day After the Death of a Spouse*; Twenty-Third Publications, Mystic, Ct., 1991.

Aries, Philippe: *The Hour of Our Death*; Alfred A. Knopf, New York, 1981.

Beauvoir, Simone de: *La terza età*; Einaudi, Torino, 1988.

Becker, Ernest: *The Denial of Death*; The Free Press, New York, 1973 (trad. it.: *Il rifiuto della morte*; Einaudi, Torino, 1982).

Butler, Robert N.: *Why Survive? Being Old in America*; Harper and Row, New York, 1975.

Enright, D.J. (a cura di): *The Oxford Book of Death*; Oxford University Press, Oxford, 1983.

Holbein, Hans: *The Dance of Death*; Dover Press, New York, 1971 (41 litografie pubblicate originariamente nel 1538).

Keleman, Stanley: *Living Your Dying*; Random House, New York, 1974.

Krementz, Jill: *How It Feels When A Parent Dies*; Alfred A. Knopf, New York, 1981.
Kubler-Ross, Elizabeth: *On Death and Dying*; Vintage Books, New York, 1969 (trad. it.: *La morte e il morire*; Cittadella, 1992).
Larue, Gerald A.: *Euthanasia and Religion*; The Hemlock Society, Los Angeles, 1985.
Levine, Stephen: *Who Dies?*; Anchor Books, New York, 1982.
Lewis, C.S.: *The Problem of Pain*; Macmillan Publishing Co., New York, 1974 (trad. it.: *Il problema della sofferenza*; GBU, 1988).
Mitford, Jessica: *The American Way of Death*; Simon and Schuster, New York, 1963.
Moody, Raymond: *Life After Life*; Stackpole Books, Harrisburg, Pa, 1982 (trad. it.: *La vita oltre la vita*; Mondadori, Milano, 1995).
Portwood, Doris: *Common Sense Suicide: The Final Right*; The Hemlock Society, Los Angeles, 1978.
Quill, Timothy E., M.D.: *Death and Diginity: Making Choices and Taking Charge*; W.W. Norton, New York, Londra, 1993.
Ross, Maggie: *Seasons of Death and Life: A Wilderness Memoir*; Harper, San Francisco, 1990.
Sivananda, Sri Swami: *What Becomes of the Soul After Death?*; The Divine Life Society, India, 1972.
Stoddard, Sandol: *The Hospice Movement*; Vintage Books, New York, 1978.
The Tibetan Book of the Dead (trad. it., *Il libro tibetano dei morti*).

Letterari

Agee, James: *A Death in the Family*; McDowell, Obolensky, New York, 1957 (trad. it.: *Una morte in famiglia*; Editori Riuniti, Roma, 1982).
Albee, Edward: *All Over*; Atheneum, New York, 1971.
Anderson, Robert: *I Never Sang for My Father*; New York, Random House, 1966.
Bacon, Francis: "Of Death" in *The Works*; New York, Garrett Press, 1968 (trad. it. in: Bacone F., *Saggi,* TEA, Milano, 1995).
Buck, Pearl S.: *A Bridge for Passing*; John Day, New York, 1962.
Camus, Albert: *La peste*; Bompiani, Milano, 1983.
Celine, Lewis-Ferdinand: *Morte a credito*; Garzanti, Milano, 1981.
Clark, Brian: *Whose Life Is It Anyway* in *The Best Plays of 1978–1979*, a cura di Otis L. Guerney, Jr., Dodd, Mead, New York, 1979.
Coleridge, Samual Taylor: "Rhyme of the Ancient Mariner", in *The Poetical Works of Samuel Taylor Coleridge*; Macmillan, Londra, 1925 (trad. it.: *La ballata del vecchio marinaio*; Rizzoli, Milano, 1985).
Cristofer, Michael: *The Shadow Box*; Avon Books, New York, 1977.
Dickinson, Emily: "Death Is Like the Insect", in *The Complete Poems of*

Emily Dickinson; Little, Brown, Boston, 1924 (trad. it.: *Poesie*; Bompiani, Milano, 1975).
Dostoievskij, Fyodor: *Memorie del sottosuolo*; Rizzoli, Milano, 1995.
Everyman. In *Three Medieval Plays*, a cura di John Piers Allen; Heinemann Educational, Londra, 1971.
Faulkner, William: *As I Lay Dying*; Random House, New York, 1964 (trad. it.: *Mentre morivo*; Mondadori, Milano).
Frankl, Viktor E.: *Man's Search for Meaning*; Washington Square Press, New York, 1963.
Frost, Robert: "The Death of the Hired Man", in *Collected Poems of Robert Frost*; Halcyon House, New York, 1939 (trad. it.: *Conoscenza della notte e altre poesie*; Mondadori, Milano, 1994).
Gustafsson, Lars: *The Death of A Beekeeper*; traduzione inglese di Janet K. Swaffer e Guntram H. Weber, New Directions, New York, 1981.
Kafka, Franz: *Le metamorfosi;* Laterza, Bari, 1995.
Millay, Edna St. Vincent. "Renascence", in *Collected Poems*; Harper, New York, 1956.
Monette, Paul: *Love Alone*; St. Martin's Press, New York, 1988.
Moore, Marianne: "What Are Years?", in *The Complete Poems of Marianne Moore*; New York, Viking, 1981 (trad. it.: *Poesie*; Adelphi, Milano, 1995).
Olds, Sharon: *The Dead and the Living*; Alfred A. Knopf, New York, 1984.
Olsen, Tillie: *Tell Me A Riddle*; Dell, New York, 1961.
Pomerance, Bernard: *The Elephant Man*, in *The Best Plays of 1978–1979*; a cura di Otis L. Guernsey, Jr. Dodd, Mead, New York, 1979.
Porter, Katherine Anne: *Pale Horse, Pale Rider*; Harcourt, Brace, New York, 1939.
Sartre, Jean-Paul: *La nausea*; Mondadori, Milano, 1995.
Sexton, Anne: *Live or Die*; Houghton Mifflin, Boston, 1966.
Solzhenitsyn, Alexander: *Divisione cancro*; UTET, Torino, 1976.
Stevens, Wallace: "Sunday Morning:", in *Collected Poems*; Alfred A. Knopf, New York, 1954 (trad. it.: *Mattina domenicale e altre poesie*; Einaudi, Torino, 1988).
Tolstoi, Lev: *La morte di Ivan Ilych*; Rizzoli, Milano, 1976.
Welty, Eudora: *The Optimist's Daughter*; Random House, New York, 1972.
Wharton, William: *Dad*; Alfred A. Knopf, New York, 1981.
Whitman, Walt: "Out of the Cradle Endlessly Rocking" e "When Lilacs Last in the Dooryard Bloomed.", in *Complete Poetry and Collected Prose;* The Library of America. New York, Viking Press, 1982.

Vivere in comunità

Teoria

Bellamy Edward: *Looking Backward*; Houghton Mifflin, Boston, 1898 (trad. it.: *Uno sguardo dal 2000*; Rubbettino, 1992).
Berneri, Marie Louise: *Journey Through Utopia*; Beacon Press, Boston, 1950.
Bookchin, Murray: *The Ecology of Freedom*; Cheshire Books, Palo Alto, Calif, 1978 (trad. it.: *Ecologia della libertà*; Eleuthera, 1988).
Butler, Samuel: *Erewhon*; a cura di William Alfred Eddy, T. Nelson and Sons, New York, 1930 (trad. it.: *Erewhon*; Mondadori, Milano, 1984).
Callenbach, Ernest: *Ecotopia*; Banyan Tree Books, Berkeley, 1975 (trad. it.: *Ecotopia*; Mezzotti, 1979).
—: *Ecotopia Emerging*; Banyan Tree Books, Berkeley, 1981.
Campanella, Tommaso: *La città del sole*;
Cohen, Lottie, et al. (a cura di): *Cooperative Housing Compendium*; Center for Cooperatives, Davis, Ga., 1993.
Driver, Tom F.: *The Magic of Ritual*; Harpers, San Francisco, 1991.
Ehrenhalt, Alan: *The Lost City*; Bask Books, New York, 1995.
Fourier, Charles: *Design for Utopia*; Schocken Press New York.
Goodman, Paul e Goodman, Percival: *Communitas*; Vintage Books, New York, 1960.
Hanson, Claus: *The Cohousing Handbook*; Hartley and Marks Publishers, Port Robert's, Wa., 1996.
Hinds, William A.: *American Communities and Cooperative Colonies*; Porcupine Press, Chicago, 1975.
Kanter, Rosebeth Moss: *Commitment and Community*; Harvard University Press, Cambridge, 1972.
Kilpatrick, Joseph: *Better Than Money Can Buy*; Inner Search Publishing, Winston-Salem, 1995.
Kriyananda, Swami: *Cooperative Communities*; Ananda Publications.
Kropotkin, Peter: *Mutual Aid*; Extending Horizon Books, Boston, 1955 (trad. it.: *Il mutuo appoggio*; Salerno Editrice, 1982).
Lasky, Melvin: *Utopia and Revolution*; University of Chicago Press, Chicago, 1976.
LeGuin, Ursula: *The Dispossessed*; Harper and Row, New York, 1974.
Mannheim, Karl: *Ideology and Utopia*; Harcourt, Brace and World, New York, 1953 (trad. it.: *Ideologia e utopia*; Il Mulino, Bologna, 1985).
Manuel, Frank e Manuel, Fritze: *Utopian Thought in the Western World*; Harvard University Press, Cambridge, Mass., 1979.
McNeill, William H.: *Keeping Together in Time*; Harvard University Press, Cambridge, Mass., 1995.

More, Sir Thomas: *Utopia*; a cura di J. Rawson Lumby, Cambridge University Press, Cambridge, 1956.
Morehouse, Ward (a cura di): *Building Sustainable Communities*; The Bootstrap Press, New York, 1989.
Morris, William: *Escape from Nowhere*; International Publishers (trad. it.: *Notizie da nessun luogo*; Garzanti, Milano, 1994).
Norwood, Ken e Smith, Kathleen: *Building Community in America*; Shared Living Resource Center, Berkeley, 1995.
Nozick, Robert: *Anarchy, State and Utopia*; New York, Basic Books, 1974 (trad. it.: *Anarchia, stato e utopia*; Le Monnier, Firenze, 1981).
Peck, Scott M.: *The Different Drum, Community-Making and Peace*; Simon and Schuster, New York, 1987 (trad. it.: *Vivere di pace*; Frassinelli, Milano, 1988).
Plato: *Republic*; traduzione e cura di I. A. Richards. Cambridge University Press, Cambridge, 1966 (trad. it.: Platone, *La repubblica*, varie edizioni).
Shaffer, Carolyn R. e Anundsen, Kristen: *Creating Community Anywhere*; G. P. Putnam's Sons, New York, 1993.
Skinner, B. F.: *Walden Two*; Macmillan, Londra, 1948.
Tod, Ian e Wheeler, Michael: *Utopia*; Crown Publishers, Glendale, Calif, 1978.
Vanier, Jean: *Community and Growth*; Paulist Press, Mahwah, N.J., 1979 (trad. it.: *La comunità*; Jaca Book, Milano, 1995).
Veysey, Laurence: *The Communal Experience*; Harper and Row, New York, 1973.
Walter, Bob, et. al. (a cura di): *Sustainable Cities*; Eco-Home Media, Los Angeles, 1992.
Wells, H. G.: *A Modern Utopia*; University of Nebraska Press, Lincoln, Nebr., 1967 (trad. it.: *Un'utopia moderna*; Mursia, Milano, 1990).
White, Frederic Randolph: *Famous Utopias of the Renaissance*; Hendricks House, New York, 1955.
Williamson, Scott, G. e Pearse, Innes: *Science, Synthesis and Sanity*; Scottish Academic Press, Edinburgh, 1980.
—: "Ecotopia Revisited" in Kanter, Rosebeth Moss: *Commitment and Community*; Harvard University Press, Cambridge, Mass., 1972.

Pratica

Andrews, Edward: *The People Called Shakers*; Dover Books, New York, 1970.
Arnold, Emmy: *Torches Together: The Story of the Bruderhof Communities*; Plough Publishing House, Rifton, N.Y., 1964.
Autobiography of Brook Farm; Prentice Hall, New York.
Beame, Hugh, et al.: *Home Comfort: Stories and Scenes of Life on Total Loss Farm*; Saturday Review Books, New York, 1973.

Bensmann, Dieter et al.: *Das Kommune Pouch*; Verlag Die Werkstatt, Göttingen, 1996.

Burkowitz, Bob: *Local Heroes*; Lexington Books, Lexington, Mass., 1987.

Das Europäische Projekte – Verzeichnis 97/98: *Eurotopia: Leben in Gemeinschaft*; Beinin, Bezug, Eurotopia, 1997.

Duberman, Martin: *Black Mountain*; E. P. Dutton, New York, 1972.

Fairfield, Richard: *Communes USA: A Personal Tour*; Penguin Books, Baltimore, 1972.

Fitzgerald, Frances: *Cities on a Hill*; Simon and Schuster, New York, 1986.

Fogarty, Robert: *The Righteous Remnant*; Kent State University Press, Kent, Ohio, 1981.

Gaskin, Stephen: *Volume One*; The Book Publishing Company, Summertown, TN 38483.

Gravy, Wavy: *The Hog Farm*; Links Books.

Haggard, Ben: *Living Community: A Permaculture Case Study*; Sol y Sombra Foundation, Santa Fe, 1993.

Hermann, Janet Sharp: *The Pursuit of a Dream*; Oxford University Press, New York, 1981.

Hine, Robert: *California's Utopian Colonies*; University of California Press, Berkeley, 1953.

Holloway, Mark: *Heavens on Earth: Utopian Communities in America 1680–1880*; Dover Books, New York, 1951.

Hostetler, John: *Amish Society*; Johns Hopkins Press, Baltimore, 1968.

Houriet, Robert: *Getting Back Together*; Coward, McCann and Geoghegan, New York, 1971.

Institute for Community Economics: *The Community Land Trust Handbook*; Rodale Press, Emmaus, Pa., 1982.

Interaction Member Profiles 1993; Interaction, Washington D.C., 1993.

Janzen, David: *Fire, Salt, and Peace: Intentional Christian Communities Alive in North America*; Shalom Mission Communities Press, Evanston Il., 1996.

Kagan, Paul: *New World Utopias*; Penguin Books, New York, 1975.

Kerista Commune: *Kerista*; Performing Arts Social Society, 1984.

Kinkade, Kathleen: *A Walden Two Experiment*; William Morrow and Co., New York, 1973.

Kinkade, Kat: *Is It Utopia Yet?*; Twin Oaks Press, Louisa, Va., 1994.

Kipps, Harriet Clyde (a cura di): *Volunteerism: The Directory of Organizations, Training, Programs and Publications*; R.R. Bowker, New Providence, N. J., 1991.

Komar, Ingrid: *Living the Dream (Twin Oaks Community)*; Norwood Editions.

Krishna, Anirudh (a cura di): *Reasons for Hope: Instructional Experiences in Rural Development*; Kumarian Press, West Hartford, 1997.

Lee, Dallas: *The Cotton Patch Evidence*, Harper and Row, New York, 1971.

Lockwood, George: *The New Harmony Movement*; D. Appleton and Co., New York, 1905.
MacCarthy, Fiona: *The Simple Life, C.R. Ashbee in the Cotswolds*; University of California Press, Berkeley, 1981.
McCamant, Kathryn e Durett, Charles: *Cohousing – A Contemporary Way of Housing Ourselves*; Ten Speed Press, Berkeley, 1988.
McKee, Rose: *Brother Will and the Founding of Gould Farm*; William J. Gould Assoc., 1963.
McLaughlin, Corinne e Davidson, Gordon: *Builders of the Dawn*; Stillpoint Press, Walpole, N.H., 1985.
Metcalf, Bill: *From Utipian Dreaming to Communal Reality: Cooperative Lifestyles in Australia*; UNSW Press, Sydney, 1995.
Melville, Keith: *Communes in the Counter Culture*; William Morrow and Co., New York, 1972.
Mintz, Jerry, Raymond e Solomon, Sidney: *The Handbook of Alternative Education*; MacMillan Publishing Co., New York, 1994.
Nordhoff, Charles: *The Communistic Societies of the United States*; Schocken Books, New York, 1965.
Noyes, John Humphrey: *Strange Cults and Utopias of 19th Century America*; Dover Books, New York, 1969.
Pearse, Innes H.: *The Peckham Experiment*; Allen and Unwin, Londra, 1943.
Peters, Victor: *All Things Common, The Hutterite Way of Life*; University of Minnesota Press, Minneapolis, 1965.
Pitzer, Donald (a cura di): *America's Communal Utopias*; The University of North Carolina Press, Chapel Hill, 1997.
Shearer, Ann: *L'Arche*; Daybreak Press, St. Paul, Minn., 1975.
Spiro, Melford: *Kibbutz: Venture in Utopia*; Schocken Books, New York, 1970.
Sundancer, Elaine: *Celery Wine: Story of a Country Commune*; Community Publications Cooperative, 1973.
Taylor, James B.: *Mary's City of David*; Mary's City of David Publishing, Benton Harbor, Mi., 1996.
Weisbrod, Carol: *The Boundaries of Utopia*; Pantheon Books, New York, 1980.
Whyte, William e Whyte, Kathleen: *Making Mondragon*; Cornell University Press, New York, 1988.
Williams, Paul: *Apple Bay*; Warner Books New York.
Yablonsky, Lewis: *Synanon*; Pelican Books, Baltimore, 1965.
Zablocki, Benjamin: *The Joyful Community*; Penguin Books, Baltimore, 1971.

Comandare e gestire il potere

Burns, James MacGregor: *Leadership*; Harper and Row, New York, 1978.
Canetti, Elias: *Massa e potere*; Bompiani, Milano, 1988.
Center for Applied Studies: *The Servant as Leader*; 17 Dunster St., Cambridge, MA 02138.
Kriyananda, S.: *The Art of Creative Leadership*.
Schmookler, Andrew Bard: *The Parable of the Tribes*; University of California Press, Berkeley, 1984.
Sennett, Richard: *Authority*; W.W. Norton, New York, 1986 (trad. it.: *Autorità*; Bompiani, Milano, 1981).

La trasformazione culturale

Capra, Fritjof: *The Turning Point*; Simon and Schuster, New York, 1982 (trad. it.: *Il punto di svolta*; Feltrinelli, Milano, 1991).
— e Charlene Spretnak: *Green Politics*.
Drengson, Alan: *Shifting Paradigms*; Lightstar Press.
Ferguson, Marilyn: *The Aquarian Conspiracy*; J. P. Tarcher Publishing, Los Angeles, 1980.
Fuller, R. Buckminster: *Utopia or Oblivion*; Bantam Books, New York, 1969.
Katz, Michael (a cura di): *Earth's Answer*; New York, Harper and Row, 1977.
Smuts, General Jan: *Holism and Evolution*; Greenwood Press.
Thompson, William Irwin: *Passages About Earth*; Harper and Row, New York, 1973.
—: *At the Edge of History: Speculations on the Transformation of Culture*; Harper and Row, New York.

Periodici

Building Economic Alternatives, Coop America. 2100 M Street, N.W. Washing-ton, DC 20063
Communal Societies, Center for Communal Studies, Univ. of S. Indiana, Evansville, IN 47712
Communities - A Journal of Cooperative Learning, 105 Sunset Street, Stelle, IL 60919.
In Context – A Quarterly of Humane Sustainable Culture, P.O. Box 2107, Sequim, WA 98382.
Kerista: Journal of Utopian Group Living, Kerista Publications/Performing Arts Society.
New Opinions, Mark Satin, Editor. 2005 Massachussetts Avenue, N.W., Washington, DC 20063
Whole Earth Review, P.O. Box 38, Sausalito, CA 94966

Guide

A Guide to Cooperative Alternatives; Community Publications Cooperative. 105 Sun Street, Steele, Il 60919.
Alternative Communities; The Teachers. 18 Garth Road, Bangor Gwynedd, North Wales.
New Age Directory; Victor Kulvinskas, Omangod Press.

Progettazione di edifici e architettura del paesaggio

Alexander, Christopher: *A Pattern Language*; Oxford University Press, New York, 1977.
—: *The Production of Houses*; Oxford University Press, New York.
—: *The Timeless Way of Building*; Oxford University Press, New York, 1979.
Alternatives in Energy Conservation: The Use of Earth Covered Buildings; Atti di un convegno finanziato dalla National Science Foundation, Washington, 1975.
Ardalan, Nader e Bakhtiar, Lateh: *The Sense of Unity, The Sufi Tradition in Persian Architecture*; University of Chicago Press, Chicago, 1973.
Besset, Maurice: *Le Corbusier: To Live in the Light*; Rizzoli International Pub., New York, 1987.
Bloom, Alan: *Perennials for Your Garden*; Scribner, New York, 1975.
Bourden, David: *Designing the Earth*; Harry Abrams, New York, 1997
Bring, Mitchell e Wayenberg, Josse: *Japanese Gardens*; McGraw-Hill Book Co., New York, 1981.
Coates, Gary: *Eric Asmussen, Architect*; Byggfôrlaget, Stoccolma, 1997.
de Moll, Lane (a cura di): *Rainbook: Resources for Appropriate Technology*; Schocken Books, New York,1977.
Douglas, William Lake: *Hillside Gardening*; Simon and Schuster, New York, 1987.
Doxiadis, C. A.: *Building Entopia*; W. W. Norton., New York, 1975.
Dunne, Thomas e Leopold, Luna B.: *Water in Environmental Planning*; W. H. Freeman, San Francisco, 1978.
Grabow, Stephen; *Christopher Alexander: The Search for a New Paradigm in Architecture*; Oriel Press.
Hait, John: *Passive Annual Heat Storage*; Rocky Mountain Research Center, Missoula, Mont., 1983.
Hashimoto, Fumio: *Architecture in the Shoin Style*; Kodansha International, Ltd. 1981.
Higuchi, Tadahiko: *The Visual and Spatial Structure of Landscapes*; MIT Press, Cambridge, Mass., 1983.

Horn, Walter e Born, Ernest: *The Plan of St. Gall*; University of California Press, Berkleley, 1979.
Howard, Ebenezer: *Garden Cities of Tomorrow*; MIT Press, Cambridge, Mass., 1965 (trad. it.: *La città giardino del futuro*; Calderini, Bologna, 1972).
Jeavons, John: *How to Grow More Vegetables*; Ten Speed Press, Berkeley, 1979.
Khalili, Nader: *Ceramic Houses*; Harper and Row, New York, 1986.
Labs, Kenneth e Watson, Donald: *Climatic Design*; 1983.
Le Corbusier: *Towards a New Architecture*; Praeger Publishers, New York, 1946.
Lobell, John: *Between Silence and Light*; Shambhala Publishers, Boston, 1979.
Logsdon, Gene: *Organic Orcharding*; Rodale Press, Emmaus, Pa., 1981.
Malkin, Jain: *Hospital Interior Architecture*; VanNostrand Reinhold, New York, 1990.
—: *Medical and Dental Space Planning*; VanNostrand Reinhold, New York, 1990.
Maritinell, Cesar: *Gaudi*; MIT Press, Cambridge, Mass., 1967.
McHarg, Ian: *Design with Nature*; Doubleday, Garden City, N.Y., 1971 (trad. it.: *Progettare con la natura*; Muzzio, Padova, 1989).
Merrill, Richard (a cura di): *Energy Primer*; Dell, New York, 1974.
Minckler, Leon: *Woodland Ecology*; Syracuse University Press, Syracuse, N.Y., 1975.
Mollison, Bill: *Permaculture*; Vol. 1 e Vol. 2.
Morse, Edward: *Japanese Homes and Their Surroundings*; Harper, New York, 1885; ristampato da Dover Books, New York, 1961 (trad. it.: *La casa giapponese*; Rizzoli, Milano, 1994).
Phelps, Herman: *The Craft of Log Building*; Firefly Books, Buffalo, N.Y., 1982.
Point Foundation: *The Essential Whole Earth Catalog*; Doubleday, Garden City, N.Y., 1986.
Price, Lorna: *The Plan of St. Gall in Brief*; University of California Press, Berkeley, 1982.
Rudofsky, Bernard: *Architecture Without Architects*; Doubleday, Garden City, N.Y., 1964.
Safdie, Moshe: *Form and Purpose*; Houghton Mifflin, Boston, 1982.
—: *For Everyone a Garden*; MIT Press. Cambridge, Mass., 1974.
Schuyt, Michael et al.: *Fantastic Architecture*; Harry N. Abrams, New York, 1980 (trad. it.: *Architettura fantastica*; Garzanti, Milano, 1980).
Shelter; Shelter Publications, Bolinas, Calif., 1973.
Simonds, John Ormsbee: *Landscape Architecture*; McGraw-Hill, New York, 1983.
Smith, Russell J.: *Tree Crops*; Harper Colophon Books, New York, 1950.
Sullivan, Louis: *Kindergarten Chats*; Dover Books, New York, 1980.

—: *The Autobiography of an Idea*; American Institute of Architects, New York, 1926
The Underground Space Center: *Earth Sheltered Design*; Van Nostrand Reinhold, New York, 1979.
Van der Ryn, Sim: *Ecological Design*; Island Press, Washington D.C., 1996.
Van der Ryn, Sim e Calthorpe, Peter: *Sustainable Communities*; Sierra Club Books, San Francisco, 1986.
Venolia, Carol: *Healing Environments*; Celestial Arts, Berkeley, 1988.
Wright, Frank Lloyd: *The Future of Architecture*; Horizon Press, New York, 1953 (trad. it.: *Il futuro dell'architettura*; Zanichelli, Bologna).
—: *The Living City*; New York, Horizon Press, 1958 (trad. it.: *La città vivente*; Einaudi, Torino, 1991).
—: *The Natural House*; Horizon Press, New York, 1954.

Periodici

ASE (Alternative Sources of Energy), 107 South Central Avenue, Milaca, MN 56353.
Fine Homebuilding, Taunton Press, Newtown, CT 06470.
Hortideas, Route 1 Box 302, Gravel Switch, KY 40328.
Real Gods, 966 Mazzoni Street, Ukiah, CA 95482.
Tranet: Transnational Network for Appropriate Technologies, Box 567, Rangeley, ME 04970.

Arte come terapia

Csikszentmihalyi, Mihaly: *Flow: the Psychology of Optimal Experience*; Harper and Row, New York, 1990.
Dewey, John: *Art As Experience*; Capricorn Books, New York, 1934 (trad. it: *Arte come esperienza*; La Nuova Italia, Firenze, 1973).
Koestler, Arthur: *The Act of Creation*; Macmillan, New York, 1964 (trad. it.: *L'atto della creazione*; Astrolabio, Roma).
May, Rollo: *The Courage To Create*; Bantam Books, New York, 1975.
Nachmanovitch, Stephen: *Free Play*; Jeremy Tarcher, Los Angeles, 1990.
Oech, Roger von: *A Kick in the Seat of the Pants*; Perennial Library, New York, 1986.
—: *A Whack on the Side of the Head*; Warner Books, New York, 1983.

Organizzazioni

International Arts in Medicine Association
19 South 22nd Street
Philadelphia, PA 19103

National Coalition of Arts Therapy Associations
505 11th Street, S.E.
Washington, D.C. 20003
(202) 543-6864

International Society for Music for Medicine
Paulmannshoher Strasse 17
D-5880 Ludenscheid, Germania

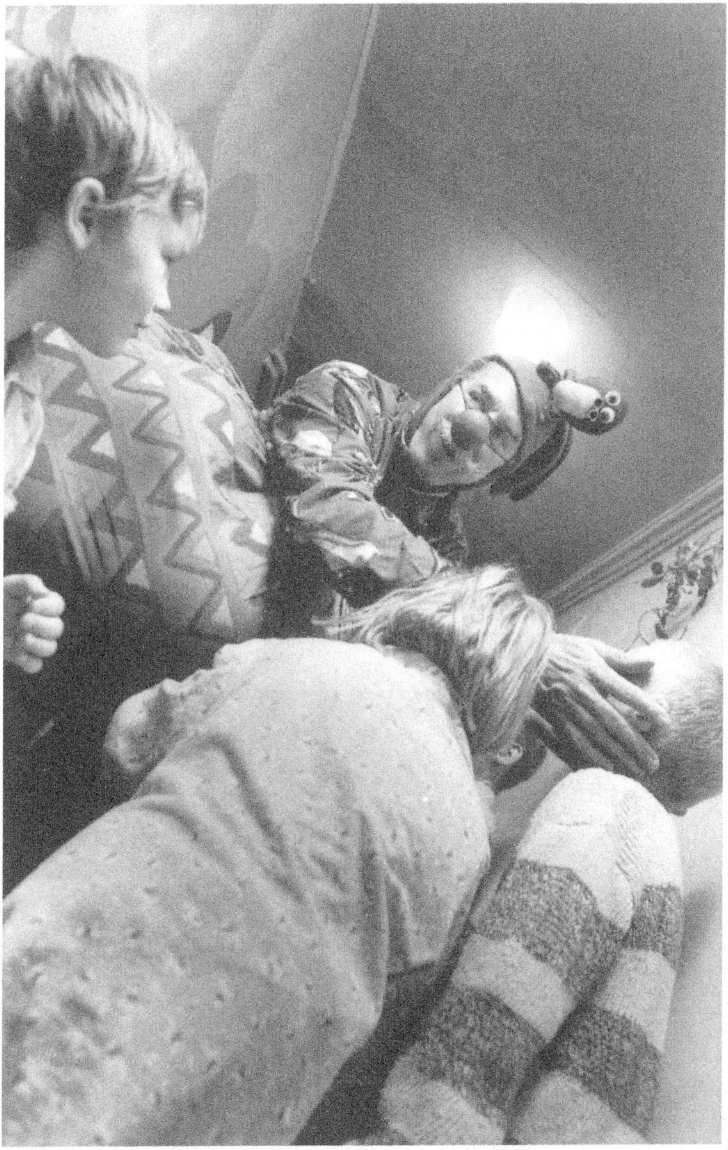

Patch in un orfanotrofio di Mosca, 1996 (foto di Ben Stechschulte).

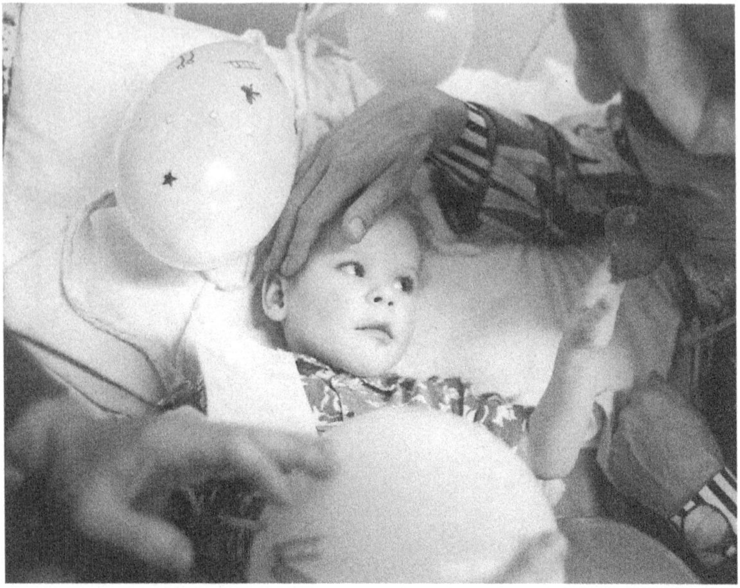

Patch al capezzale di un bambino affetto da tubercolosi spinale all'ospedale infantile di S. Pietroburgo, 1996 (foto di Ben Stechschulte).

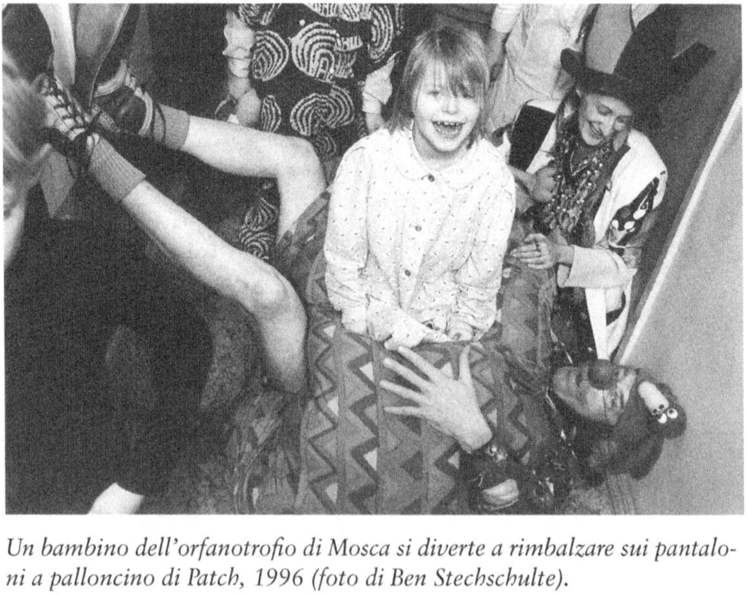

Un bambino dell'orfanotrofio di Mosca si diverte a rimbalzare sui pantaloni a palloncino di Patch, 1996 (foto di Ben Stechschulte).

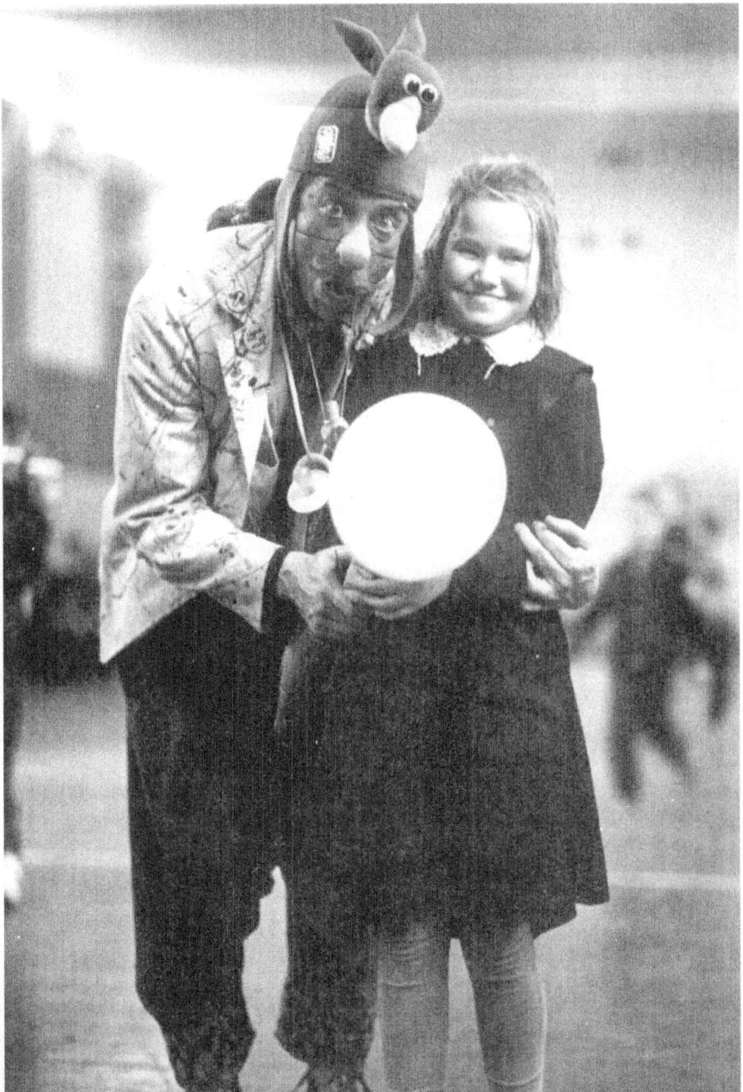

Orfanotrofio di S. Pietroburgo, 1991 (foto di Holton Rower).

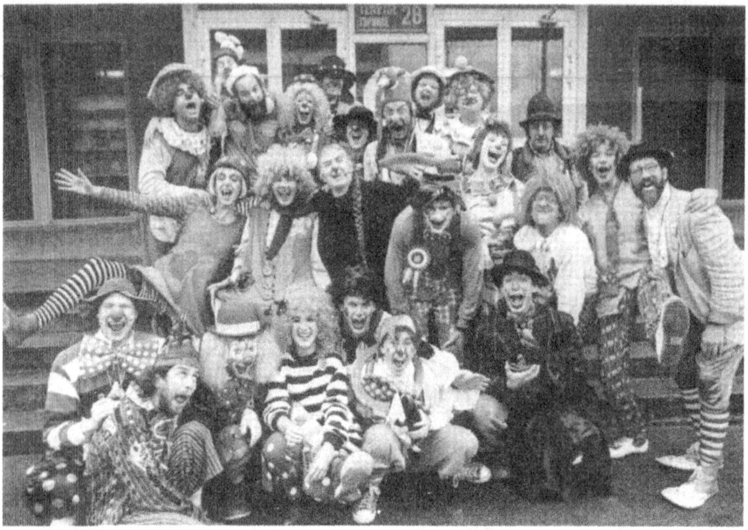

Patch e la sua banda durante la visita a un ospedale di Tallin, Estonia, 1991 (foto di Julie Skarratt).

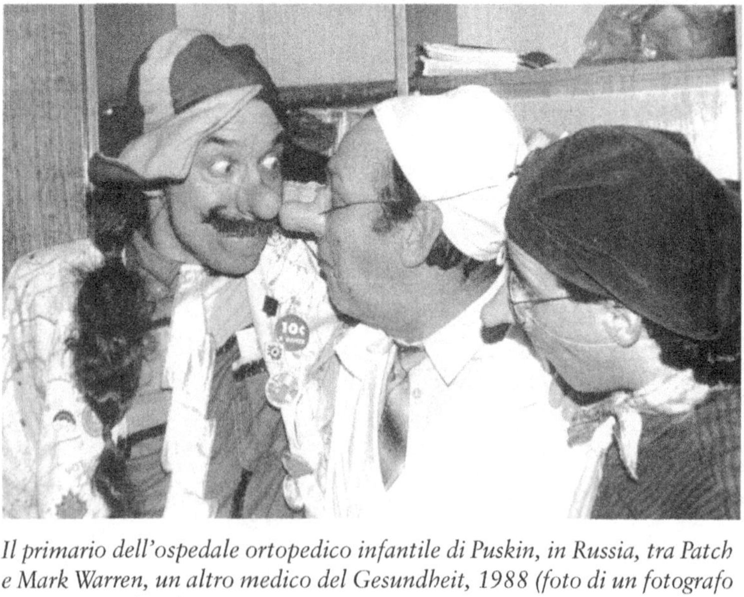

Il primario dell'ospedale ortopedico infantile di Puskin, in Russia, tra Patch e Mark Warren, un altro medico del Gesundheit, 1988 (foto di un fotografo russo sconosciuto).

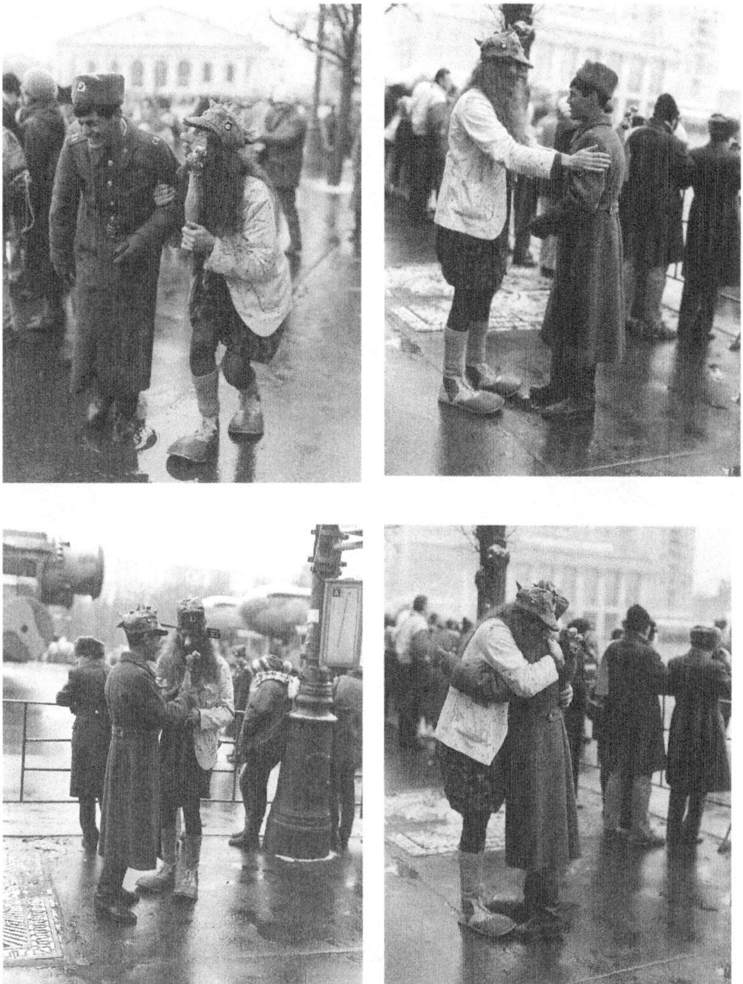

Patch con militari russi sulla Piazza Rossa di Mosca, il 7 novembre 1990, ultimo anno della parata militare a ricotrdo della Rivoluzione del 1917 (foto di Holton Rower)

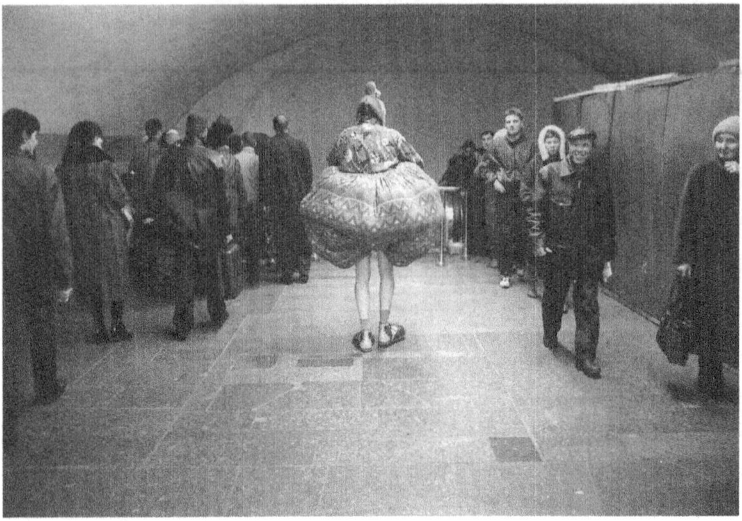

Patch a passeggio per la metropolitana di Mosca, 1996 (foto di Ben Stechschulte)

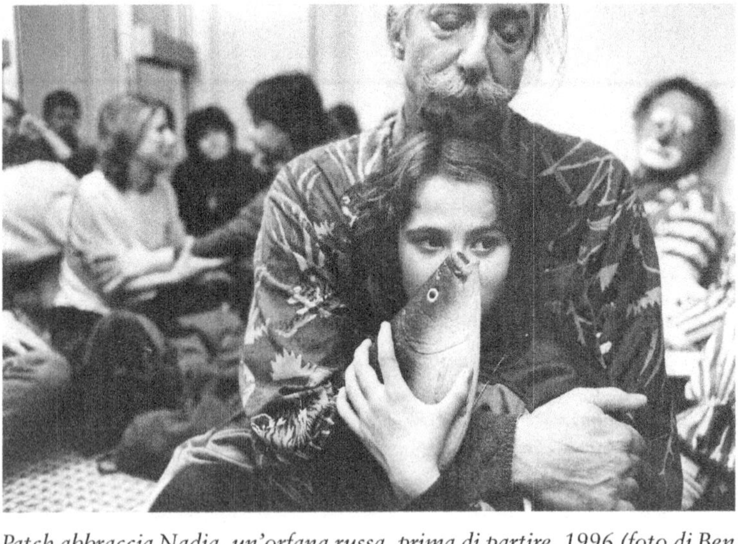

Patch abbraccia Nadia, un'orfana russa, prima di partire, 1996 (foto di Ben Stechschulte)

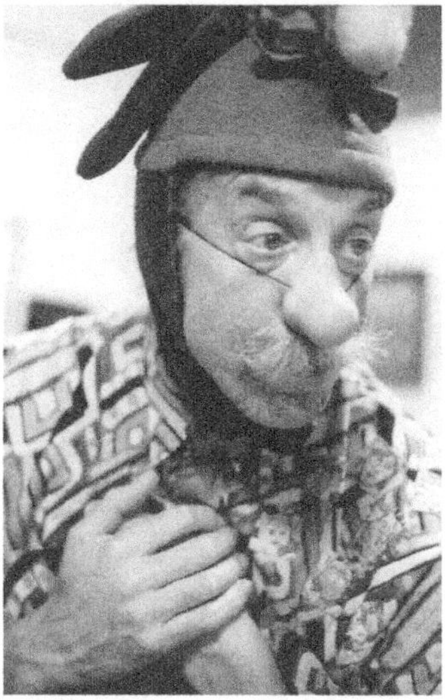

Patch al Gesundheit Institute, 1996 (foto di Ben Stechschulte)

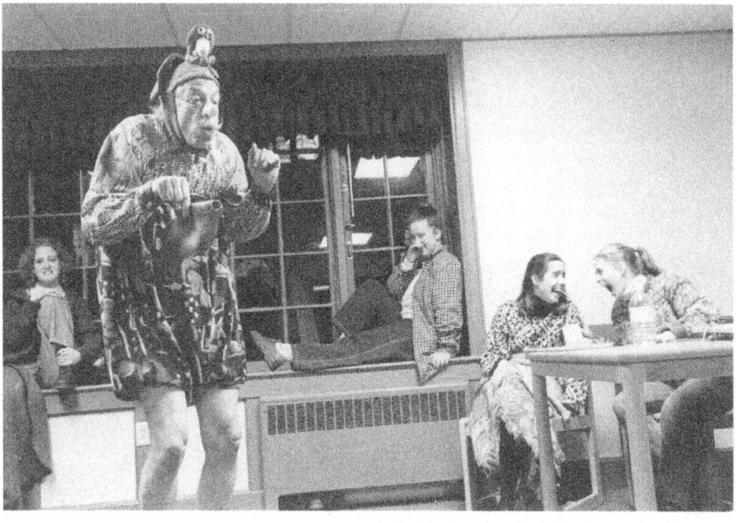

Patch fa il clown con alcuni studenti della Bucknell University, a Lewisburg in Pennsylvania, 1996 (foto di Ben Stechschulte)

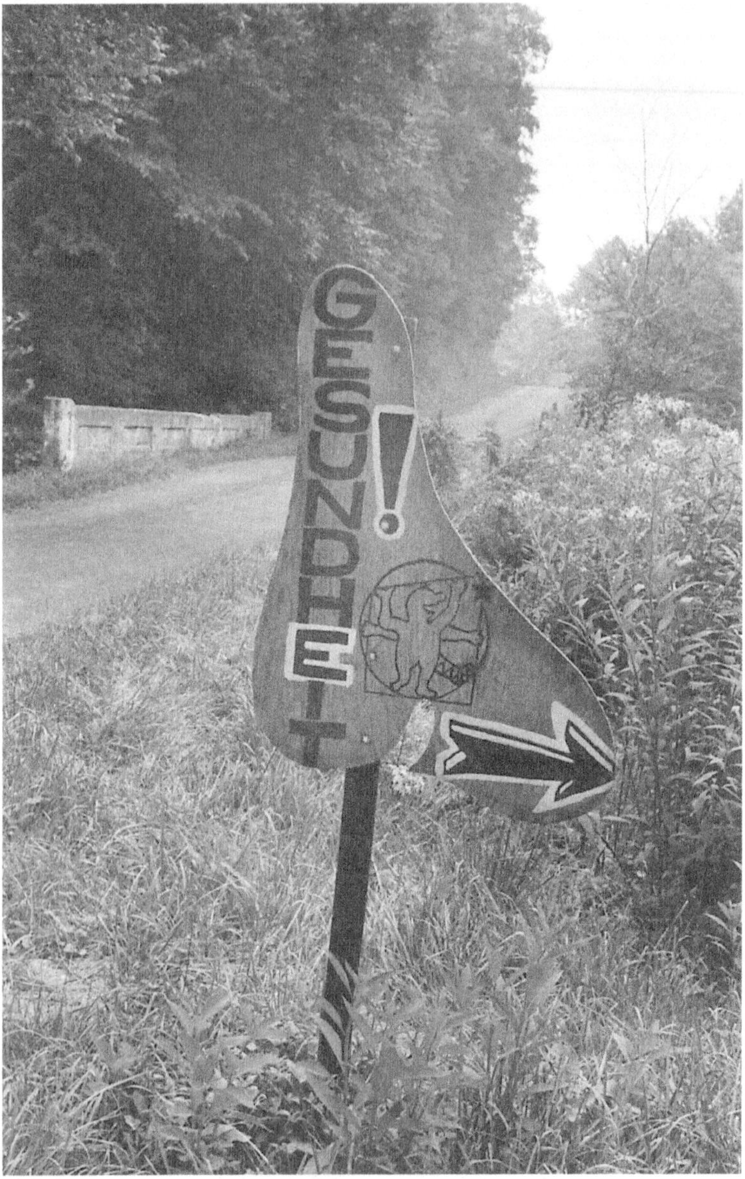

Cartello stradale che indica la direzione per il Gesundheit Institute, nel West Virginia (foto di Ben Stechschulte)

Indice analitico

A
abbigliamento umoristico 77
aborto 144
Adams, Patch
impegno per la raccolta di fondi 21
medico di famiglia ad Arlington, 18
praticantato in ospedale 12, 13
progetto "Pensare positivo", 17
studi universitari 10
viaggi in Russia 79, 82
viaggio in Europa, 19
adozioni 144
Alexander, Cristopher 167
alimentazione e benessere 117
AMA (American Medical Association) 56
amicizia 105, 106, 107, 123, 162
Amish 167
amore 118
anamnesi ampliata 20
appartenenza 45
arte come cura di base 91
assicurazione contro le negligenze 144
Association of Therapeutic Humor 73
attività
cuore-polmone (aerobica) 118
fisica 117

B
Balzac 75
bambini e umorismo 76
Blomquist, Kathy 185, 210
Born, Ernest 167
Branwyn, Gareth 26, 135, 153
Bricker, Pam 26, 158
Butler, Samuel 167

C
Clown Care Unit 73
comunità 111
comunità sostenibile 191
Connell, John 210
Cooper, Paul 24
costi delle cure sanitarie 43
costo delle cure sanitarie 46
Cousins, Norman 69, 102, 135
creatività 92, 120
curiosità
per mantenere in forma la mente 118

D

Dante 75
decisioni e consenso 162
Dickens, Charles 7
diplomazia nasale 79
disponibilità personale 143
distacco professionale 37
Donne, John 120
Dylan, Bob 38

E

ecologia 94, 167
ecovillaggio 191, 210
Edquist, Linda 16
efficienza 59
equità 164
Erasmo 79
esaurimento 33
esercizi
    di equilibrio 118
    di forza 118
    per la mente 118

F

famiglia 113
fede 119
felicità 100, 102
    e pace 103
Frankl, Viktor 105
Free Clinic 14
Freud, Sigmund 69
Frost, Robert 104
Fulwiler, Louis 9

G

Gaudì, Antonio 167
gestione ecologica 168
Gesundheit Institute
    cronologia 130
    etica 143
    modello di pratica medica 54
    obiettivi 141
    origini del nome, 18
    periodo pilota 133
    ricerca di fondi 173
    soggiorno dei pazienti 147
    staff 145
    visione dell'architetto 176
    volontariato 187
Giano, Jean 124
gioco-workshop 24
guerra del Vietnam 10
Gutelius, Peg 14

H

Hammerstein II, Oscar 124
Harline, Leigh 124
hobby 104
    valore terapeutico 104
Horn, Walter 167
humour 69

I

IATROS 45
immaginazione 96
    e noia 97
intimità
    potere di guarigione 20
intimità e amicizia 99
Ippocrate 70

J

Jarrell, Randall 110
Jefferson, Thomas 115
Johnson, James "J.J." 133

K

Kazantzakis, Nikos 8
Kelbaugh, Doug 210
Kleinman, Arthur 57

L
Leadership 164

M
Maclay, Bill 168
Malkin, Jain 209
medicina come business
e come servizio 39
medicina e umorismo 74
medicine non tradizionali 19
meraviglia
per mantenere in forma
la mente 118
Moore, Henry 207
morte 144
divertente 85
Mozart 101

N
natura 119
e guarigione 94
e malattie mentali 95
Negligenza 46
New Alchemy Institute 168
News From Gesundheit
Institute 26

O
obesità 117
Osler, Sir William 70, 119

P
Parenti, Susan 210
paziente come recipiente
passivo 11
paziente ideale 64
Peck, Scott 119
permacoltura 192, 210
Platone 167
posture facciali umoristiche 77
prevenzione 55
problemi ecologici 94

R
Rankin, Daisy 210
rapporto medico-paziente 21,
34, 59
ridefinizione 35
Reilke, Reiner Maria 106
Relman, Arnold S. 51
resa 108
rifiuto dei compensi 55
riservatezza 61
riso 69, 119
conseguenza del 70

S
salute
definizione 142
e qualità della vita 20
e stile di vita 47
Sellers, Dave 168
servizio 39, 120, 162
Siegel, Bernie 119
sistema assicurativo sanitario
44
sistema sanitario 15, 33
solitudine 38
stretching 118
Sydenham, Thomas 69

T
tecnologia 40
terapia, scelta della 143
terapie alternative 56
terapie alternative 20
Thoreau, H.D. 125
TPR 43, 44
transfert 14
Twin Oaks, comune di, 16

V
visite a domicilio 59
visite mediche 147
vulnerabilità 48, 55

W

Washington, Ned 124
Wasserman, Dale 123
Whitman, Walt 100
Wordsworth, William 93

Y

yoga 118

Made in the USA
Monee, IL
05 November 2026

67953872R00166